高等职业教育“十四五”规划教材

高等职业教育产教融合新形态教材

食品营养与健康

刘 波 贾洪信 殷微微 主编

U0951610

中国农业大学出版社
·北京·

内 容 简 介

本教材是校企合编教材，共有8个项目，分别为中国居民营养与健康概述，营养生理与能量，营养素，各类食物的营养价值及评价，保健食品与营养强化食品，各类人群的营养及膳食指导，营养、膳食与慢性病和公共营养与健康。

本教材的所有“项目”均配备了“案例导入”“实训”“资源拓展”“‘双创’小课堂”和“‘思政’小课堂”，所有“任务”均配备了“思考练习”，教材结构新颖、严谨。本教材在编写过程中重视产教融合与校企合作，邀请多名企业技术人员和管理人员实质性地参与包括调研、咨询、教材结构设置、内容编写等在内的教材建设全过程。

本教材可作为食品营养与健康、食品质量与安全和食品检验检测技术等食品相关专业的教材，也可作为食品企业相关技术人员的培训和参考用书。

图书在版编目(CIP)数据

食品营养与健康/刘波，贾洪信，殷微微主编. --北京：中国农业大学出版社，2024.10.
ISBN 978-7-5655-3326-6

Ⅰ.R151.4

中国国家版本馆CIP数据核字第2024YW0107号

书　名　食品营养与健康
作　者　刘　波　贾洪信　殷微微　主编

策划编辑　张　玉　　责任编辑　杨俊梅
封面设计　郑　川　李尘工作室
出版发行　中国农业大学出版社
社　址　北京市海淀区圆明园西路2号　　邮政编码　100193
电　话　发行部 010-62733489，1190　　读者服务部 010-62732336
编辑部 010-62732617，2618　　出　版　部 010-62733440
网　址　http://www.caupress.cn　　**E-mail** cbsszs@cau.edu.cn
经　销　新华书店
印　刷　天津鑫丰华印务有限公司
版　次　2024年10月第1版　2024年10月第1次印刷
规　格　185 mm×260 mm　16开本　16印张　396千字
定　价　49.00元

编审人员

主　编　刘　波（广东农工商职业技术学院）

贾洪信（广东环境保护工程职业学院）

殷微微（黑龙江农业职业技术学院）

副主编　沈会平（广东环境保护工程职业学院）

田珂雪（南阳农业职业学院）

张红宇（赣州职业技术学院）

参　编　郑兵福［国联（益阳）食品有限公司］

姜林军（湖南腾森生态农业开发股份有限公司）

方　靖（广东环境保护工程职业学院）

黄　磊（广东环境保护工程职业学院）

陈雪欣（广东天壹检测技术有限公司）

刘颖沙（杨凌职业技术学院）

邱秉慧（襄阳职业技术学院）

时　静（杨凌职业技术学院）

主　审　刘　瑛（广东环境保护工程职业学院）

杨　雪［烟台富美特信息科技股份有限公司（食品伙伴网）］

刘　锐（农业农村部食物与营养发展研究所）

前　　言

党的二十大报告提出："统筹职业教育、高等教育、继续教育协同创新，推进职普融通、产教融合、科教融汇，优化职业教育类型定位。"这是新时代新征程上深化我国职业教育体系建设改革的重要指导思想，而高职教材的建设对于现代职业教育体系的完善和提升具有非常重要的意义。

随着社会经济的发展和生活水平的提高，人们对健康的重视程度逐渐提高。同时，随着现代社会生活节奏的加快，人们工作压力增大、饮食不规律等问题日益突出，许多健康问题频发。社会对食品营养和健康知识的需求日益增长，对从事相关行业的人才要求也更加严格。

《食品营养与健康》的编写可满足社会需求，具有重要的现实意义。本教材旨在通过系统的教学内容，为社会培养更多懂得科学健康饮食的专业人才，促进人们树立正确的饮食观念，指导人们科学地饮食，预防和控制营养缺乏症以及和营养相关的慢性病；通过正确引导食物消费，优化膳食结构，全面改善人们的营养状况，提升人们的健康水平。

本教材具有如下几个突出的特点：

一、融入"双创"元素

本教材以"'双创'小课堂"的形式，为每一个项目精心编写了一份与教材内容密切相关的创新创业内容。本教材包含"绿色食品产销一体化创新创业项目""低能量食物的研究与开发""人工智能和食物营养成分快速检测研究与开发""植物基乳制品的研究与开发""烘焙食品营养强化研究""不同人群烘焙食品定制化研究""常见慢性病患病人群膳食管理应用研究""食品专业师生机制化开展社区健康科普推广公益创新创业计划"共 8 份"双创"内容。

二、融入思政内容

本教材以"'思政'小课堂"的形式，为每一个项目精心编写了一份思政内容。本教材包含"用党的二十大精神指引中国职业教育""《'健康中国 2030'规划纲要》与食品专业人才培养""文化自信与中国美食""工匠精神与大学生职业素养""法治意识与职业道德：保健食品和营养强化食品行业的双引擎""不同年龄阶段和职业人群世界观、价值观和人生观的塑造""珍视生命，珍爱健康""当代大学生的公益意识培养"共 8 份"思政"内容。

三、突出产教融合、校企合作

为了能够紧密结合行业发展的实际需求，本教材将最新的行业动态、技术发展趋势和企业的实践经验融入其中。本教材编写团队邀请了知名企业的多名技术人员和管理人员实质性地参与包括调研、咨询、教材结构设置、内容编写等在内的教材建设全过程。

四、实训和思考练习内容丰富

为了更好地提高学生掌握知识的牢固程度，提升学生的实训技能水平和综合素质，本教材为所有项目编写了“实训”，并为所有项目的“任务”精心编写了“思考练习”。

五、结构严谨，教学模式新颖

本教材采用“项目-任务”模式编排结构和内容，每一个项目都按案例导入→任务→思考练习→实训→资源拓展→“双创”小课堂→“思政”小课堂7个环节设置内容，结构严谨，教学模式新颖。

本书的具体分工如下：项目一由广东农工商职业技术学院刘波和国联（益阳）食品有限公司郑兵福负责编写；项目二由广东农工商职业技术学院刘波和湖南腾森生态农业开发股份有限公司姜林军负责编写；项目三由广东环境保护工程职业学院沈会平和黑龙江农业职业技术学院殷微微负责编写；项目四由杨凌职业技术学院刘颖沙和时静负责编写；项目五由襄阳职业技术学院邱秉慧负责编写；项目六由南阳农业职业学院田珂雪和广东天壹检测技术有限公司陈雪欣负责编写；项目七由广东环境保护工程职业学院贾洪信和广东农工商职业技术学院刘波负责编写；项目八由赣州职业技术学院张红宇负责编写；全书的“双创”小课堂、“思政”小课堂以及PPT、试卷等资料由广东环境保护工程职业学院方靖、黄磊共同完成。

同时，非常感谢广东环境保护工程职业学院刘瑛、烟台富美特信息科技股份有限公司（食品伙伴网）杨雪和农业农村部食物与营养发展研究所刘锐给予的专业指导、建议和宝贵支持。

由于编者水平及编写时间有限，书中难免存在疏漏之处，请广大同行不吝指教。

编　者
2024年7月

目　　录

资源拓展目录

项目一

中国居民营养与健康概述

【案例导入】

福建省福州市的陈艺(化名)今年 25 岁,她发现自己因为久坐不动,体重已经达到 70 kg,决定减肥。她给自己制订了一份严苛的饮食计划,每日只吃蔬菜、杂粮,一星期食用 1～2 次牛乳和鸡蛋。在半年多的时间里,陈艺“成功”地减掉了 15 kg,她非常高兴。然而,在最近的一次体检中,她发现自己的转氨酶指数是参考值的 3 倍。经过进一步检查,她被确诊为重度脂肪肝。医生表示,临床上类似的患者并不少见,他们的脂肪肝是由过度节食“饿”出来的;过度节食会导致营养素,特别是蛋白质摄入不足,肝脏中的甘油三酯无法被运输出肝脏,最终造成营养不良性脂肪肝。

宁波市 23 岁的女孩小宋,身高 165 cm,体重不到 60 kg。为了减肥,她吃了半个多月的代餐粉、代餐饼干,之后出现肚胀、肝区疼痛等症状,并迅速发展为严重的肝功能衰竭,而后不得不接受肝移植手术。后来,小宋进行了肝移植手术。手术很成功,小宋的各项指标逐步恢复正常,但还需进行肾透析。据了解,一些代餐食品为实现快速瘦身效果,被违规添加了对人体有害的药物成分,这些药物成分会对肝脏、肾脏等造成重大损害。

任务一　营养与健康的基础概念

◈ **知识目标:**

1. 了解营养与健康相关的基础概念;
2. 熟悉膳食营养素参考摄入量的意义;
3. 掌握健康四大基石的内容。

◈ **技能目标:**

1. 能够掌握营养与健康知识获取的正确渠道;
2. 能够根据需要准确查找营养知识。

◈ **素质目标：**

1. 激发对营养与健康的兴趣，践行社会主义核心价值观；
2. 培养合理营养、健康生活的意识。

一、营养相关的基础概念

（一）食品

食品是指各种供人类食用或饮用的食物原料、半成品或成品，以及按照传统既是食品又是药品的物质，但是不包括以治疗为目的的物质。食品是人体获取营养和能量的主要来源，对维持生命、促进健康、从事基本的体力和脑力活动至关重要。

（二）营养学

营养学是指研究人体营养规律以及改善措施的科学，包括基础营养、食物营养、人群营养、公共营养、临床营养等。营养学的重要性在于帮助人们正确认识、选择和摄入合适的营养物质，以维持健康、促进生长以及提高生活质量。

（三）营养

营养是指人体从外界环境中摄取食物，经过消化、吸收和代谢，利用其中的有益物质供给能量，构成和更新身体组织以及调节生理功能的全过程。

（四）营养素

营养素是指食物中具有特定生理作用，能维持机体生长、发育、活动、生殖以及正常代谢所需要的物质，包括蛋白质、脂类、碳水化合物、矿物质及维生素等。人体必需但体内不能合成或合成不足，需要从食物中获得的营养素被称为必需营养素。根据人体含量和需要量的多少，营养素分为宏量营养素和微量营养素。人体含量及需要量相对较多的宏量营养素包括蛋白质、脂类、碳水化合物；人体含量及需要量相对较少的微量营养素主要是指维生素和矿物质。在体内代谢过程中，能够产生能量的营养素被称为产能营养素，包括碳水化合物、脂肪和蛋白质。

（五）营养成分

营养成分是指食品中具有的营养素和有益成分，包括营养素、水分和膳食纤维。

（六）营养素密度

营养素密度是指一定单位（kJ 或 kcal）能量的食品中所含营养素的量。

（七）食品安全

食品安全是指食品无毒、无害，符合应当有的营养要求，对人体健康不造成任何急性、亚急性或慢性危害。

（八）膳食营养素参考摄入量

人体需要的各种营养素都需要从每日的膳食中获得，因此，必须科学地安排每日膳食，以提供数量及质量适宜的营养素。为了帮助个体和人群安全地摄入各种营养素，避免可能产生的营养不足或营养过剩的危害，营养学家根据有关营养素需要量的知识，提出了适用于各年龄、性别、劳动状态、生理状态人群的膳食营养素参考摄入量（dietary reference intakes,

DRIs)，并对如何使用这些参考值来评价膳食质量和制订膳食计划提出了建议。

以蛋白质为例，说明营养素摄入水平与随机个体发生营养素摄入不足或过多而产生毒副作用概率的关系。营养素摄入不足或过多的危险性图解如图 1-1 所示。

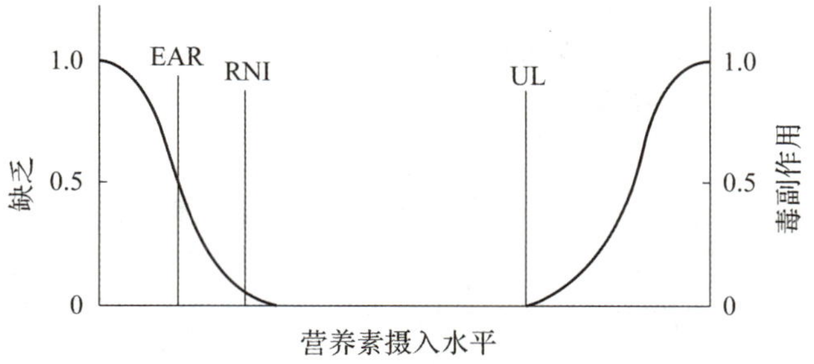

EAR—平均需要量；RNI—推荐摄入量；UL—可耐受最高摄入量

图 1-1　营养素摄入不足或过多的危险性图解

如果一个人不摄入蛋白质，在一定时间内就会发生蛋白质缺乏病；如果一群人长期不摄入蛋白质，他们将全部发生蛋白质缺乏病。随着摄入量的增加，当一个随机个体的摄入量达到平均需要量(estimated average reguirement，EAR)水平时，他缺乏该营养素的概率为 50%；当随机个体的摄入量达到推荐摄入量(recommended nutrient intake，RNI)水平时，他缺乏该营养素的概率在 3%以下；但若摄入量继续增加至某一点，会出现摄入过多的表现，这一点可能就是该营养素的可耐受最高摄入量(tolerable upper intake level，UL)。RNI 和 UL 之间是一个“安全摄入范围”，日常摄入量若保持在这一范围内，则发生营养素缺乏和中毒的概率都很小。若摄入量超过安全摄入范围继续增加，则产生毒副作用的概率也随之增加。理论上当摄入量达到某一水平时，机体出现毒副反应的概率等于 100%，即一定会中毒。在自然膳食条件下，这种情况是不可能发生的，但为了避免摄入不足和摄入过多的风险，应当把营养素的摄入量控制在安全摄入范围内。

膳食营养素参考摄入量是一组每日平均膳食营养素摄入量的参考值，它是在膳食营养素推荐供给量(recommended dietary allowance，RDA)的基础上发展起来的，主要包括 4 项内容，分别是平均需要量、推荐摄入量、适宜摄入量和可耐受最高摄入量。

1. 平均需要量

EAR 是指某一特定性别、年龄及生理状况群体中的个体对某营养素需要量的平均值。按照 EAR 水平摄入营养素，根据某些指标判断，可以满足某一特定性别、年龄及生理状况群体中 50%个体需要量的水平，但不能满足另外 50%个体对该营养素的需要。EAR 是制定 RNI 的基础，由于某些营养素的研究尚缺乏足够的人体需要量资料，并非所有营养素都能制定出 EAR。

2. 推荐摄入量

RNI 是指可以满足某一特定性别、年龄及生理状况群体中绝大多数个体(97%～98%)需要量的某种营养素的摄入水平。长期摄入 RNI 水平可以满足机体对该营养素的需要，保证组织中有适当的储备，以保障机体健康。RNI 相当于传统意义上的 RDA。RNI 的主要用途是作为个体每日摄入该营养素的目标值。

RNI 是以 EAR 为基础制定的。如果已知 EAR 的标准差(standard deviation，SD)，则将 RNI 定为 EAR 加上 2 个标准差，即 RNI＝EAR＋2SD。当关于需要量变异的资料不够充分，不能计算 SD 时，一般设 EAR 的变异系数为 10%，这时 RNI=1.2EAR。

3. 适宜摄入量

当某种营养素个体需要量的研究资料不足而不能计算出 EAR，从而无法推算 RNI 时，可通过设定适宜摄入量（adequate intake，AI）来提出这种营养素的摄入量目标。AI 是指通过观察或实验获得的健康群体对某种营养素的摄入量。例如，纯母乳喂养的足月产健康婴儿从出生到 4～6 个月，他们的营养素全部来自母乳，因此摄入母乳中的营养素数量就是婴儿所需各种营养素的 AI。

AI 与 RNI 的相似之处是二者都被用作个体的摄入量目标，能满足目标人群中几乎所有个体的需要；AI 和 RNI 的区别在于 AI 的准确性远不如 RNI，营养素的摄入水平可能显著高于 RNI。因此，使用 AI 要比使用 RNI 更加小心。

4. 可耐受最高摄入量

UL 是营养素或食物成分每日摄入量的安全上限，是健康人群中几乎所有个体都不会产生毒副作用的最高摄入水平。对一般群体来说，摄入量达到 UL 水平对几乎所有个体均不致损害健康，但并不表示达到该摄入水平对健康有益。对大多数营养素而言，健康个体的摄入量超过 RNI 或 AI 水平并不会产生益处。因此，UL 并不是一个建议的摄入水平。目前，有些营养素还没有足够的资料来制定 UL。因此，没有提出 UL 的营养素并不意味着过多摄入就没有潜在的危险。

二、健康相关的基础概念

（一）健康

健康是指一个人生理上、心理上和社会上的良好状态。现代健康的含义是多元的、广泛的，包括生理、心理和社会适应性 3 个方面。其中，社会适应性归根结底取决于生理和心理素质的状况。心理健康是身体健康的精神支柱，身体健康又是心理健康的物质基础。

（二）健康素养

健康素养是指个体具备正确的健康知识、积极的健康态度和必要的健康技能，能够运用这些知识和技能自主管理和维护自身健康的能力。

（三）健康指标

健康指标是衡量个体或人群健康状况的量化指标，通常包括生理、心理、社会状态和环境等多方面的指标，旨在评估人们的健康水平和疾病风险，以便进行健康干预和监测。

常见的健康指标包括体质指数、血压、血糖、胆固醇水平和心率等生理指标，以及主观感受、生活方式和社会关系等其他方面的指标。这些指标有助于评估个体的健康状况，指导健康管理和疾病预防。

（四）健康生活方式

健康生活方式包括合理安排膳食、坚持适量运动、保持心态平和、改变不良行为、自觉保护环境和学习健康知识等。健康生活方式对个体健康、家庭幸福和社会和谐都具有重要的意义。

（五）健康教育

健康教育是指通过有计划、有组织、有系统的社会和教育活动，全面提高公民的健康素养，促使人们自愿地改变不良的健康行为和影响健康行为的相关因素，消除或减轻影响健康的危险因素，从而达到预防疾病、促进健康和提高生活质量的目的。

（六）健康管理

健康管理是指对个体和群体的健康进行全面监测、分析和评估，提供健康咨询和指导，以及对影响健康的危险因素进行干预的全过程。

（七）健康的四大基石

健康的四大基石是指平衡饮食、适量运动、戒烟限酒和心理健康。平衡饮食是指一日膳食中的食物构成要多样化，各种营养素的摄入种类齐全、数量足够且摄入比例合适。适量运动是保持脑力和体力协调，预防、消除疲劳，防止亚健康的一个重要因素。对待运动的科学态度是"贵在坚持，贵在适度"。饮酒可能会伤害胃黏膜，影响肝脏和胰脏的功能，提高脂肪肝、肝硬化等疾病的患病率，增加高血压、脑卒中、乳腺癌、消化道癌及骨质疏松的患病风险，危害个人健康和社会安全。心理健康是指具有完善的个性特征，且其认知、情绪反应、意志行为处于积极状态，并能保持正常的调控能力。

思考练习

一、判断题

1. 食品不包括饮料。（　　）

2. 营养是指人体从外界环境中摄取食物，经过消化、吸收和代谢，利用其中的有益物质的全过程。（　　）

3. 水是营养素之一。（　　）

4. EAR 是营养素或食物成分每日摄入量的安全上限。（　　）

5. 心理健康是身体健康的精神支柱，身体健康又是心理健康的物质基础。（　　）

二、选择题

1. 产能营养素不包括（　　）。

A. 蛋白质　　B. 水

C. 脂肪　　D. 碳水化合物

2. 常见的健康指标包括（　　）。

A. 体质指数　　B. 血压、血糖、胆固醇

C. 生活方式　　D. 以上均包含

3. 健康生活方式不包括（　　）。

A. 选择喜欢的食物　　B. 坚持适量运动

C. 保持心态平和　　D. 戒烟

4.（　　）是指可以满足某一特定性别、年龄及生理状况群体中绝大多数个体（97%～98%）需要量的某种营养素的摄入水平。

A. RNI　　B. UL　　C. EAR　　D. AI

三、填空题

1. 在体内代谢过程中，能够产生能量的营养素被称为产能营养素，包括____________、脂肪和蛋白质。

2. 现代健康的含义是多元的、广泛的,包括生理、心理和____________3 个方面。

3. ____________是指一定单位(kJ 或 kcal)能量的食品中所含营养素的量。

4. 根据人体含量和需要量的多少,营养素分为____________和微量营养素。

四、简答题

1. 膳食营养素参考摄入量包括哪些指标?

2. 简述健康的四大基石。

扫码查看答案

任务二 中国居民的营养健康现状及目标

◈ **知识目标:**

1. 了解中国居民的膳食营养健康现状,熟悉现阶段我国居民营养与健康存在的问题;
2. 掌握中国居民营养健康的目标及其对应措施。

◈ **技能目标:**

1. 具备收集和整理中国居民营养健康相关数据的能力;
2. 能够针对特定的营养健康问题提出改进策略。

◈ **素质目标:**

1. 培养关注公共健康的意识,积极参与营养健康的推广活动;
2. 激发爱国情怀,通过改善我国居民的营养健康状况为国家做贡献。

国民营养与健康状况是反映一个国家或地区的经济与社会发展、卫生保健水平和人口素质的重要指标。随着我国经济社会的发展,居民人均预期寿命逐年增长,健康状况不断得到改善,营养水平不断得到提高。与此同时,人口老龄化、城镇化、工业化的进程加快,不健康的生活方式、食物种类的变化等因素也影响着人们的健康状况。我国在 1959、1982、1992、2002、2010—2013、2015—2017 年共开展了 6 次全国性的营养调查/监测。2022 年 8 月,中国疾病预防控制中心开展了新一轮的"中国居民营养与健康状况监测"工作。调查结果显示,我国居民的营养健康状况持续改善,城乡差异逐步缩小;定期测量体重、血压、血糖、血脂等健康指标的人群比例显著增加,居民的营养健康意识不断增强。

一、中国居民的营养健康现状

近十年,我国城乡居民的膳食和营养状况有了明显的改善,营养不良和营养缺乏的患病率继续下降。但是,我国仍面临着营养缺乏与营养失衡的双重挑战。

(一)中国居民的膳食营养与健康现状

1. 膳食能量供给充足

我国居民的膳食能量供给充足,主要体现在:居民体格发育与营养不足的问题持续得到解决,城乡差异逐步缩小;居民膳食能量和宏量营养素摄入充足,优质蛋白质的摄入量不断增加;成人平均身高稳步增长,儿童青少年生长发育水平持续改善;居民的健康意识逐步增强,部分慢性病行为危险因素的流行水平呈现下降趋势。居民对自己健康的关注程度也在不断提高,定期测量体重、血压、血糖、血脂等健康指标的人群比例显著增加。

2. 营养不良状况改善

《中国居民营养与慢性病状况报告(2020年)》显示,6岁以下儿童生长迟缓率降至7%以下,呈大幅度下降趋势;6～17岁儿童青少年生长迟缓率从4.7%下降至2.2%。

2022年中国18岁及以上居民低体重营养不良率为4.2%,同2015年相比,整体下降了1.8%,说明我国不同地区、不同性别和不同年龄段的居民的营养不良状况均得到明显改善。

3. 贫血状况改善

我国18岁及以上居民贫血率为8.7%,6～17岁儿童青少年贫血率为6.1%,孕妇贫血率为13.6%,与2015年发布的结果相比均有显著下降。

(二)现阶段我国居民营养与健康存在的问题

1. 膳食结构发生变化

膳食结构有所变化:我国城乡居民粮谷类食物摄入量保持稳定;总蛋白质摄入量基本持平,优质蛋白质摄入量有所增加,豆类和乳类消费量依然偏低;脂肪摄入量过多,平均膳食脂肪供能比超30%;蔬菜、水果摄入量略有下降,钙、铁、维生素A、维生素D等部分营养素缺乏的情况依然存在。

2. 居民慢性病发病率与死亡率居高不下

居民超重肥胖问题不断凸显,慢性病患病率及发病率仍呈上升趋势。城乡各年龄段居民超重肥胖率继续上升,有超过50%的成年居民超重或肥胖,6～17岁、6岁以下儿童青少年超重肥胖率分别达到19.0%和10.4%。高血压、糖尿病、高胆固醇血症、慢性阻塞性肺疾病的患病率和癌症发病率与2015年相比有所上升。

研究发现,中国居民因慢性病死亡的人数占全部死亡人数的88.5%,重大慢性病患病率及发病率仍呈上升趋势,而膳食因素、烟草使用、乙醇摄入及身体活动是相关的影响因素。《中国居民营养与慢性病状况报告(2020年)》调查结果显示,我国居民烹调用油和烹调用盐的人均摄入量分别为43.2 g/d和9.3 g/d,均高于烹调用油和烹调用盐的人均摄入标准(烹调用油摄入量为25～30 g/d,烹调用盐摄入量<5 g/d),高油、高盐摄入现象仍普遍存在。

3. 营养健康意识薄弱

现代食品的多元化发展使大多数中国居民在健康知识和健康意识方面存在较大缺口,对预防疾病和保持健康的重要性认识不足,个体健康管理的主动性有待提高,意识有待增强。由于缺乏营养知识,人们对于健康饮食的认识往往不够全面。

此外,社交媒体的普及对一些青少年的饮食习惯也产生了一定的影响。一些不健康的饮食观念的传播和强化,使青少年更容易接受不健康的饮食方式。年轻人户外运动的时间减少、长时间保持一种坐姿和缺乏运动,不仅会导致身体素质下降,还会影响饮食的消化吸收。此外,长时间使用电子设备也会引发眼睛疲劳和颈椎的问题。这些生活习惯对于年轻人饮食的消化吸收和健康产生了不良影响。

二、中国居民营养健康的目标及其对应措施

鉴于我国仍面临着居民营养不足与过剩并存、营养相关疾病多发、营养健康生活方式尚未普及等问题,国务院办公厅于2017年6月30日印发了《国民营养计划(2017—2030年)》,以贯彻落实《"健康中国2030"规划纲要》,提高国民的营养健康水平。

(一)主要目标

(1)人民健康水平持续提升。人民身体素质明显增强,2030 年人均预期寿命达到 79.0 岁,人均健康预期寿命显著提高。

(2)主要健康危险因素得到有效控制。全民健康素养大幅提高,健康生活方式得到全面普及,有利于健康的生产生活环境基本形成,食品药品安全得到有效保障,消除一批重大疾病危害。

(3)健康服务能力大幅提升。优质高效的整合型医疗卫生服务体系和完善的全民健身公共服务体系全面建立,健康保障体系进一步完善,健康科技创新整体实力位居世界前列,健康服务质量和水平明显提高。

(4)健康产业规模显著扩大。建立起体系完整、结构优化的健康产业体系,形成一批具有较强创新能力和国际竞争力的大型企业,成为国民经济支柱性产业。

(5)促进健康的制度体系更加完善。有利于健康的政策法律法规体系进一步健全,健康领域治理体系和治理能力基本实现现代化。

(二)实现目标采取的措施

1. 制定营养与健康政策

2016 年,国家发布了《“健康中国 2030”规划纲要》,提出要对重点区域、重点人群实施营养干预,重点解决微量营养素缺乏的问题。2017 年,国务院办公厅颁布了《国民营养计划(2017—2030 年)》。

2. 推动营养立法和政策研究

开展营养相关立法的研究工作,进一步健全营养法规体系、完善标准体系、加强标准制定的基础研究和措施保障,提高标准制修订能力。

3. 发展数据化营养健康服务

随着生活水平的提高,人们对健康的关注度也在不断增加。发展数据化营养健康服务,有助于提高国民健康水平,降低医疗负担,增强国家整体竞争力。

建设养生食材数据库和信息化共享平台。开展食材中功效成分、污染物的监测及安全性评价,进一步完善我国既是食品又是中药材的物品名单。

推进传统食养产品的研发以及产业升级换代。将现代食品加工业与传统食养产品、配方等相结合,推动产品、配方标准化,推进产业规模化,形成一批社会价值和经济价值较大的食养产品。

建立覆盖全国养生食材主要产区的资源监测网络,掌握资源动态变化,为研发、生产、消费提供及时的信息服务。

大力推动营养健康数据互通共享。依托现有信息平台,加强营养与健康信息化建设,完善食物成分与人群健康监测信息系统。

4. 营养知识普及与指导

2015 年,中国营养学会、中国疾病预防控制中心营养与健康所等单位共同发起“全民营养周”,每年在全国定期开展,进行全国范围内居民营养认知的普及与指导,推动营养健康科普宣教活动常态化。以全民营养周、全国食品安全宣传周、“5·20”全国学生营养日、“5·15”全国碘缺乏病防治日等为契机,大力开展科普宣教活动,带动宣教活动常态化。

我国每年开展重大营养行动，以此来增强居民的健康意识。我国分别以孕妇、老年人群、学生为中心开展重大行动，开展妊娠前期和产期营养评价与膳食指导，提高婴幼儿食品质量与安全水平，推动产业健康发展；开展老年人群营养状况监测和评价，实现营养工作与医养结合服务内容的有效衔接；指导学生营养就餐，开展学生超重、肥胖干预，推动中小学加强营养健康教育。

三、我国居民营养健康状况展望

随着人类期望寿命的逐渐延长，居民对美好生活与高生命质量、社会和居民对政府及卫生部门的公共卫生服务提出了更高的要求。由于居民的营养现状与发展目标差距较大，我国仍然存在膳食结构变化、营养不足与过剩并存、健康意识有待提高三大现状，但通过政府、社会和个人的共同努力，这些状况有望在未来得到改善。需要深入了解现状，科学制定政策，同时提高公众的健康素养和自我保健意识。只有这样，才能真正实现人人享有健康的权利和高质量生活的目标。

思考练习

一、判断题

1. 平衡膳食要求食物要粗细搭配。（　　）

2.《中华人民共和国基本医疗卫生与健康促进法》于 2022 年 9 月 1 日起正式实施。该法律旨在通过推广健康生活方式、改善卫生环境和条件、优化社会健康治理等方式，提高人民群众的健康水平，改善人民群众的生活质量。（　　）

3. 水果中的有机酸能刺激人体消化腺的分泌，增进食欲，但是不利于食物消化。（　　）

4. 营养不良是指由一种或一种以上营养素的缺乏或过剩所造成的机体健康异常或疾病状态。（　　）

5. 发展数据化营养健康服务有利于提高居民的健康水平。（　　）

二、选择题

1. 食物中起主要供能作用的营养素是（　　）。

A. 蛋白质　　B. 碳水化合物　　C. 脂肪　　D. 矿物质

2. 坚持以（　　）食物为主的膳食结构有利于预防多种慢性病。

A. 谷类　　B. 动物性　　C. 植物性　　D. 杂食性

3. 所有熟食和易腐烂的食物应及时冷藏，最好在（　　）以下。

A. 0 ℃　　B. 5 ℃　　C. 8 ℃　　D. 10 ℃

4. 根据《国民营养计划（2017—2030 年）》，为了提高居民的健康水平，将在未来进一步降低重点人群贫血率，到 2030 年，将 5 岁以下儿童贫血率和孕妇贫血率控制在（　　）以下。

A. 5%　　B. 8%　　C. 10%　　D. 15%

5.《中国居民营养与慢性病状况报告（2020 年）》显示，中国居民膳食营养与健康得到改善的方面包括（　　）。（多选）

A. 膳食能量供给充足　　B. 营养不良状况改善

C. 贫血状况改善　　D. 居民慢性病发病率降低

三、填空题

1.《中国居民营养与慢性病状况报告(2020年)》调查结果显示,我国居民烹调用油和烹调用盐的人均摄入量分别为__________/d和__________/d。

2. 在平衡膳食中,__________应该占有“主食”的地位,提供的能量应当达到总膳食能量的50%~60%。

3. 人体需要的营养成分主要有蛋白质、脂类、碳水化合物、维生素、矿物质、__________和水7类。

4.《中国居民营养与慢性病状况报告(2020年)》结果显示,我国仍面临着__________与__________的双重挑战。

5. 国民营养与健康状况是反映一个国家或地区经济与社会发展、卫生保健水平和人口素质的__________。

扫码查看答案

四、思考题

分析现阶段我国居民营养与健康存在的问题。

任务三　中国居民营养与健康的影响因素

◈ **知识目标:**

1. 了解环境、食物、遗传基因、运动、心理五大因素与人体营养健康的关系;
2. 熟悉环境、食物、遗传基因、运动、心理五大因素对人体营养健康的影响。

◈ **技能目标:**

1. 能够结合案例分析不利于人体营养健康的因素,并提出改进的营养学建议;
2. 能够通过调整五大因素,实现自我健康管理。

◈ **素质目标:**

1. 锻炼自我健康管理技能,践行健康生活方式;
2. 关注环保问题,增强环保意识,维护人类营养健康权益。

在营养健康领域,环境、食物、遗传基因、运动和心理五大因素起着至关重要的作用。环境因素对人体健康有着潜移默化的影响,空气、水源和土壤等自然环境的质量直接关系人体摄入的营养物质是否纯净、无污染;同时,社会环境如工作压力、生活节奏等也会影响人们的饮食习惯和健康状态。食物是人体获取营养的直接来源,合理的膳食结构能为身体提供必要的蛋白质、脂类、碳水化合物、维生素和矿物质等营养物质,支持身体机能的正常运作。遗传基因对人体健康同样具有重要影响,个体的基因决定了其对营养物质的吸收、利用和代谢能力,进而影响身体的健康状况。运动因素对人体健康有着积极的影响,适度的体育锻炼能够促进新陈代谢,提高身体机能,帮助身体更好地吸收和利用营养物质。另外,心理因素也对人体的营养健康有着深远影响,积极的心理状态能够促进身体健康,而消极的心理状态则可能导致食欲不振、消化不良等问题。

一、环境与人体营养健康

环境作为人类生存和发展的基础,其质量直接影响人体的营养健康水平。

环境对人体营养健康的影响是多方面的，主要包括空气污染、水污染和土壤污染等。污染物通过呼吸、饮食等途径进入人体，对人体健康产生不良影响。例如，空气污染中的颗粒物、二氧化硫等有害物质会损害人体的呼吸系统，影响营养素的吸收和利用；水污染中的重金属、有机污染物等会对人体肝脏、肾脏等器官造成损害，影响营养素的代谢；土壤污染则会导致农作物中的重金属超标、农药残留，影响人体对营养素的摄入和食品安全。环境对人体营养健康的影响可以分为环境对食品营养价值的间接影响和环境对人体健康的直接影响。

（一）环境对食品营养价值的间接影响

影响食品营养价值的环境因素包括日光（紫外线）、温度、湿度、pH、空气（氧气）等。

日光对某些营养素有很大的影响，如游离型维生素 B_2 对日光，特别是对紫外线非常敏感。如果将牛乳（牛乳中 40%～80%的维生素 B_2 为游离型）放入瓶中在日光下照射 2 h，维生素 B_2 可被破坏 1/2 以上，并且其破坏程度随温度和 pH 的升高而增加。

温度对于蔬菜、水果中维生素 A 和抗坏血酸等的保存起着很大的作用。如果小白菜和菠菜在 0～2 ℃的环境中保存 1 个月，其中含有的胡萝卜素仍可保存 93%；如果在 26 ℃的环境中保存 3 d，则胡萝卜素仅可保存 73%。

环境因素不仅会影响人体对营养素的吸收和利用，还会影响人体对营养素的需求。在不同的环境条件下，人体对营养素的需求也有所不同。例如，在高温环境下，人体需要更多的水分和电解质来维持正常的生理功能；在寒冷环境下，人体则需要更多的能量和脂肪来保持体温。

由于长期暴露于污染物中，环境污染严重地区居民的身体对营养素的需求会发生变化。因此，在制订营养计划和膳食指南时，需要充分考虑环境因素对人体营养素需求的影响。

（二）环境对人体健康的直接影响

1. 大气污染对人体健康的影响

大气是人类生存的重要外界环境之一。大气的正常化学组成是保证人体生理机能和健康的必要条件。人类生产和生活活动的影响，特别是工业废气的大量任意排放，可使空气遭到不同程度的污染。

大气污染物主要是通过呼吸道侵入人体。大气污染物对眼睛也有刺激作用。此外，大气污染物降落到水中和食物上，通过消化道也能侵入人体。由于污染物的来源、性质、浓度、持续时间，污染地区的气象条件、地理环境以及人的年龄、健康状况等的不同，大气污染可对人体健康产生不同的影响，某些污染可使人体产生急性或慢性病。

（1）急性中毒：历史上曾多次因大气污染发生人类急性中毒事件。如 1930 年 12 月发生于比利时的马斯河谷烟雾事件、1948 年 10 月发生于美国多诺拉的烟雾事件、1952 年 12 月发生于英国伦敦的烟雾事件等，都是由大气污染引起的严重急性中毒事件。

（2）诱发呼吸道疾病：较低污染浓度的大气对身体健康也会造成一定损害。大量的调查研究已经表明，许多慢性呼吸系统疾病如慢性支气管炎、慢性阻塞性肺疾病的发病或者病情的加重，都与大气污染有密切的关系。大气中常见的污染物，如二氧化硫、三氧化硫、硫酸雾、氮氧化物等，在较低浓度时也可刺激呼吸道，引起支气管收缩，使呼吸道阻力增加，减弱呼吸功能。

同时，由于这类有害物质的刺激，呼吸道黏膜表面分泌的黏液增加，黏液层变厚、变稠，使纤毛运动受阻，甚至使纤毛部分消失，从而导致呼吸道抵抗力减弱而诱发各种呼吸道炎症。在长期的刺激下，人体还能发生萎缩性炎症。

另外，大气中光化学氧化剂对眼、鼻、喉黏膜等有强烈的刺激作用，能引起红眼病、喉头炎以及不同程度的头痛。大气污染除直接危害人体健康外，还可以产生一些间接的危害。如大气受烟尘污染后可以影响太阳辐射到地面的强度，特别是能影响其中富有生物学作用的紫外线的辐射强度和波长范围。因此，在大气污染严重的地区，儿童佝偻病的发病率往往较高。

(3)致癌：动物实验研究表明，大气污染物中的致癌物质有 30 多种，主要包括某些多环芳香烃和脂肪烃类、某些无机物(如砷、镍、铍、铬等)以及一些放射性物质等。

近几十年来，世界各国发现城市居民的肺癌发病率和死亡率显著增加。在许多国家，肺癌的死亡率已超越胃癌、肝癌、子宫颈癌而上升为第一位。其中，城市居民肺癌的发病率又显著高于农村。

2. 水污染对人体健康的影响

水污染主要来自工业废水和生活污水，如农药随雨水冲刷污染水体，油轮漏油或发生事故引起石油对海水的污染，未达标的工业废水中含有的重金属如汞、镉的排放对水体的污染，工业废气、废渣中所含的有害物质遇降水后溶解污染水体，生活污水的随意排放等。

水污染可分为化学性污染和生物性污染 2 大类。

(1)化学性污染：未经处理的工业废水和生活污水中含有无机污染物质、无机有毒物质、有机有毒物质、植物营养素等污染物质，如果不经处理任意排放，就会污染水体。

(2)生物性污染：主要是指病原微生物对水体的污染，如伤寒、副伤寒、霍乱、副霍乱、细菌性痢疾等肠道传染病都可通过水的污染进行传播。污染水体的常见病毒有脊髓灰质炎病毒、传染性肝炎病毒等。某些寄生虫病也可通过水介质进行传播。

3. 土壤污染对人体健康的影响

土壤是人类生存环境的基本要素之一，土壤污染与人体的健康有着密切的关系。土壤污染物的主要来源包括直接将未经无害化处理的粪便作为肥料或用污水灌溉农作物、工业废渣及大量的采矿和冶金废弃物、农业上使用的化肥和农药、城市垃圾和城市污水、工业废水经处理后的污泥等。

土壤被病原体及有毒化学物质污染后，对人体的健康可能产生如下危害：

(1)传播疾病：在被粪便和含有机物较多的污水、垃圾污染后，土壤中会发现肠道传染病、寄生虫病、结核、炭疽等疾病的病原体，这些病原体能在土壤中生存较长时间。病原体污染土壤后，能被带到地表水或地下水中而使水源受到污染，从而将疾病传播给人们，危害人体健康。

(2)引起中毒和诱发癌症：将未达标的工业废水进行排放会污染排放地区的土壤。被有毒化学物质污染的土壤受到雨水的冲刷，会污染水源。人们通过饮水和食物、家畜通过食用饲料，都可以发生中毒。通过对致癌物质的研究发现，许多工业城市及其近郊的土壤，由于工业排出物中含有 3,4-苯并芘等致癌物质，也会受到相应的污染。人类如果长期与这种土壤接触，有可能诱发癌症。

二、食物与人体营养健康

食物的主要作用是为人体提供能量和营养物质，满足人体的营养需要，即食物的营养作用。某些食物，如保健食品，还具有调节身体的生理作用。

（一）食物与新陈代谢

新陈代谢中的物质代谢包括合成代谢和分解代谢两个方面。合成代谢过程是人体从外界环境中摄取营养物质，通过消化、吸收及一系列的化学反应，转化为自身物质的过程。处于不同生命阶段的人体，其新陈代谢各有不同，应根据机体新陈代谢的实际情况加以调控。在婴幼儿、青少年时期，应多摄入优质蛋白质和充足的能量；而进入中老年时期后，则应注意控制食物总量，避免因新陈代谢放缓和能量需要减少而形成肥胖。

（二）食物与机体内环境

人体所处的环境分为外环境和内环境。人体细胞主要浸浴和生存在细胞外液中，细胞外液构成了体内细胞生活的液体环境，这个液体环境叫作人体的内环境。细胞外液主要由血浆、组织液和淋巴组成。血浆是血细胞的内环境，也是沟通各部分组织液及与外环境进行物质交换的场所。由于新陈代谢的进行，体液中的各种化学成分和理化特性经常在一定范围内变化，并处于动态平衡的状态。

健康饮食可以促进代谢，调节身体的生理功能，降低慢性病的患病风险，提高生活质量。因此，保持健康饮食对于维持健康和预防疾病非常重要。

三、遗传基因与人体营养健康

（一）遗传基因与疾病易感性

遗传基因决定了人体的身体结构、生理功能和代谢方式，因此会影响个体对疾病的易感性、疾病的发展和治疗效果。某些遗传疾病、癌症、心血管疾病等与遗传基因密切相关。此外，不同人体对同样的药物的敏感性不同，药物的疗效也会受遗传基因的影响。

（二）遗传基因与人体代谢

遗传基因与新陈代谢之间存在密切的关系。遗传基因决定了人体新陈代谢的途径、酶的活性、激素的分泌等，从而影响人体的新陈代谢过程。

1. 新陈代谢途径

遗传基因编码了身体内的各种酶和蛋白质，这些酶参与调节新陈代谢途径中的各种化学反应。基因突变或变异可能会导致某些酶的活性发生改变，进而影响新陈代谢的途径。

2. 能量代谢

遗传基因也影响了机体的能量代谢过程。一些基因变异可能会引起能量代谢异常，导致体重增加、肥胖等问题的产生。

3. 蛋白质合成

遗传基因编码了蛋白质的合成过程，蛋白质是机体内各种生物活动的重要组成部分。基因变异可能会影响蛋白质的合成速率和质量，进而影响新陈代谢过程。

4.激素调节

一些激素对新陈代谢有着重要的调节作用，而激素的分泌又受到遗传基因的调控。基因变异可能会影响激素的分泌水平和作用效果，从而影响新陈代谢的平衡。

此外，遗传基因还影响个体对不同营养物质的代谢能力、饮食偏好和饥饿感等，从而影响人体的饮食结构和营养健康状况。

（三）遗传基因与人体肠道菌群

肠道菌群是指人体肠道内的微生物群落，包括细菌、真菌、病毒等，对人体的健康起着重要作用。遗传基因可以影响肠道菌群的组成、多样性和功能，从而影响人体的健康状况。

1.遗传基因影响肠道菌群的组成

个体的遗传基因可以影响肠道菌群的组成和多样性。遗传基因可能会影响肠道微生物的增殖和生长，从而影响菌群的组成。

2.遗传基因影响肠道菌群的功能

肠道菌群参与人体的消化、免疫调节、营养吸收等多种生理功能。遗传基因可以影响肠道菌群的代谢功能，调节微生物对不同营养物质的利用和代谢途径，从而影响人体的能量代谢和健康状况。

3.遗传基因与肠道疾病

研究表明，遗传基因与肠道菌群的异常关联可能与某些疾病的发生和发展有关，如肠道炎症性疾病、肥胖、糖尿病等。了解个体的遗传特征和肠道菌群的状态，有助于预防和治疗相关疾病。

因此，在维护肠道健康和促进整体健康时，需要综合考虑个体的遗传特征和肠道菌群的状态，采取相应的饮食和生活方式干预措施。

（四）遗传基因与疾病

遗传病是由遗传基因突变引起的疾病，因此患有遗传病的个体通常会有家族史。遗传病可以影响个体的生长发育、器官功能、免疫系统等，严重的遗传病还可能导致患者的生活质量下降，甚至危及生命。了解遗传病的遗传方式和风险因素对于预防遗传病的发生至关重要。

遗传基因可以影响个体对慢性病的易感性，即某些基因变异可能会增加或减少患某些慢性病的风险。研究表明，遗传基因在心血管疾病、糖尿病的发病机制中起着重要作用，遗传基因变异与高血压、高血脂、动脉硬化等心血管疾病的发生风险密切相关。此外，遗传基因在肥胖症的发病机制中也扮演着重要角色，一些基因变异与能量代谢、食欲调控等相关，影响个体对体重的控制。遗传基因还与某些癌症的发生风险密切相关，一些基因变异可能会增加个体患某些癌症的风险，如乳腺癌、直肠癌等。

四、运动与人体营养健康

具有躯体健康、心理健康、社会适应性健康的个体才是完全健康的个体。

（一）运动促进骨骼、肌肉增长

运动可促进人体骨骼生长，使骨骼更为坚硬，进而对人体产生可靠的支撑及保护功效。经常运动可以使肌肉粗壮、力量增强，提高抗疲劳和耐久能力，还可以消除多余脂肪，防止肥胖。运动有助于使人体关节囊、韧带增厚，增强关节的牢固性，提高关节对压力的承受能力。

（二）运动改善神经系统的功能

神经系统包括中枢神经系统和周围神经系统。人体的一切活动都是在神经系统的调节和支配下进行的，都是神经系统的反射活动，都是经过感知、分析、判断、做出反应这个过程来完成的。运动可以改善神经系统的功能，如对健美操、武术套路等运动错综复杂的变化需要及时做出协调、准确、迅速的反应，因而会明显提高大脑神经细胞的工作能力。

（三）运动有助于减轻疲劳，消除心理障碍

疲劳是一种综合性症状，与人们的生理和心理因素有关。通过运动可使自身的心理机能、身体素质得到改善，身心得到放松，减轻疲劳，产生成就感，从而增强自信心，摆脱压抑、悲观等消极情绪，消除心理障碍。当今，运动已被公认为一种有效的心理治疗方法。运动改善脑循环与供氧能力，为脑神经细胞提供更多的养料和氧气，并增强各器官的机能，提高各系统的耐受能力，使人们拥有健康的身体。

（四）运动增强体质，提升心肺功能

运动可以刺激生长激素，从而促进儿童青少年的生长发育，对提高身体素质和运动能力起着重要的作用。经常运动对消化系统的机能具有良好的影响，可使消化系统加快消化食物，增加人体对食物的需求量，有助于增强体质。

运动有助于提升人体的肺活量，增强呼吸肌肌力，改善呼吸系统机能，促进血液循环及人体新陈代谢。呼吸系统机能的改善，则有助于降低人体出现疾病的概率，进而对保障人体健康起到积极作用。

此外，运动可以提升人体氧气的运输能力及利用率，增强人体的抗病、防病能力。当进行运动时，全身的血液循环加快，供血状况改善；运动可以消耗体内大量的脂肪，减轻心脏的负担，从而降低心脏病的发生概率。长期的有氧运动可以使心脏肌肉发达，心脏收缩能力增强，血管壁增厚、弹性变好，有利于血液流通、血压下降，保证人体所需氧气和营养的供应，从而防止高血压和冠心病的发生。

（五）运动提高消化系统的功能

人体在运动时需要消耗一定的能量，增强体内营养物质的消耗，使机体代谢增强，从而提高食欲。运动还可以促进胃肠蠕动，使消化液分泌增加，肝脏和胰腺的功能得到改善，为人体的健康提供良好的物质保证。

（六）运动影响内分泌系统

运动能够改善内分泌调节功能，特别是对调节新陈代谢起着重要作用的“垂体-肾上腺”系统以及胰腺等消化腺的功能的影响更大。此外，运动还能改善糖代谢，调节胆固醇水平，促进多余脂肪的利用。

运动对人体器官系统的影响有双面效应：一方面，科学的运动对人体器官系统能产生正面的影响；另一方面，如果运动违背了客观规律，也会有害健康。

五、心理与人体营养健康

(一)心理健康与营养健康

(1)心理健康:心理的各个方面及活动过程处于一种良好或正常的状态,在社交、生产、生活上能与其他人保持较好的沟通或配合,能良好地处理生活中发生的各种情况。心理健康的理想状态是保持性格完好、智力正常、认知正确、情感适当、意志合理、态度积极、行为恰当、适应良好。

(2)营养健康:通过合理的膳食和科学的烹调加工,向机体提供足够的能量和各种营养素,并保持各种营养素之间的平衡,以满足人体的正常生理需要,维持人体的健康。营养健康的意义在于促进生长发育,防治疾病,增强智力和机体免疫功能,从而达到健康长寿的目的。

(二)心理健康与营养健康的关系

早在 20 世纪 50 年代,美国营养学家 Schwartz 就提出了“脑化学”理论,即认为大脑对营养素的需求是特殊的,与身体其他部位不同。此后,研究者们逐渐发现人类的智力、情感和行为与营养素有着密切的关系。但这些研究大多是单向的,即只研究心理健康对营养素的影响或者只研究营养素对心理健康的影响。

心理学家及营养学家经过近几十年的研究发现并证实,人的心理状态与食物之间确实存在相互影响:一方面,食物中的营养素会影响人的情绪和行为;另一方面,人的情绪反过来也会影响人的饮食行为。

1. 营养健康对心理健康的影响

营养不良或不合理的饮食习惯可能会对心理健康产生负面影响,而良好的营养状况则有助于维护良好的心理健康。如果人体缺乏某些营养素,就会出现一些精神和行为上的异常。如维生素 D 长期摄入不足所引起的佝偻病,其早期常出现神经精神症状,患儿睡眠时惊跳、烦躁不安、易怒;铁长期摄入不足,可引起人体贫血,出现食欲不振、精神萎靡或烦躁不安、记忆力下降等症状;锌缺乏严重的小儿,其智力发育可能会受到影响,甚至有精神障碍,还可能出现异食癖。

2. 心理健康对营养健康的影响

心理健康除受营养因素的影响外,也会对食欲和饮食习惯产生影响。例如,焦虑、抑郁、强迫症等心理障碍会使人们情绪低落和食欲紊乱,从而影响身体对营养素的吸收和代谢,而快乐的情绪则有助于提升食欲水平,从而增加身体对营养素的需求。

《论语 · 乡党》中的“食不语,寝不言”、《千金翼方》中的“食勿大言”“及饥不得大语,远唤人嗔”说明古人都主张食前及食中宜静而专致。平静愉快的情绪有利于消化功能的正常发挥,食前和食中保持这种情绪对健康有重要的意义。

当人处于积极的情绪状态时,身体会分泌出一些有益的化学物质,如多巴胺和内啡肽,增强人体的免疫系统,提高个体的能量水平。相反,当人处于消极的情绪状态时,身体则会分泌出一些有害的化学物质,如皮质醇和肾上腺素等,这些化学物质会削弱人体的免疫系统。

3. 营养和心理干预

营养和心理干预要求在食品选择、膳食结构、饮食方式上有针对性地制订，根据个人的营养需求和心理特点进行干预。例如，对于食欲不振、体重过轻者，可以通过丰富的食品颜色来增加食欲；而对于焦虑、抑郁者可以选择相应的食品来缓解心理症状。

营养健康和心理状态是相互关联的，它们之间的和谐共生对身体健康至关重要。为了实现营养健康和心理状态的和谐共生，需要从多个方面入手。首先，养成良好的饮食习惯，摄取足够的营养素；其次，学会管理自己的情绪，通过各种方式（如运动、冥想、良好的社交关系等）来减轻压力和焦虑；最后，定期进行身体检查和健康咨询，以确保身体和心理都处于最佳状态。

思考练习

一、判断题

1. 土壤污染物的主要来源是将未经无害化处理的粪便作为肥料或用污水灌溉农作物。（　　）

2. 人体健康状况是由遗传而来的适应能力与人所处的生存环境之间相互作用的结果。（　　）

3. 营养不良或不合理的饮食习惯会对心理健康产生负面影响，而良好的营养状况则有助于维护良好的心理健康。（　　）

4. 当人处于消极的情绪状态时，身体会分泌出一些有害的化学物质，削弱个体的免疫系统。（　　）

5. 个体的遗传基因一般不会影响肠道菌群的组成和多样性。（　　）

二、选择题

1. 关于环境因素对人体营养健康的影响，描述错误的是（　　）。

A. 清洁的空气有利于人体健康

B. 被污染的水源不会对人体造成营养吸收障碍

C. 土壤质量影响农作物的营养价值

D. 工作压力可能导致不健康的饮食习惯

2. 关于食物对人体营养健康的影响，下列说法正确的是（　　）。

A. 零食可以作为主食长期食用

B. 高脂肪食物能提供更多能量，应该多吃

C. 多样化的饮食结构有利于身体健康

D. 蔬菜和水果不含人体必需的营养物质

3. 关于遗传基因对个体身心发展的影响，下列说法错误的是（　　）。

A. 遗传基因具有可塑性

B. 遗传基因的成熟机制制约着人的身心发展水平及阶段

C. 遗传基因在人的发展中起主导作用

D. 随着年龄增长，遗传基因对个体发展的影响越来越小

4. 关于运动对人体营养健康的影响，下列选项正确的是(　　)。

A. 运动会导致营养流失，应予以避免

B. 久坐不动的生活方式更有利于营养吸收

C. 适度运动能提高新陈代谢速率，促进营养吸收

D. 剧烈运动会立即提高身体的营养需求

5. 关于心理因素对人体营养健康的影响，下列描述不恰当的是(　　)。

A. 压力可能导致食欲减退

B. 积极的情绪有助于提高食物消化效率

C. 心理状态对营养健康没有实质性影响

D. 情绪不佳可能导致不健康的饮食习惯

三、填空题

1. 环境污染，特别是______、______、______的污染，会影响食物的营养价值和人体的健康。

2. 水污染主要可分为______和______ 2 大类。

3. 具有______、______、______的个体才是完全健康的个体。

4. 新陈代谢中的物质代谢主要包括______和______两个方面。

5.《论语・乡党》中的“______”，说明古人都主张食前及食中宜静而专致。

扫码查看答案

四、思考题

如何理解食物与人体营养健康的关系？

实训　营养与健康影响因素调查报告

一、实训目的

(1)了解调查报告的撰写形式；

(2)了解现代人的营养健康现状，分析影响因素；

(3)锻炼沟通协作的能力，培养社会责任感。

二、实训要求

(1)本次实训时间为一星期，以组为独立的单元进行。

(2)进行实训准备时，小组长应合理分工，做好任务和时间安排。

(3)小组需讨论确定调查对象，可以选取特定年龄段或职业的人群作为调查对象。

(4)确定调查对象后，小组需提前利用课程知识，结合调查问卷的目的，进行调查问卷内容的设计；待指导老师确认调查问卷后，再进行修改完善，然后开展实施调查。

(5)调查问卷内容应至少涵盖调查对象的基本情况、群体特点、健康状况和可能影响营养健康的因素分析。

三、实训步骤

(1)通过线上或线下方式发放调查问卷,并做好回收和统计工作。

(2)仔细分析调查问卷的答案,并整理形成调查报告。

(3)根据调查结论和健康问题,给出营养和膳食建议。

资源拓展

食物地域性对人体健康的影响

食物地域特色是指受地理环境、气候条件、文化传统等多种因素的影响,某个特定地区的美食在烹饪方面被制作出当地的特色味道。不同地区的美食在味道、口感、形态等方面的追求不同,由此产生独特的地域美食。自然地理环境制约着作物类别,从而影响美食特色。人们选择食物时依据“靠山吃山,靠水吃水,就地取材”的原则。我国国土面积辽阔,地理环境差异大,因此形成了各式各样的菜系。北方饮食以面食为主,例如饺子、面条、包子等,这是因为北方干旱少雨、土壤肥沃,适合种植小麦等谷类作物。此外,北方菜品以肉类为主,高油、高盐、高能量,口味重。因此,北方人易患高血压、高血脂、冠心病等心血管疾病。南方饮食以米饭、米粉为主,江浙地区口味以清淡、甜、鲜为主;川渝地区则喜食辣,麻辣是其地方特色,而这取决于川渝地区独特的地理位置和气候条件。四川气候潮湿,人们需要通过吃辣来帮助身体排除湿气并驱寒。重庆地区的美食体现在火锅上,是著名的“火锅之城”。重庆火锅以红油为锅底,将各种新鲜食材进行涮煮,使人们在满足口福的同时,也带来心理上的愉悦。由于喜欢吃辣,川渝地区人们的肠胃问题较为突出。长期食用辛辣食物会刺激胃黏膜,胃肠炎、胃溃疡、急性肠胃炎等消化系统疾病易发。广东人喜欢吃烧腊等高脂肪、高胆固醇的食物,长期摄入这类食物会增加肠道负担,引发各种肠道疾病。如今,网络发达,信息流通很快,人们也越来越重视健康饮食问题,不再受时间和空间的限制,只要用心多加关注,真正做到合理膳食,就可以预防地域性饮食带来的疾病问题。

“双创”小课堂

绿色食品产销一体化创新创业项目

一、项目背景

随着人们健康和环保意识的增强,绿色食品越来越受到消费者的青睐,市场前景非常广阔。项目设计者可以根据本地区的环境条件和具体情况,加快绿色食品的产销布局。

二、项目目的

(1)构建绿色食品产销一体化的全新模式,实现从生产到销售的全程监控和管理,保障产品质量和食品安全。

(2)提供消费者可信赖的绿色食品选择,满足他们对健康、环保食品的需求。

(3)推动绿色食品产业的发展,促进农产品转型升级,提升农民收入,实现经济效益和社会效益的双赢。

三、主要思路及步骤

1. 建立绿色食品生产基地

(1)选择适宜的地区建立有机种植基地,采用无农药、无化肥的种植模式。

(2)引入先进的农业技术,提高生产效率和产品质量。

2. 建立绿色食品合作社或企业

(1)成立合作社或企业,吸引当地农民加入,共同种植绿色食品。

(2)结合农产品收购、加工、销售等环节,实现产销一体化。

3. 严格执行绿色食品标准

(1)严格执行绿色食品生产标准,确保产品符合绿色食品的要求。

(2)申请绿色食品认证,提升产品的市场信誉和竞争力。

4. 建立线上线下销售渠道

(1)开发电商平台或线下门店,销售绿色食品,提供便捷的购买服务。

(2)加强品牌推广和宣传,吸引更多消费者认可和购买。

5. 实施全程追溯与监控

(1)建立绿色食品追溯系统,实现对产品生产、加工、运输等环节的全程监控。

(2)为消费者提供扫码查询产品信息的服务,增强产品的透明度和信任度。

6. 推动社会合作与共赢

(1)与政府部门、企业、社会组织等建立合作关系,共同推动绿色食品产销一体化项目的发展。

(2)关注农民福利,提升他们的参与积极性,实现产业链的共赢发展。

"思政"小课堂

用党的二十大精神指引中国职业教育

在新时代的浩荡春风中,中国共产党第二十次全国代表大会胜利召开,擘画了全面建设社会主义现代化国家的宏伟蓝图,也为我国职业教育的发展指明了前进方向。职业教育作为国民教育体系和人力资源开发的重要组成部分,是培养多样化人才、传承技术技能、促进就业创业的重要途径,必须紧密围绕党的二十大精神,深化改革,创新发展,为构建高质量教育体系、服务国家战略需求贡献力量。

一、把握时代脉搏,明确发展方向

党的二十大报告强调,"教育、科技、人才是全面建设社会主义现代化国家的基础性、战略性支撑"。这要求职业教育必须站在新的历史起点上,准确把握时代脉搏,明确发展方向。一方面,职业教育要服务国家战略需求,紧密对接产业升级和经济社会发展趋势,优化专业设置和人才培养结构,培养更多符合市场需求的高素质技术技能人才。另一方面,职业教育要坚持

以人民为中心的发展思想，关注人民群众对高质量教育的需求，努力办好人民满意的职业教育，让每个孩子都能享有公平而有质量的教育机会。

二、深化产教融合，推动协同创新

产教融合是提升职业教育质量的关键。党的二十大报告提出，要“统筹职业教育、高等教育、继续教育协同创新，推进职普融通、产教融合、科教融汇”。这要求职业教育必须深化产教融合，推动教育与产业深度融合，实现教育链、人才链与产业链、创新链的有效衔接。一方面，要加强校企合作，鼓励企业参与职业教育人才培养全过程，共同制定人才培养方案、开发教学资源、建设实训基地，实现人才培养与市场需求的有效对接。另一方面，要推动产教融合平台建设，打造一批集人才培养、科学研究、技术创新、社会服务等功能于一体的产教融合综合体，为职业教育高质量发展提供有力支撑。

三、加强师资队伍建设，提升教学质量

教师是教育工作的中坚力量。党的二十大报告强调，要“加强师德师风建设，培养高素质教师队伍，弘扬尊师重教社会风尚”。这要求职业教育必须高度重视师资队伍建设，加强师德师风建设，提高教师的专业素养和教学能力。一方面，要加强教师培训，通过国培计划、省培计划等渠道，提升教师的教育教学能力和实践创新能力。另一方面，要完善教师评价体系，建立以教学质量为核心的教师评价机制，激励教师潜心教书育人，不断提高教学质量。

四、推进数字化转型，提升教育效能

信息化是提升职业教育效能的重要手段。党的二十大报告提出，要“加快建设教育强国、科技强国、人才强国，坚持为党育人、为国育才，全面提高人才自主培养质量，着力造就拔尖创新人才，聚天下英才而用之”。这要求职业教育必须紧跟信息化发展趋势，推进数字化转型。一方面，要加强数字化教学资源建设，开发一批高质量的数字化教学资源，为师生提供便捷、高效的学习资源。另一方面，要推广在线教学和远程培训，打破时间和空间的限制，让更多人能够享受到优质的职业教育资源。同时，要加强网络安全和信息安全管理，确保数字化教学的安全稳定运行。

五、加强国际交流与合作，提升国际影响力

全球化背景下，加强国际交流与合作是提升职业教育国际影响力的重要途径。党的二十大报告强调，要“推进高水平对外开放，稳步扩大规则、规制、管理、标准等制度型开放”。这要求职业教育必须积极拓展国际视野，加强与国际职业教育机构的交流与合作。一方面，要引进国外优质教育资源，借鉴国际先进的教育理念和教育模式，提升我国职业教育的国际化水平。另一方面，要推动中国职业教育“走出去”，加强与“一带一路”共建国家的职业教育合作，共同培养具有国际视野和跨文化沟通能力的高素质技术技能人才。

总之，用党的二十大精神指引中国职业教育，是新时代赋予我们的历史使命和责任担当。我们要紧密团结在以习近平同志为核心的党中央周围，坚持以人民为中心的发展思想，深化产教融合、校企合作，加强师资队伍建设，推进数字化转型，加强国际交流与合作，努力构建中国特色现代职业教育体系，为实现中华民族伟大复兴的中国梦贡献职业教育力量。

项目二

营养生理与能量

【案例导入】

张××，男性，65 岁，于 2023 年 12 月被发现患有胃及十二指肠肿瘤，于是入院进行胃大部分切除术和十二指肠上段切除术。请问术后该患者的消化吸收功能是否会受到影响？你知道身体是如何获取所需营养素的吗？

任务一　人体消化系统的概述

◈ 知识目标：

1. 了解人体消化系统的构成；
2. 熟悉消化器官；
3. 掌握消化腺的功能。

◈ 技能目标：

1. 能够识别人体各个消化器官；
2. 能够描述食物在人体内行进的路线。

◈ 素质目标：

1. 激发探究机体奥秘的兴趣；
2. 在日常生活中保护消化器官，增强维护自身健康的意识。

食物中含有人体需要的大量营养成分，其中水、矿物质和维生素无须消化即可被人体直接吸收，而蛋白质、脂类和碳水化合物是结构复杂的大分子物质，需在消化道内被消化、分解为小分子物质后，才能被人体吸收利用。人体消化系统由消化道、消化腺及消化附属器官构成，食物的消化主要是通过消化道完成。消化道是食物消化吸收的场所，包括口腔、咽、食管、胃、小肠、大肠和肛门等，全长 7～10 m，如图 2-1 所示。消化腺是分泌消化液的器官，包括唾液腺、胃腺、肝脏、胆囊、胰腺和肠腺（小肠腺和大肠腺）等。此外，消化系统还有牙齿、舌等消化附属器官。

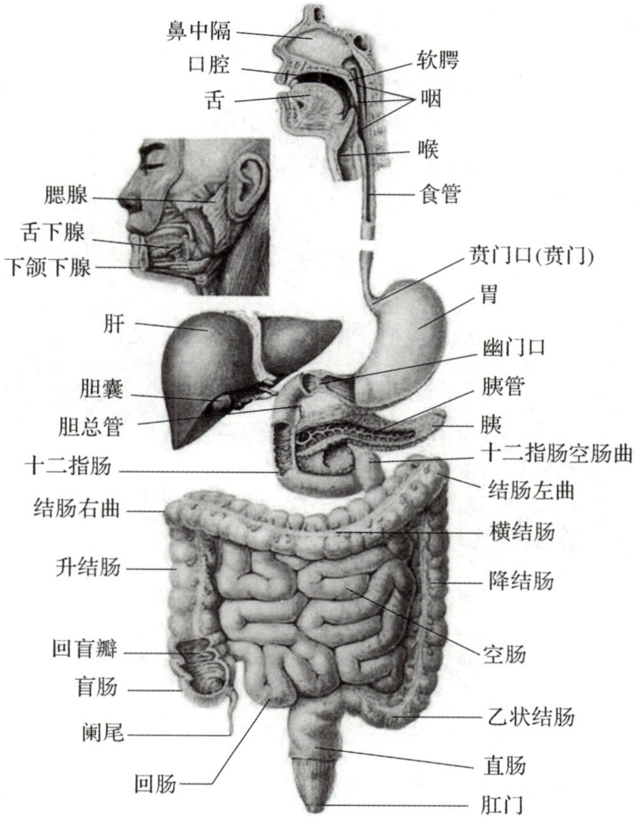

图 2-1　消化系统模式

一、消化道

根据解剖位置，消化道在临床上可分为上消化道和下消化道。上消化道由口腔、咽、食管、胃、十二指肠、肝脏、胰腺等附属腺体及腺体导管组成；下消化道由空肠、回肠和大肠构成。

(一)口腔

口腔位于消化道的顶端，是食物进入消化道的门户。口腔由唇、颊、腭、牙、舌和口腔腺(唾液腺)组成。口腔对食物的消化作用是咀嚼食物，咀嚼过程包括物理的研磨撕碎和唾液的掺和，唾液由唾液腺分泌。人体口腔中有 3 对大唾液腺，分别为腮腺、舌下腺和下颌下腺，如图 2-2 所示；此外，还有众多分散的小唾液腺。正常成人的唾液分泌量为 1.0～1.5 L/d。唾液是无色、无味，pH 为 6.0～7.0 的低渗液体，唾液中 99%为水，另外 1%由有机物、无机物和少量的气体分子组成。有机物主要为唾液淀粉酶、溶菌酶、黏蛋白、免疫球蛋白、氨基酸、尿酸和尿素等；无机物主要为 Na^+、K^+、Cl^-、Ca^{2+}、HCO_3^- 等离子。分泌的唾液经导管排入口腔，发挥湿润、清洁和保护口腔的作用，同时还可以溶解食物，有利于产生味觉；唾液淀粉酶可以将淀粉水解成麦芽糖；溶菌酶则具有杀菌的作用。

口腔受到食物的刺激，腺体即开始分泌唾液。经咀嚼后的食物与唾液成分混合，在舌的帮助下，将食物送到咽喉壁，经过咽与食管进入胃，并反射性引起胃、肠、胰腺、肝脏、胆囊等器官的活动，为之后的消化过程做准备。

（二）咽

咽位于鼻腔、口腔和喉的后方，是呼吸道和消化道的共同通道，下端与气管和食管相连，可分为鼻咽、口咽和喉咽 3 部分。咽的解剖示意图如图 2-3 所示。咽的主要功能是完成吞咽这一高度协调的复杂反射动作。

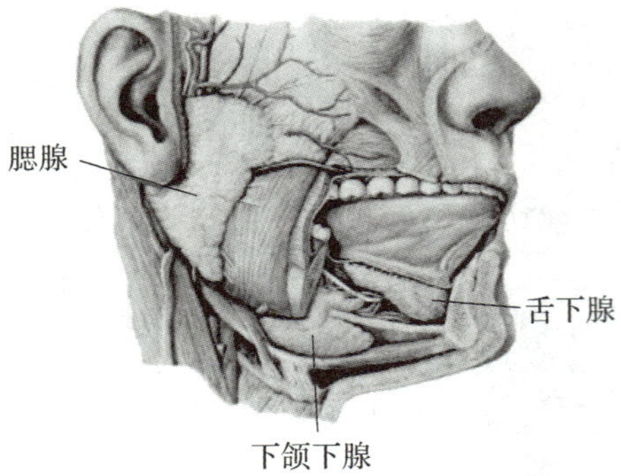

图 2-2　口腔内 3 对大唾液腺示意图

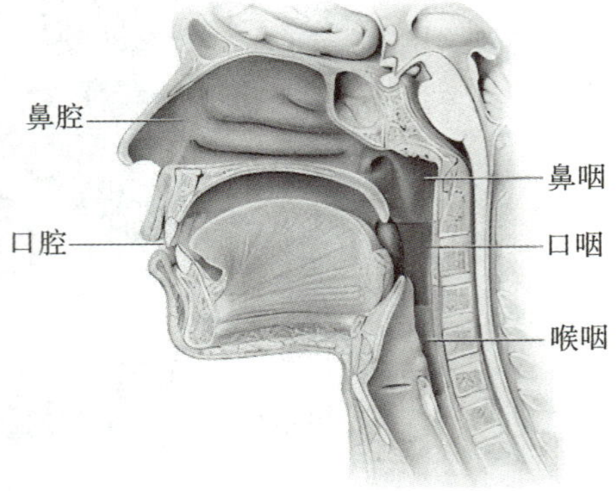

图 2-3　咽的解剖示意图

（三）食管

食管又称食道，是一段厚度为 3～4 mm、富有弹性的肌性管腔，位于脊柱前方，上端于第 6 颈椎下缘平面与咽相连，下端于第 10～11 胸椎体平面与胃的贲门相连，全长约 25 cm。成人男性食管长 21～30 cm，平均 24.9 cm；成人女性食管长 20～27 cm，平均 23.3 cm。依其走向，食管可分为颈段、胸段和腹段，如图 2-4 所示。食管全程共有 4 个生理性狭窄处（其中第 2 和第 3 狭窄处因位置临近，临床上常被合称为第 2 狭窄处），狭窄处异物易滞留，同时也是食管肿瘤的好发部位。

食管的主要功能是通过蠕动将咽下的食团与液体运送到胃中。当食团进入食管后，在食团的机械刺激下，位于食团上端的平滑肌收缩，推动食团向下移动；而位于食团下方的平滑肌舒张，压力下降，待食团通过后，立即收缩，恢复至原静止压力状态。经过该往复过程，食物入胃。正常情况下，食物从咽部到达胃的贲门处所需的时间为：液体食物约 4 s，固体食物 6～9 s。同时，食物入胃后引起促胃液素释放，食管下括约肌收缩，可防止胃内容物逆流入食管。

（四）胃

胃位于左上腹，上端连接食管末端，下端连接十二指肠，是消化道最膨大的部分，其形态和位置可随胃内容物的多少和体位的变化而改变。胃由贲门部、胃底部、胃体部和幽门部 4 部分构成。胃的解剖结构示意图如图 2-5 所示。

胃壁可分为黏膜层、黏膜下层、肌层和浆膜层，并伴有血管、淋巴管和神经分布。黏膜层中有大量腺体分泌胃液。纯净的胃液为无色、pH 0.9～1.5 的酸性液体。成人胃液分泌量为 1.5～2.5 L/d，其成分除水外，主要有盐酸、HCO_3^-、胃蛋白酶原、黏液和内因子等。胃液的主要成分见表 2-1。

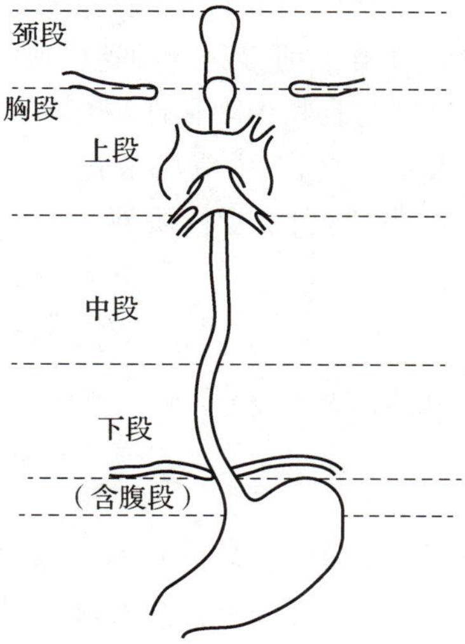

图 2-4　**食管的分段**

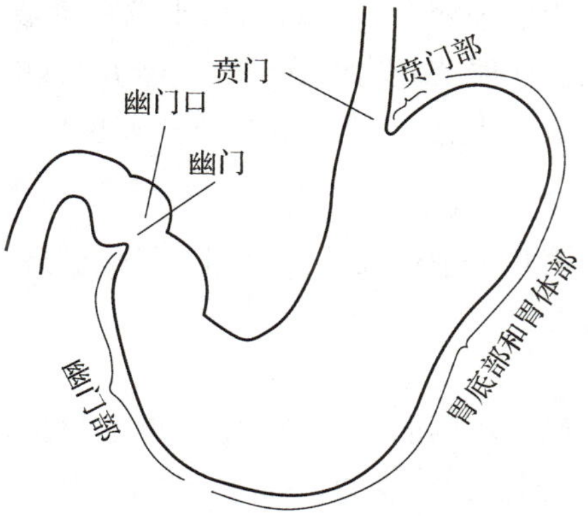

图 2-5　**胃的解剖结构示意图**

表 2-1　**胃液的主要成分**

主要成分	分泌的细胞类型	功能
盐酸	胃壁细胞	1. 提供酸性环境，激活胃蛋白酶原和激素 2. 使食物中的蛋白质变性，进而易于水解 3. 杀灭进入胃内的细菌 4. 进入小肠后，可促进促胰液素、缩胆囊素的释放，进而促进胰液、胆汁和小肠液的分泌；此外，酸性环境利于小肠内钙和铁的吸收
胃蛋白酶原	胃主细胞	被盐酸激活后，形成胃蛋白酶，可将食物中的蛋白质分解为朊、胨、少量多肽和氨基酸
内因子	胃壁细胞	1. 是一种糖蛋白，可与维生素 B_{12} 结合形成复合体，保护维生素 B_{12} 免受小肠内水解酶的破坏 2. 与回肠黏膜上皮细胞受体结合后，可促进维生素 B_{12} 的吸收
黏液	胃内表面细胞	1. 主要成分为糖蛋白，另有黏多糖等大分子 2. 弱碱性，可中和盐酸，减弱胃蛋白酶的消化作用，保护胃黏膜 3. 呈胶冻状，覆盖于黏膜表面，减少粗糙食物对胃黏膜的机械性损伤
HCO_3^-	胃窦细胞	与黏液构成黏液-碳酸氢盐屏障，避免 H^+ 对胃黏膜的直接侵蚀，同时使胃蛋白酶在胃黏膜处丧失活性，保护胃黏膜
胃脂肪酶	胃主细胞	在胃内不发挥作用，与食物一起进入小肠后，促进甘油三酯的消化

成人胃容量为 1～2 L,胃的主要功能是容纳和消化食物。食团通过食管进入胃后,在胃内经机械性和化学性消化,与胃液充分混合形成食糜,食糜借助胃的运动逐渐被排入十二指肠。食糜由胃排入十二指肠的过程称为胃排空,排空速度与食物的理化性质有关。如稀食、流食的排空速度快于稠食、固体食物,小颗粒食物快于大颗粒食物,等渗溶液快于非等渗溶液。在食物的三大产能营养素中,碳水化合物的排空速度最快,其次是蛋白质,脂肪最慢。水可以直接通过胃进入小肠,混合食物的排空速度为 4～6 h。

(五)小肠

小肠是消化道中最长的一段,起于胃幽门部,连接盲肠,长为 5～6 m,分为十二指肠、空肠和回肠 3 部分。

1. 十二指肠

十二指肠为小肠的起始段,起自胃幽门部,止于十二指肠空肠曲,因其长度相当于成人 12 根手指的指腹宽度(为 25～30 cm)而得名。十二指肠呈"C"形弯曲,从右侧包绕胰头,可分为上部、降部、水平部和升部 4 部分。肝脏分泌的胆汁和胰腺分泌的胰液通过胆总管和胰腺管,在十二指肠上的开口排泄到十二指肠内,从而消化食物。十二指肠的主要功能是分泌黏液、刺激胰消化酶和胆汁的分泌,是食物中蛋白质的重要消化场所。

2. 空肠、回肠

空肠和回肠盘曲于横结肠系膜下区的腹腔内。空肠起自十二指肠空肠曲,下接回肠,回肠下接盲肠。小肠上段 2/5 为空肠,下段 3/5 为回肠。空肠、回肠的主要功能是消化食物和吸收食物中的各种营养素。

小肠黏膜不仅具有环状褶皱,还拥有大约 500 万个绒毛。每个绒毛被柱状上皮细胞多层覆盖,细胞上又具有大量微绒毛,因而吸收面积大大增加(构成 200～400 m^2 的吸收面积),使食物的停留时间较长。小肠内有 2 种腺体,即十二指肠腺和小肠腺。十二指肠腺,又称勃氏腺,分布于十二指肠上段的黏膜下层,分泌富含黏蛋白和水的碱性液体;小肠腺,又称李氏腺,分布于全部小肠的黏膜层内,分泌液的成分与细胞外液相近。二者的混合液即为小肠液。

小肠液是一种弱碱性液体,pH 约为 7.6,渗透压和血浆相近,正常成人分泌量为 1～3 L/d。小肠液的主要成分包括水分、矿物质和有机物。矿物质包括 Na^+、K^+、Cl^-、Ca^{2+} 等,有机物包括黏蛋白和肠激酶等。此外,小肠液中还常混有脱落的肠上皮细胞、白细胞和由肠上皮细胞分泌的免疫球蛋白等。

食物从胃到小肠末端的移动通常需要 30～90 min,之后进入大肠。

(六)大肠

大肠位于消化道的下端,全长约为 1.5 m,包括盲肠、结肠、直肠和肛管 4 部分。

1. 盲肠

盲肠被认为是广义结肠的起始部,长为 5～7 cm,上接回肠末端,下接结肠的升结肠部。

2. 结肠

成人的结肠全长为 120～200 cm,包括升结肠、横结肠、降结肠和乙状结肠 4 部分,全程形似方形,围绕在空肠、回肠的周围。结肠对食物几乎无消化作用,主要的营养物质和大部分水、电解质已在小肠被吸收,进入结肠的基本上是食物残渣。食物残渣在结肠中的运动包括袋状往返运动、分节推进及多袋推进运动、蠕动及集团蠕动3种方式。前一种可促进食物中的水分和矿物质被结肠黏膜吸收，后两种则可推动食物残渣快速移动直达乙状结肠或直肠，刺激直肠壁而产生便意。

3. 直肠

直肠位于盆腔的后部，上接乙状结肠，至尾骨平面与肛管相连，全长12～14 cm。直肠可吸收少量的水分、矿物质和葡萄糖等，也可分泌黏液，有利于排出粪便。

4. 肛管

肛管为直肠在盆膈以下的部分，末端出口即为肛门。静息状态下的肛管呈关闭状态，排便时开放。肛管的直径可达3 cm，主要功能为排泄粪便。

大肠液由大肠腺和黏膜杯状细胞分泌，是pH为8.3～8.4的碱性黏液，发挥保护肠黏膜、润滑粪便的作用。大肠液中的消化酶极少，无明显的消化作用。大肠是与外界相通的消化道管腔，内有来自食物和空气的大量细菌（如大肠埃希菌、葡萄球菌等）。大肠主要通过细菌内所含的酶分解食物残渣与植物纤维素，对碳水化合物和脂肪进行发酵式分解，对蛋白质进行腐败式分解。分解产物一部分通过肝脏的“解毒”作用清除，一部分则随粪便排出体外。同时，大肠内的细菌还可以合成少量维生素K和部分B族维生素，其中一部分可被人体吸收，对机体的营养和凝血具有一定的生理意义。

总之，大肠的主要功能是吸收水分、矿物质，由大肠内的细菌合成B族维生素、维生素K等物质和贮存消化后的食物残渣，使之形成粪便并最终将其排出体外。至此，完成食物进入消化道的全过程。

胃液和小肠液中的消化酶较多，其分泌受到神经-激素的调节。胃肠道中的重要激素见表2-2。

表2-2　胃肠道中的重要激素

激素名称	作用	分泌部位
胃泌素	1. 刺激胃酸分泌 2. 促进胃泌酸腺黏膜的生长	胃窦、十二指肠
胆囊收缩素	1. 促进胆囊收缩 2. 刺激分泌胰酶 3. 促进分泌胰碳酸氢钠	十二指肠、空肠
分泌素	1. 促进胆、胰碳酸氢钠的分泌 2. 促进胃蛋白酶的分泌 3. 促进胰分泌细胞的生长	十二指肠
胰高血糖素样肽	刺激胰岛素的分泌	十二指肠、空肠
多肽YY	抑制胃酸的分泌	回肠
能动素	刺激胃及十二指肠的活动	十二指肠、空肠
胰多肽	抑制胰碳酸氢钠的分泌	空肠

续表 2-2

激素名称	作用	分泌部位
血管活性肠肽	1.抑制胰酶的分泌 2.促进括约肌的放松 3.促进肠环肌的放松 4.刺激肠液及胰液的分泌	胃黏膜
胃泌素分泌多肽	刺激胃泌素的分泌	胃黏膜
P 物质	引起疼痛的缓解	脊神经元
脑啡肽、内啡肽类、强啡肽	1.刺激平滑肌收缩 2.抑制肠液的分泌	未明
生长抑素(促生长素抑制素)	1.抑制胃泌素的分泌及抑制其他多肽激素的释放 2.抑制胃酸的分泌	胰岛
胰高血糖素样多肽-1及胰高血糖素样多肽-2	1.增加细胞的增殖 2.减少凋亡 3.减少活动	胃肠道的内分泌细胞
胰岛素样生长因子-1	增加细胞的增殖	肠黏膜细胞
组胺	刺激胃酸的分泌	泌酸腺黏膜细胞
瘦素、神经肽	调节下丘脑对食物的摄入	脂肪组织主细胞

二、消化腺

消化腺是分泌消化液的器官，属于外分泌腺，包括小消化腺和大消化腺 2 种。小消化腺是分散在消化道各部管壁内的小腺体(如口腔内的小唾液腺、食管腺、胃腺和小肠腺等)，大消化腺包括口腔 3 对大唾液腺、肝脏和胰腺。各消化腺通过导管将分泌物排入消化道内消化食物。小消化腺及口腔 3 对大唾液腺在前面已叙述，不再赘述，下面仅介绍胰腺和肝脏。

(一)胰腺

胰腺是人体消化系统中的重要腺体器官之一，是位于十二指肠处的小叶状腺体，具有外分泌和内分泌 2 种功能。

外分泌功能是指由胰腺泡细胞和导管细胞产生胰液。胰液是无色透明、pH 7.8～8.4 的碱性液体，其渗透压与血浆相近。正常成人胰液的分泌量为 0.75～1.50 L/d，胰液的基本成分包括水、无机物、蛋白质和多种消化酶。无机物包括多种阴离子(HCO_3^-、Cl^-、SO_4^{2-}、PO_4^{3-}等)和多种阳离子(Na^+、K^+、Ca^{2+}等)，主要为碳酸氢盐，可中和进入十二指肠的胃酸，避免强酸对肠黏膜的损伤，同时也为小肠内的多种消化酶提供能发挥活性的最适 pH 环境。消化酶包含消化碳水化合物、脂肪和蛋白质三大产能营养素的全部酶类。胰液中消化酶的种类及作用见表 2-3。胰液在消化液中消化功能最强，因此当胰腺功能受损时(如慢性胰腺炎)，消化功能会出现明显的障碍，在患者的粪便中可检测出消化不完全的肉类、纤维和脂肪微粒等。

内分泌功能由胰岛分泌激素实现，如分泌胰岛素和胰高血糖素，调节糖代谢；分泌血管活性肠肽，促进脂肪分解，抑制胃酸分泌及胃蛋白酶分泌等。

表 2-3　胰液中消化酶的种类及作用

类型	作用	产物
胰淀粉酶、胰麦芽糖酶、胰乳糖酶、胰蔗糖酶	分解食物中的碳水化合物	二糖及少量的三糖
胰脂肪酶、辅脂酶、磷脂酶、胆固醇酯酶	分解食物中的脂类物质	脂肪酸、甘油一酯及甘油
胰蛋白酶原、糜蛋白酶原、羧基肽酶原、弹性蛋白酶原	分解食物中的蛋白质类物质	大分子多肽、小分子多肽及氨基酸
核糖核酸酶、脱氧核糖核酸酶	水解核酸类物质	核苷酸

注：胰蛋白酶原、糜蛋白酶原等以不具有活性的酶原形式存在于胰液中，进入十二指肠后，经肠液中的肠激酶激活为相应的酶类，发挥作用。

（二）肝脏

肝脏是人体内最大的消化腺，位于右上腹横膈下。人体肝区还包括胆囊和胆管。正常成人男性的肝脏质量为 1 200～1 600 g，女性为 1 100～1 300 g，约为自身体重的 1/50；小儿的肝脏质量则约为自身体重的 1/20。肝脏是体内新陈代谢最活跃的器官，也是进行生物转化的器官，与蛋白质、碳水化合物、脂类、微量元素等的代谢密切相关，因而被称为“机体的化工厂”。肝脏的主要消化功能之一为分泌胆汁。胆汁由肝细胞持续分泌，正常成人胆汁分泌量为 800～1 000 mL/d。在消化期，胆汁经肝管、胆总管直接进入十二指肠，又被称为肝胆汁，呈金黄色，弱碱性，pH 约为 7.4；在非消化期，胆汁经胆囊管进入胆囊储存，待消化期再排入十二指肠，又被称为胆囊胆汁，因在胆囊中水分被吸收而呈深棕色，并因碳酸氢盐被吸收而呈弱酸性，pH 约为 6.8。胆汁中除含有大量的水分外，还包括 Na^+、K^+、Ca^{2+}、Cl^- 和 HCO_3^- 等无机物和胆盐、胆色素、脂肪酸、胆固醇、卵磷脂及少量的蛋白质（黏蛋白、浆蛋白）等有机物。胆汁内因含有胆汁酸盐而味苦，因含黏蛋白而呈现黏稠状态。胆汁中不含有消化酶，胆盐占固体成分的 50%，是胆汁中参与食物消化和各营养素吸收的主要成分。胆汁的主要作用如下：

（1）促进脂类物质的消化：可激活胰脂肪酶，使其催化脂肪分解的作用加速。胆汁中的胆盐、胆固醇和卵磷脂等可作为乳化剂，降低脂肪的表面张力，使脂肪裂解成直径为 3～10 μm 的微滴，分散在肠腔内，有效增加了与胰脂肪酶的接触面积，大大加速了脂肪的分解。

（2）促进脂肪及脂溶性维生素的吸收：胆盐达到一定浓度后，可聚合形成微胶粒，将不溶于水的脂肪的分解产物（脂肪酸、单酰甘油等）及脂溶性维生素 A、维生素 D、维生素 E 和维生素 K 包裹，形成水溶性微脂肪粒，使原本不溶于水的上述物质可以通过肠黏膜表面的静水层到达肠黏膜上皮细胞，从而促进吸收。

（3）利胆作用：胆盐进入小肠后，90%以上在回肠末端被重新吸收入血，经门静脉进入肝脏，刺激肝细胞分泌新的胆盐，促进胆汁分泌，这就是胆盐的利胆作用，整个过程称为胆盐的肝肠循环。

此外，肝脏的消化吸收作用还包括贮藏和释放葡萄糖，贮存维生素 A、维生素 D、维生素 E、维生素 B_{12} 和维生素 K。同时，肝脏具有多种生理功能，如可通过生物转化功能（包括氧化反应、还原反应、水解反应及结合反应），发挥对毒物、药物、激素等的“解毒”作用，促进血浆蛋白和尿素的形成，即对已消化吸收的营养素进行化学转化等。

思考练习

一、判断题

1. 口腔不属于人体的消化器官。（　　）
2. 胃的主要功能包括容纳和消化食物。（　　）
3. 食物中营养素的吸收主要在小肠中完成。（　　）
4. 结肠中含有丰富的消化酶类，可对进入的食物进行充分的消化和吸收。（　　）
5. 胰腺是人体最大的消化腺。（　　）

二、选择题

1. 进入机体后无须消化，即可被人体直接吸收的是食物中的（　　）。
A. 蛋白质　B. 脂肪　C. 碳水化合物　D. 矿物质
2. 可与黏液结合，形成屏障，避免胃酸对胃黏膜的直接侵蚀的是（　　）。
A. HCO_3^-　B. 内因子　C. 胃脂肪酶　D. 胃蛋白酶原
3. 胃排空速度最快的是（　　）。
A. 蛋白质　B. 脂肪　C. 水　D. 碳水化合物
4. 小肠液是一种（　　）。
A. 弱酸性液体　B. 弱碱性液体　C. 强酸性液体　D. 强碱性液体
5. 胆汁主要是由（　　）分泌的。
A. 胆囊　B. 胆管　C. 肝导管　D. 肝细胞

三、填空题

1. 人体消化系统由消化道、____________及消化附属器官构成。
2. ____________可促进脂溶性维生素的吸收。
3. 大肠可通过____________合成 B 族维生素和维生素 K。
4. 大消化腺包括口腔 3 对大唾液腺、____________和____________。
5. 消化液中作用最强的是____________。

四、思考题

1. 人体主要的消化器官有哪些？
2. 小肠为什么是消化吸收的主要场所？

扫码查看答案

任务二　食物的消化与吸收

◆ **知识目标：**

1. 了解消化与吸收的概念；
2. 熟悉营养素消化和吸收的主要部位；

3. 掌握消化酶在消化与吸收过程中的功能。

◈ **技能目标：**

能够描述食物中主要营养素的消化与吸收过程。

◈ **素质目标：**

1. 培养发现问题、解决问题，透过现象究其本质的能力；

2. 通过专业知识的学习，增强健康意识，关注自身的健康。

食物的消化与吸收过程十分复杂，整体包括咀嚼、吞咽、胃肠运动、消化液分泌及各种营养素的吸收。

一、消化与吸收的概念

食物在消化道内被分解成能被机体吸收利用的小分子物质的过程称为消化。对食物的消化作用包括机械性消化、化学性消化和微生物消化。机械性消化是指通过消化道的活动，将食物进行机械性研磨，并与消化液混合和推动食糜的前进，如口咽部的咀嚼与吞咽、消化管的蠕动等；化学性消化是指利用消化液中的各种酶类物质对食物进行化学性分解，将食物中的营养成分变为可以被吸收的营养物质，如胰液的胰淀粉酶和胰麦芽糖酶将食物中的碳水化合物分解为可被吸收的单糖；微生物消化是指通过消化道中的微生物对食物进行分解的过程，如肠道菌群可以分解食物中的碳水化合物和蛋白质等营养物质。经消化后的营养成分通过消化道黏膜进入血液循环的过程称为吸收。

二、食物中重要营养物质的消化过程

根据食物中营养物质的不同，分别介绍其消化过程。

(一)碳水化合物的消化

食物中所含有的碳水化合物一般是多糖化合物，只有被消化成单糖后，才能被机体吸收。因此，碳水化合物的消化过程就是碳水化合物的水解过程。食物中碳水化合物的消化示意图如图 2-6 所示。口腔是消化过程的起始，经食物刺激后分泌的唾液淀粉酶可水解 α-1,4 糖苷键，产生糊精、麦芽糖和麦芽低聚糖（中间产物）。但由于食物在口腔中的停留时间短，多糖化合物被消化得较少，之后进入胃；由于胃液呈酸性，不能消化多糖化合物，因此碳水化合物主要在小肠中被消化。

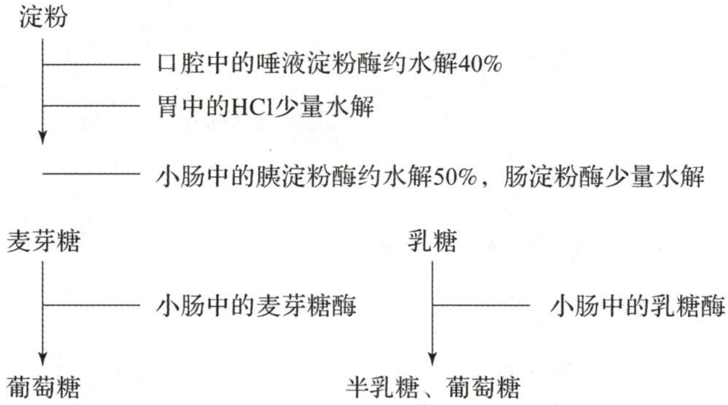

图 2-6　食物中碳水化合物的消化示意图

胰腺分泌的胰液进入十二指肠后，所含有的 α-淀粉酶可水解多糖内部的 α-1，4 糖苷键，产生麦芽糖、麦芽三糖及含有分支的异麦芽糖和 α-临界糊精。小肠黏膜的绒毛含有 α-葡萄糖苷酶（包括麦芽糖酶）和 α-临界糊精酶（包括异麦芽糖酶）。前者可水解麦芽糖和麦芽三糖为葡萄糖，后者则将含有分支的异麦芽糖和 α-临界糊精水解成葡萄糖。另外，小肠黏膜细胞内含有 β-葡萄糖苷酶，通过打开 α-1，6 糖苷键，把蔗糖和乳糖水解成葡萄糖。葡萄糖为单糖，可被机体吸收利用。

此外，还有一种特殊的多糖物质，如淀粉中的抗性淀粉，其在小肠内较难被消化吸收；进入大肠后，被结肠内的微生物菌群分解，产生氢气、甲烷、二氧化碳和短链脂肪酸等后可被吸收。这一分解过程被称为发酵，是一种特殊的消化方式，所产生的气体经呼气和直肠排气排出体外，而短链脂肪酸等营养成分则被吸收利用。大豆及其制品中含有的棉籽糖和水苏糖（导致胀气的因素），因其在小肠中无对应的水解酶类，也在大肠菌群的作用下发酵产气。

（二）蛋白质的消化

蛋白质的消化从胃开始。胃液中的胃蛋白酶原被盐酸激活形成胃蛋白酶后，可分解芳香族氨基酸连接的肽键，将食物中的蛋白质分解为䏡、胨和少量的多肽及氨基酸。在胃内，仅有10％～15％的肽键能被打开。胃蛋白酶的作用是可分解消化少量的蛋白质，使食物中的蛋白质发生初步变性，更有利于被胰液、小肠液中的蛋白酶消化。因此，食物中蛋白质的消化主要在小肠中完成。食糜中的蛋白质成分自胃进入小肠，经胃消化后的不完全分解产物在胰蛋白酶的作用下被分解为游离氨基酸和寡肽（又称小肽、低聚肽，由 2～10 个氨基酸缩合而成）。其中，约 1/3 为游离氨基酸，可被直接吸收利用；2/3 为寡肽，寡肽在小肠黏膜细胞氨基肽酶的作用下被分解成二肽，二肽经二肽酶的作用最终被分解成游离氨基酸，被吸收利用。

食物中蛋白质的消化示意图如图 2-7 所示。

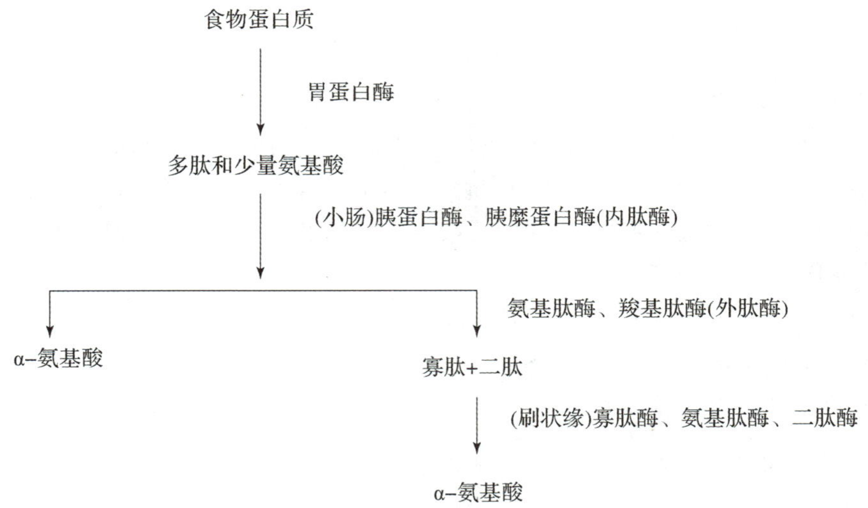

图 2-7　食物中蛋白质的消化示意图

（三）脂类的消化

脂类的消化自咽部开始，但咽部、胃部的脂肪酶分子量较小，也缺乏作用的最佳 pH 环境（当 pH＝3 时，活性最强）。因此，仅有 10％～15％的脂类在进入小肠前被消化。脂肪在胃中被分解后产生游离脂肪酸，游离脂肪酸能够在小肠内胰脂肪酶的作用下被加快分解，有助于脂肪的乳化。脂类消化的主要场所为小肠上段，肝细胞分泌的胆汁进入十二指肠后，随小肠蠕动，与脂类充分搅拌混合，分散形成细小的乳胶体。同时，在胰脂肪酶和肠脂肪酶的作用下，甘油三酯、磷脂和胆固醇被水解成游离脂肪酸。

食物中脂类的消化示意图如图 2-8 所示。

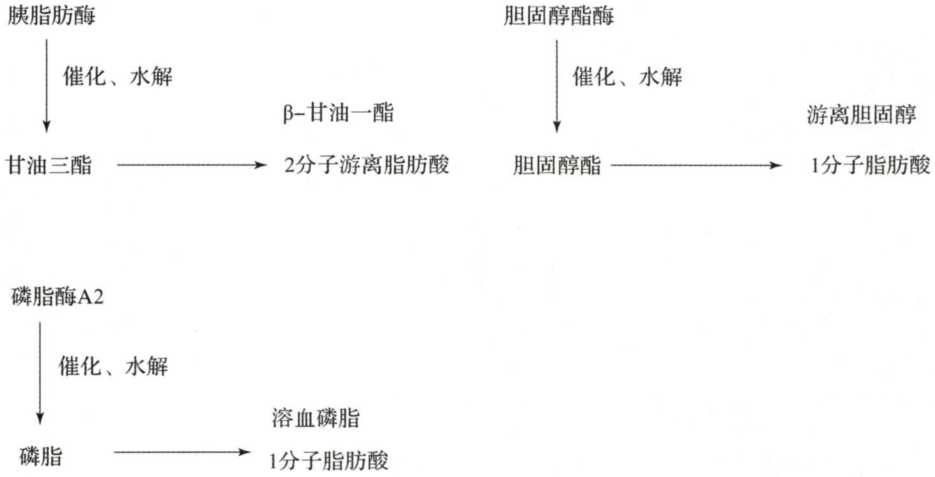

图 2-8　食物中脂肪类的消化示意图

(四)维生素与矿物质的消化

食物中的维生素和矿物质被释放后，无须经过酶的消化，即可被人体吸收。但胃液的酸性环境、肠液的碱性环境、食物中的其他成分(如碱性食物与维生素 C 共同食用)以及氧的存在都可能对不同维生素产生影响。对于脂溶性维生素来说，如维生素 A，在消化过程中可能被分解破坏，而摄入足量的抗氧化剂，如维生素 E，则能减少维生素在消化过程中的氧化分解。

矿物质，如 Na^{+}、K^{+}、Ca^{2+} 等，部分是呈离子状态存在的；部分是与有机成分结合存在的，如乳酪蛋白中的 Ca^{2+} 结合在 PO_4^{3-} 上，Fe^{2+} 则大部分与血红蛋白、肌红蛋白结合存在；此外，有部分微量元素，如 Zn^{2+}、Mn^{2+}、Cu^{2+} 等，则存在于特定的酶中。机体对矿物质的吸收利用率更多地取决于食物的性质及成分之间的相互作用。

三、食物中重要营养物质的吸收过程

消化是吸收的基础。除维生素、矿物质和水外，食物经过消化，由大分子物质被分解成小分子物质，然后透过消化道黏膜进入血液循环或淋巴液循环，即可被吸收。消化和吸收是两个重要的生理过程，对于维持人体新陈代谢、生长发育及正常生命活动等都具有十分重要的意义。

消化道不同部位的吸收能力与吸收速率差异很大，这与消化道各部位的组织结构、食物在该部位通过的速度及食物被分解消化的程度密切相关。

(一)吸收部位

一般来说，在口腔和食管部位，食物几乎不被吸收，但值得注意的是，口腔可吸收多种药物；胃仅能吸收少量水分、矿物质、乙醇(酒精)和部分药物；小肠是主要的吸收部位，绝大部分碳水化合物、脂肪和蛋白质的消化产物都在十二指肠和空肠被吸收，维生素 B_{12} 和胆盐在回肠被吸收；大肠主要吸收水分、矿物质和部分维生素。食物中营养素的吸收示意图如图 2-9 所示。

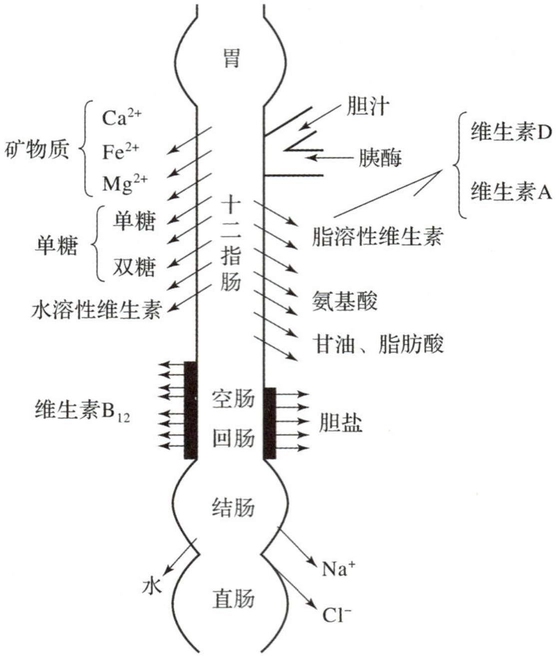

图 2-9 食物中营养素的吸收示意图

(二)吸收途径

人体小肠长 5～6 m，其黏膜表面具有环状褶皱，上有大量绒毛，上皮细胞顶端覆有大量微绒毛，这些结构使小肠的总吸收面积可达 200～400 m^2，因此大部分的营养物质均在小肠内被吸收。营养物质在小肠内的吸收主要通过跨细胞途径和细胞旁途径来实现。跨细胞途径和细胞旁途径吸收示意图如图 2-10 所示。

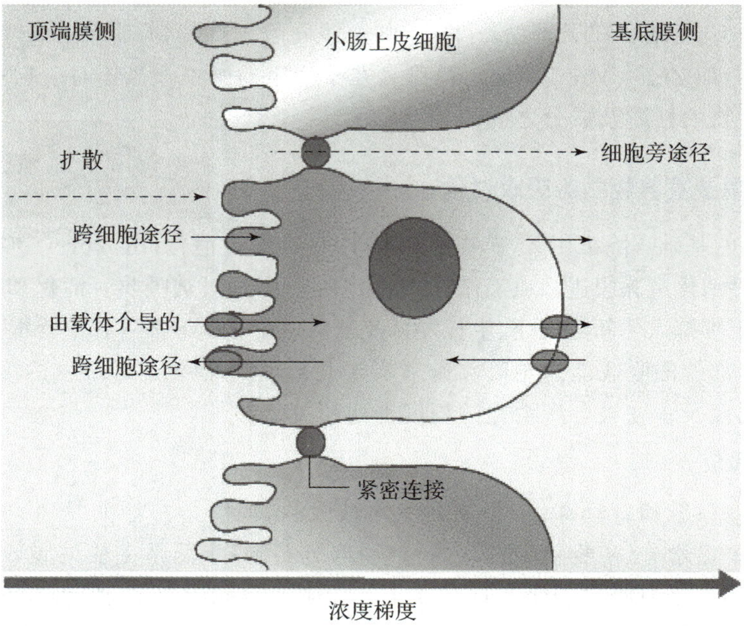

图 2-10 跨细胞途径和细胞旁途径吸收示意图

1. 跨细胞途径

跨细胞途径是指肠腔内的物质通过小肠绒毛上皮细胞的顶端膜进入细胞内，再通过细胞的基底侧膜进入细胞外间隙，最终进入血液或淋巴循环而被吸收的过程。

2. 细胞旁途径

细胞旁途径是指肠腔内的物质通过小肠上皮细胞间的紧密连接进入细胞外间隙，再进入血液或淋巴循环而被吸收的过程。

(三)吸收方式

小分子物质的吸收有 2 种方式：被动吸收和主动吸收。2 种吸收方式的示意图如图 2-11 所示。

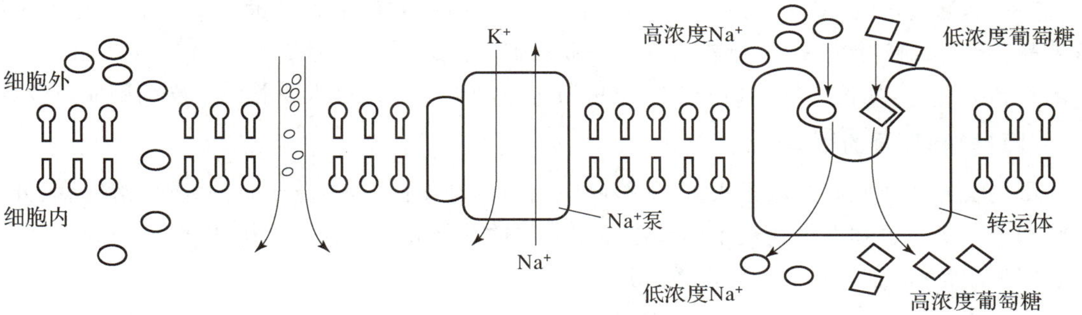

图 2-11　2 种吸收方式的示意图

1. 被动吸收

被动吸收取决于膜内外被吸收物质的浓度差、分子大小、亲水性与电荷状态等因素，是一种较为简单的物理化学过程，包括单纯扩散、易化扩散。

(1)单纯扩散：是指脂溶性的小分子物质或离子由膜浓度高的一侧向浓度低的一侧转移的现象。特点是无须消耗能量，也不需要载体或通道蛋白质等的帮助。单纯扩散的速度主要取决于膜两侧物质的浓度差，并与分子量大小、脂溶性高低、所带电荷量多少相关。人体细胞膜的基本骨架是磷脂双分子层，脂溶性物质易于通过，因此物质进入细胞的速度主要决定于它在脂类中的溶解度和分子量大小。分子量一定，溶解度越大，扩散越快；如果溶解度相等，则分子量越小，扩散越快。脂溶性的小分子物质，如二氧化碳、氧气、氮气、一氧化碳等的吸收，通常是单纯扩散方式。

(2)易化扩散：是指非脂溶性物质或亲水性物质借助载体或通道蛋白从膜的高浓度一侧转移到低浓度一侧的过程。与单纯扩散一样，这种方式也不需要消耗能量，但其被吸收物质是非脂溶性或者亲水性的，不能直接通过细胞膜的磷脂双分子层，需要特殊载体或通道蛋白提供帮助。因此，易化扩散又可分为 2 种方式：一种是以载体为中介的易化扩散，该扩散方式依赖于特定的载体蛋白，即该载体蛋白只可转运具有某种特定化学结构的物质，如葡萄糖借助细胞膜上葡萄糖载体蛋白的扩散。血液和细胞外液中的葡萄糖浓度较为恒定，而细胞内各种生命活动需不断消耗葡萄糖以供能，导致细胞内液的葡萄糖浓度低于细胞外液。但葡萄糖为亲水性物质，无法直接透过细胞膜，因此借助细胞膜上葡萄糖载体蛋白的运送，源源不断地进入细胞内。另一种是经通道蛋白介导的易化扩散，该扩散方式主要是一些带电离子经由离子通道在细胞膜内外转移，包括 Na^+ 通道、K^+ 通道、Ca^{2+} 通道、Cl^- 通道等，将相关的 Na^+、K^+、Ca^{2+}、Cl^- 等由膜的高浓度一侧运送到低浓度的另一侧。这些通道的转运意义不只局限于矿物质的吸收，还与膜两侧电位的改变有关，进而可引发一系列细胞功能的改变。

2. 主动吸收

主动吸收是营养物质从膜浓度低的一侧逆向移动到浓度高的另一侧的过程。主动吸收为逆浓度差转移，因此营养物质在转移过程中需有细胞膜上载体蛋白的协助，并消耗三磷酸腺苷(ATP)来供能。载体蛋白是一种可运输营养物质进出细胞膜的脂蛋白。碳水化合物、脂肪和蛋白质三大产能营养素被分解时，可释放 ATP，ATP 被酶催化消耗供能。载体蛋白与营养物质形成的复合物转运至肠上皮细胞时，二者分离而释放到细胞中，载体蛋白重新回到细胞膜的外表面，继续发挥载体作用。载体蛋白具有特异性，即每个系统只能搭载某些特定的营养物质，且该转运系统具有饱和性，达到最大转运量时可被抑制。如细胞膜上的 Na^+-K^+ 泵（简称“Na^+ 泵”），通过消耗 ATP 可将 3 个 Na^+ 泵出细胞外，同时向细胞内摄入 2 个 K^+，保证了细胞外高 Na^+、细胞内低 K^+ 的势能储备。一般细胞质代谢所获得能量的 20%～30%用于 Na^+ 泵的运转。另外，如葡萄糖、氨基酸等，也可通过主动吸收方式进入肠黏膜上皮细胞而被吸收。

（四）影响吸收的因素

影响营养物质吸收的因素很多，如被吸收物质的理化性质（如分子量的大小、溶解度、分子形状和浓度等）、食物在消化道不同部位停留时间的差异和小肠的生理机能状态（如蠕动状态、吸收面积、特殊的生理和病理状况等）等。

（五）食物中主要营养物质的吸收

1. 碳水化合物的吸收

食物中的碳水化合物包括多糖、双糖和单糖。多糖有淀粉和糖原；双糖有蔗糖、麦芽糖和乳糖；单糖有葡萄糖、果糖和半乳糖。多糖和双糖经消化后被分解成单糖。十二指肠和空肠黏膜上皮细胞一般只能吸收单糖（约占总量的 80%）和少量的双糖。其中，葡萄糖和半乳糖的吸收是一种主动转运过程，通过细胞侧面膜上的 Na^+ 泵维持细胞内的低 Na^+ 浓度，腔面膜上的 Na^+-葡萄糖耦联转运体（sodium-gurcose linked transporter，SGLT）依靠细胞内外 Na^+ 浓度差进入细胞，并将葡萄糖转运至细胞内，而后细胞内的葡萄糖在基底膜侧以易化扩散的方式进入细胞间液，再进入血液中；果糖则通过易化扩散方式进入肠黏膜上皮细胞。因此，不同单糖被吸收的速率不同。一般来讲，己糖快于戊糖；己糖中的半乳糖和葡萄糖较快，而果糖较慢。被吸收的单糖进入血液循环后，进行氧化分解，释放能量，满足机体各种生理活动的需求。

2. 蛋白质的吸收

食物中蛋白质的分解产物包括氨基酸、二肽和三肽。十二指肠和空肠黏膜上皮细胞通过主动转运方式吸收终产物氨基酸、二肽和三肽。氨基酸转运体有 3 种，分别转运中性、酸性和碱性氨基酸，该类转运体多与 Na^+ 偶联，因此又被称为 Na^+-氨基酸或 Na^+-肽同向转运体。中性氨基酸转运体可转运芳香族氨基酸（苯丙氨酸、酪氨酸和色氨酸）、脂肪族氨基酸（丙氨酸、丝氨酸、苏氨酸、缬氨酸、亮氨酸和异亮氨酸）、含硫氨基酸（蛋氨酸和半胱氨酸）及组氨酸、谷氨酰胺和部分甘氨酸；碱性氨基酸转运体转运赖氨酸、精氨酸及部分半胱氨酸；酸性氨基酸转运体则转运天冬氨酸和谷氨酸。进入细胞的二肽、三肽分别在二肽酶和三肽酶的作用下进一步被水解为氨基酸，然后与细胞内的氨基酸一同经基底侧膜上的氨基酸转运体转运至细胞间液，最后进入血液。

值得注意的是，某些蛋白质或不完全分解产物可通过肠道内微生物的胞饮或胞吞作用进入细胞内，可能会被小肠上皮细胞少量吸收，引发机体对食物中蛋白质的超敏反应，对人体造成损害。

3. 脂类的吸收

脂类在肠腔内被水解为甘油一酯、游离脂肪酸、甘油和胆固醇等，其吸收主要在十二指肠下段和空肠上段。吸收方式包括 2 种：①中、短链脂肪酸及其组合形成的甘油一酯是水溶性的，可直接经肠上皮细胞扩散进入血液；②长链脂肪酸（含有 12 个碳原子以上）和甘油一酯可与胆盐形成混合微胶粒，微胶粒穿过肠黏膜上皮细胞表面的非流动黏液到达细胞膜表面，随后脂类的消化产物从混合微胶粒中释放出来，经脂类膜进入上皮细胞内，重新合成甘油三酯，并与载脂蛋白和磷脂结合形成乳糜微粒，通过胞吐作用，进入组织间液，再扩散至淋巴管。

大部分食用脂肪可被消化吸收，消化率达 95%。但不同脂肪的吸收速率不同，由快到慢依次为：短链脂肪酸＞中链脂肪酸＞不饱和长链脂肪酸＞饱和长链脂肪酸。脂肪酸的水溶性越小，胆盐对其促进吸收的作用越强。甘油高度溶于水，无须胆盐，直接通过黏膜即可被吸收。

肠道内的胆固醇有两个来源：一是来源于食物，是酯化胆固醇；二是来源于胆汁，是游离胆固醇。酯化胆固醇在肠腔中经胆固醇酯酶水解后，与胆汁中的游离胆固醇一起，在小肠黏膜被重新酯化，生成胆固醇酯，然后与载脂蛋白组成乳糜微粒，经由淋巴细胞进入血液。胆固醇并不能被机体 100%吸收，其影响因素较多。食物中的胆固醇含量越高，吸收也越多，但并不成正比；食物中的脂肪和脂肪酸可促进胆固醇的吸收，但各种植物固醇（如豆固醇等）则抑制其吸收。通常，食物中的胆固醇约有 1/3 可被吸收，正常成人胆固醇的吸收速率约为 10 mg/(kg・d)；大量进食胆固醇时，其吸收量可加倍，但最多可吸收 2 g/d。

4. 水和矿物质的吸收

水的吸收主要在小肠，大肠主要吸收食物残渣中的水分。以往认为，水的吸收主要依靠渗透作用，而 20 世纪 80 年代末科学家们发现，在小肠黏膜上皮细胞膜上具有多种水通道，水分子经这些通道进入细胞而被吸收。

矿物质只有在溶解的状态下才能被吸收。一般单价碱性盐类，如钠盐、钾盐、铵盐等吸收得较快，而多价碱性盐类则吸收得较慢。成人可吸收钠 25～30 g/d，钠主要以主动转运方式进入细胞内，再通过细胞基底侧膜上的 Na^+ 泵主动转运至组织间液而进入血液。铁的吸收主要在十二指肠和空肠，成人可吸收铁约 1 mg/d。但食物中的三价铁不易被吸收，它被还原成二价铁后才可被吸收，维生素 C 可催化该还原反应，促进铁的吸收；此外，酸性环境也可促进铁的吸收。钙的吸收部位主要在十二指肠，食物中呈离子状态的钙可被少量吸收，酸性环境和维生素 D 可促进钙的吸收；但凡能与钙结合而形成的不溶性盐，如硫酸盐、磷酸盐和草酸盐等，则不能被吸收。

5. 维生素的吸收

维生素包括水溶性维生素和脂溶性维生素。水溶性维生素主要通过依赖 Na^+ 的同向转运体被吸收；脂溶性维生素与脂类消化产物的吸收机制类似。当维生素 D、维生素 K 和维生素 A 被吸收时，还需要有胆盐的存在。

思考练习

一、判断题

1. 蛋白质类物质的消化从口腔开始。　（　）

2. 食物中的胆固醇可被100%吸收。（　　）
3. 食物中的淀粉需经消化水解成单糖才可被吸收。（　　）
4. 小肠吸收功能强，主要是因为其长度长。（　　）
5. 沉淀盐可被人体吸收利用。（　　）

二、选择题

1. 机体可直接吸收利用的物质是（　　）。
   A. 淀粉　B. 糖原　C. 蔗糖　D. 葡萄糖
2. 吸收食物中水分的主要部位是（　　）。
   A. 胃　B. 小肠　C. 大肠　D. 口腔
3. 脂类的消化率可达（　　）。
   A. 50%　B. 65%　C. 85%　D. 95%
4. 无须胆盐存在，即可被吸收的维生素是（　　）。
   A. 维生素 C　B. 维生素 K　C. 维生素 D　D. 维生素 E
5. 维生素 B_{12} 的吸收主要在（　　）。
   A. 十二指肠　B. 空肠　C. 回肠　D. 结肠

三、填空题

1. 对食物的消化作用包括机械性消化、________和微生物消化。
2. 胃液中的________被盐酸激活形成________后，可将食物中的蛋白质分解为脲、胨和少量的多肽及氨基酸。
3. 胆盐的回收主要在________。
4. 结肠可吸收食物残渣中的________。
5. 钙的吸收部位主要在________。

四、思考题

1. 影响营养物质吸收的因素有哪些？
2. 单糖有哪些？比较其吸收速率。

扫码查看答案

任务三　能　　量

◈ **知识目标：**

1. 了解我国居民能量的RNI；
2. 熟悉人体能量的来源和消耗以及能量的食物来源；
3. 掌握能量单位、能量系数及三大产能营养素的能量值。

◈ **技能目标：**

能够结合个体特征制订适合其能量及主要营养素摄入量的初步饮食计划。

◈ **素质目标：**

强化尊重生命、珍视健康的意识。

食物被消化吸收后，可为人体各种生理活动，如心脏跳动、肌肉收缩和腺体分泌等提供能量。能量是人体新陈代谢和维持生命活动的基础。能量代谢是指在营养物质代谢过程中能量的释放、转移、贮存和利用。

一、能量单位与能量系数

国际通用的能量单位是焦耳(J)、千焦耳(kJ)和兆焦耳(MJ)。1 J 相当于使用 1 N 的力将 1 kg 的物质移动 1 m 所消耗的能量。营养学以前惯用的能量单位是卡(cal)和千卡(kcal)。1 cal 相当于在标准大气压下，将 1 L 纯净水由 15 ℃升到 16 ℃所需消耗的能量。焦耳与卡之间的单位换算如下：

$$1\ \text{cal}=4.184\ \text{J}$$

$$1\ \text{kcal}=1\ 000\ \text{cal}=4.184\ \text{kJ}=4\ 184\ \text{J}$$

$$1\ 000\ \text{kcal}=4.184\ \text{MJ}=4.184\times10^3\ \text{kJ}=4.184\times10^6\ \text{J}$$

食物中通过体内的分解代谢可产生能量的营养素被称为产能营养素，包括碳水化合物、脂肪和蛋白质。每克碳水化合物、脂肪和蛋白质在体内氧化代谢所产生的能量值即为能量系数。每克碳水化合物、脂肪和蛋白质在体外充分燃烧所产生的能量值分别为 17.15 kJ、39.54 kJ 和 23.64 kJ，又被称为食物能值。但在体内，三者并不能被完全消化、吸收和利用。通常情况下，三者的消化率分别为 98%、95%和 92%。因此，三大产能营养素在体内的实际能值等于食物能值减去代谢废物能值，再乘以相应的消化率。实际能值又被称为能量系数或生理能值。碳水化合物和脂肪在体内可被完全氧化成水和二氧化碳，其终产物产生的能量与体外相同，因此其能量系数为食物能值与相应消化率的乘积。但蛋白质在体内不能被完全氧化，其终产物除水和二氧化碳外，还有尿酸、尿素、肌酐等含氮物质，因此蛋白质的能量系数应减去代谢废物能值，再乘以相应的消化率。三大产能营养素的能量系数见表 2-4。

表 2-4　三大产能营养素的能量系数

种类	食物能值/(kJ/g)	消化率/%	能量系数/(kJ/g)
碳水化合物	17.15	98	16.8
脂肪	39.54	95	37.6
蛋白质	23.64	92	16.7

二、人体能量的来源和消耗

人体的各项生命活动均需要消耗能量，所需能量主要来自食物中的碳水化合物、脂肪和蛋白质三大产能营养素的代谢。三大产能营养素在机体总能量的供给中应有一个恰当的比例。根据我国居民的饮食特点，以碳水化合物供能占总能量的 50%～65%、脂肪占 20%～30%、蛋白质占10%～20%为宜。

(一)能量来源

1. 碳水化合物是人体最基本的产能营养素

碳水化合物是机体的主要供能物质。食物中的碳水化合物被水解成葡萄糖后，经吸收进入血液，供给全身细胞利用。当血糖浓度过高时，可在肝脏或肌细胞内合成肝糖原或肌糖原并储存起来；当血糖浓度低时，肝糖原和肌糖原可被调动，进而维持血糖的稳定。脑组织代谢水平较高，所需能量较多，在通常情况下，其所需能量均来自碳水化合物的有氧氧化分解。因此，脑组织对缺氧非常敏感。而脑组织中贮存的糖原较少，对血糖依赖性较高，当发生低血糖时，易出现头晕、头痛甚至昏迷。

2. 脂肪是人体主要的储能和供能营养素

正常成人的脂肪约占体重的20%。脂肪是体内最重要的储能物质，一个单位的脂肪分解产生的能量系数约为同等质量碳水化合物的2倍。因此，脂肪是机体最重要的供能物质。机体的脂肪既可来源于食物摄取，又可由体内的碳水化合物和蛋白质转化而来。当摄入的食物能值超过机体所需时，可促进脂肪合成，脂肪被储存起来；当摄入的食物能值不足时，即可动用储存的脂肪补充碳水化合物供能的不足。

3. 蛋白质在特殊情况下参与供能

人体内的蛋白质在生理情况下主要用于合成机体自身结构，或用于合成酶、激素等生物活性物质。但当人体处于长期不能进食（如食道癌晚期患者）或体力极度消耗（如肿瘤恶病质时期）时，碳水化合物和脂肪被大量消耗，为维持基本的生命活动，蛋白质会被氧化分解而供能。

（二）能量消耗

人体的能量消耗主要用于机体的基础代谢、体力活动和食物的特殊动力作用三方面。但不同性别、年龄及从事不同职业的个体对能量的需求各不相同。如对于儿童来说，应包括生长发育所需的能量；对于妊娠期的妇女来说，应包括胎儿生长发育所需的能量。总的来说，能量摄入应等于或大于机体的能量消耗。

1. 基础代谢

基础代谢（basal metabolism，BM）是维持机体最基本的生命活动所需的能量消耗，是指机体处于约25 ℃的环境中，在空腹状态下（进食12 h后），睡醒静卧、无任何体力活动和紧张的思维活动、全身肌肉完全放松时测定的能量消耗。此时消耗的能量仅用于维持基本的生命体征（包括体温、呼吸、血液循环及各组织器官、细胞最基本的生理活动）。

通常用基础代谢率（basal metabolism rate，BMR）评价机体基础代谢的水平。基础代谢率是指单位时间内机体每平方米体表面积（或每千克体重）的产热量，常用单位为kJ/(m^2 · h)或kJ/(kg · h)。不同个体的BMR不同，这是因为BMR受年龄、性别及体表面积等多重因素的影响，但同一个体在一段时间内的BMR相对稳定。我国健康居民的BMR平均值见表2-5。

表2-5 我国健康居民的BMR平均值

年龄/岁	BMR/[kJ/(m^2 · h)]		年龄/岁	BMR/[kJ/(m^2 · h)]	
	男性	女性		男性	女性
1～5	214.2	212.8	31～40	158.7	150.0
6～10	193.8	189.6	41～50	154.1	142.4
11～15	177.3	172.5	51～60	147.9	138.6
16～20	165.4	149.4	61～70	143.8	134.7
21～30	157.8	146.5	>70	139.5	131.0

另外，过冷或过热的外界环境、摄食过多、精神紧张或处于病理状态下（如甲亢）等均可导致基础代谢水平提高，而摄食过少或禁食时，基础代谢水平会相应降低。

2. 体力活动

体力活动是除基础代谢之外人体消耗能量的主要部分，占人体总能量消耗的15%～30%。体力活动一般包括家务活动、职业活动、社会活动及休闲活动等，所消耗的能量与活动的强度、持续时间及活动者自身体重、肌肉强度等均相关。中国营养学会制定了我国成人体力活动水平（PLA），最终使用的3级体力活动水平是：低强度（如办公室工作、售货员工作等）为1.40，中等强度（如学生日常活动、机动车驾驶等）为1.70，高强度（如体育运动、搬运装卸等）为2.00。常见劳动或运动时的能量代谢率见表2-6。

表2-6　常见劳动或运动时的能量代谢率

活动情况	产热量/[kJ/(m² · min)]	活动情况	产热量[kJ/(m² · min)]
静卧	2.729	扫地	11.368
开会	3.399	打排球	17.043
擦窗户	8.300	打篮球	24.213
洗衣服	9.886	踢足球	24.967

3. 食物的特殊动力作用

食物的特殊动力作用又称为食物的热效应，是指机体在摄食过程中导致的能量的额外消耗，即摄入食物后，消化系统对食物进行消化、吸收、代谢及各类营养素之间进行转化等活动需消耗的能量。正常成人每日该部分能量消耗约占机体总能量消耗的10%。食物的不同成分或营养素产生的能耗量不同。摄入碳水化合物时，其热效应可达本身所产生能量的5%～6%；脂肪类食物为4%～5%；蛋白质类食物最高，约为30%；混合型食物约为10%。

三、能量代谢的测定

机体的能量代谢遵循能量守恒定律，即摄入的食物中所蕴含的能量与最终转化成的热能和所做的外功相等。因此，测定一定时间内机体所消耗的食物，或者测定机体所产生的热量与所做的外功，都可测算出整个机体的能量代谢率，即单位时间内机体消耗的能量。

当前测定能量代谢的方法有直接测热法、间接测热法（包括代谢室法、双标记水法和气体代谢法）、运动感应器测量法及调查记录法等。

四、能量的RNI及食物来源

能量需要量（estimated energy requirement，EER）是指能长期保持机体的健康状态、维持良好的体型、满足适量活动所需要的膳食能量摄入量。2000年，中国营养学会制定了各类人群的能量及营养素RNI。需要注意的是，这是群体性概念，所制定的RNI仅可满足大多数人的需求，但不同个体间存在较大差异。

（一）能量的RNI

2023年，中国营养学会在《中国居民膳食营养素参考摄入量（2013版）》的基础上，基于科学性、延续性、专门性、目的性四大基本原则，对 20 个年龄组及孕妇、乳母的 70 余种营养素和其他膳食成分进行了修订与确认。我国居民膳食能量的 RNI 见表 2-7。

表 2-7　我国居民膳食能量的 RNI

年龄/岁	体力活动水平/(MJ/d)					
	低强度		中强度		高强度	
	男性	女性	男性	女性	男性	女性
0～			0.38	0.38		
0.5～			0.31	0.31		
1～			3.77	3.35		
2～			4.60	4.18		
3～			5.23	4.81		
4～			5.44	5.23		
5～			5.86	5.44		
6～	5.86	5.44	6.69	6.07	7.53	6.90
7～	6.28	5.65	7.11	6.49	7.95	7.32
8～	6.69	6.07	7.74	7.11	8.79	7.95
9～	7.11	6.49	8.16	7.53	9.20	8.37
10～	7.53	6.90	8.58	7.95	9.62	8.79
11～	7.95	7.32	9.20	8.37	10.25	9.41
12～	9.62	8.16	10.88	9.20	12.13	10.25
15～	10.88	8.79	12.34	9.83	13.81	11.09
18～	9.00	7.11	10.67	8.79	12.55	10.25
30～	8.58	7.11	10.46	8.58	12.34	10.04
50～	8.16	6.69	10.04	8.16	11.72	9.62
65～	7.95	6.49	9.62	7.74	—	—
75～	7.53	6.28	9.20	7.32	—	—

(二)能量的食物来源

根据我国居民的膳食特点和饮食习惯，65 岁以下成人膳食中碳水化合物、脂肪和蛋白质所提供的能量应分别为总能量的 50%～65%、20%～30%及 10%～20%。婴幼儿的食物以液态为主，并且为满足其快速生长的能量需要，膳食中脂肪的供能比例相应较高；4 岁以后，脂肪的供能比例与成人相同，不宜超过总能量的 30%。依据不同食物所蕴含能量的不同，中国营养学会在 2022 年制定了“中国居民平衡膳食宝塔”。

思考练习

一、判断题

1. 过冷或过热的环境可导致基础代谢水平下降。（　　）
2. 食物能值等同于生理能值。（　　）
3. 不同级别活动强度的个体所需的能量不同。（　　）
4. 蛋白质是机体的主要供能物质。（　　）
5. 碳水化合物的消化率最高。（　　）

二、选择题

1. 蛋白质在体内的消化率为（　　）。
   A. 95%　　B. 92%　　C. 85%　　D. 90%
2. 正常成人的食物的热效应约占机体总能量消耗的（　　）。
   A. 5%　　B. 10%　　C. 8%　　D. 15%
3. 机体内的主要储能营养素是（　　）。
   A. 碳水化合物　　B. 蛋白质　　C. 脂肪　　D. 维生素
4. 机体最主要的供能营养素是（　　）。
   A. 碳水化合物　　B. 蛋白质
   C. 脂肪　　D. 维生素
5. 一个单位的脂肪分解所产生的能量系数约为同等质量碳水化合物的（　　）。
   A. 8 倍　　B. 6 倍
   C. 4 倍　　D. 2 倍

三、填空题

1. 国际通用的能量单位是焦耳、____________和兆焦耳。
2. 人体的能量消耗主要用于机体的____________、体力活动和____________食物的特殊动力作用 3 方面。
3. 食物中的三大产能营养素分别是碳水化合物、蛋白质和____________。
4. 在三大产能营养素中，在机体内可被完全分解成水和二氧化碳的是____________和____________。
5. 1 cal 等于____________ J。

四、思考题

1. 影响基础代谢率的因素有哪些？
2. 请叙述产能营养素的概念、食物中三大产能营养素的成员及其能量特点。

扫码查看答案

实训　大学生均衡营养食谱设计

一、实训目的

适合某大学生的能量、三大产能营养素摄入量及推荐食物设计。

二、实训要求

先将班级分为4～5个小组，每组任命1名小组长。每组选择1名同学，根据其性别、年龄、体重、活动等因素，计算其一日所需的能量和三大产能营养素的摄入量，并推荐相应的食物，设计食谱，最后解释原因。

三、实训步骤

1. 实训项目结构

实训项目结构见表2-8。

表2-8　实训项目结构

项目名称	内容
任务名称	
任务目的	
组长姓名	
成员姓名	
任务分配	
时间安排	
实训地点	
工具和材料	
具体实施步骤（可添加）	

2. 结果

（1）营养目标见表2-9。

表2-9　营养目标

能量/(kJ/d)	每100 g碳水化合物	每100 g蛋白质	每100 g脂肪

（2）食物目标见表2-10。

表 2-10　食物目标

餐次	主食	副食
早餐		
午餐		
晚餐		

3. 结论

____

____

____

4. 评分

评分见表 2-11。

表 2-11　评分　　分

评分项目		自我评分	组内评分	教师评分
素质考评（40）	工作纪律（20）			
	团队合作（20）			
实操考评（60）	贡献度（5）			
	工具使用（10）			
	任务方案（15）			
	实施过程（15）			
	结果（15）			
总分（100）				

资源拓展

短肠综合征患者的营养补充

短肠综合征（short-bowel syndrome，SBS）是指在临床上，由于各种原因使大面积的小肠被切除后导致的小肠吸收面积极度减少，残留的功能性肠管部不足以维持患者营养需要的吸收不良综合征。

多种原因可导致成人及儿童患短肠综合征。对于成人，肠系膜相关疾病及急性肠扭转导致大范围小肠坏死切除是最常见的病因；对于儿童，先天性小肠闭锁、中肠旋转不良导致的小肠异位固定或异常扭转是主要病因。

由于小肠被大段切除，肠腔内负责食物吸收的肠黏膜的表面积大大减少，食物在肠道中的停留时间也变短，从而导致患者营养物质吸收不良，出现严重的体重减轻、腹泻、多种维生素缺乏症、进行性肌营养不良和水及电解质代谢紊乱等临床症状。

对于该类患者，在急性反应期，以完全静脉营养进行维持；待肠功能初步恢复，进入功能代偿期后，尽早恢复经口营养。在此时期，根据食物进入消化道后的消化吸收特点，早期一般以单纯葡萄糖液和盐溶液试食；随后利用无蛋白、无脂肪的流食作为过渡，最终进食高蛋白、高糖、低脂肪的少渣软食，并遵循少量多餐、浓度由稀到稠、进食速度由慢到快的原则。恢复到适应期后，应定期监测血浆维生素、矿物质及微量元素的浓度，并及时进行补充。

“双创”小课堂

低能量食物的研究与开发

一、项目背景

随着人们生活水平的提高和生活方式的变化，现代社会中越来越多的人处于久坐、缺乏运动的状态，导致肥胖、代谢性疾病等健康问题越发严重。因此，研究开发低能量食物已成为当前社会关注的热点之一。低能量食物可以帮助人们控制能量摄入，减少肥胖和相关疾病的发生，符合人们追求健康生活方式的需求。

二、项目目的

研究开发低能量食物，为消费者提供更加健康、营养均衡的食物选择，促进健康生活方式的推广和普及。通过创新技术和产品，满足消费者对低能量、高营养价值食物的需求，帮助人们维持健康体重、改善生活质量。

三、主要思路及步骤

(1)成分选择：选择低能量、高营养价值的原料作为主要成分，如低碳水化合物、低脂肪、高纤维素的食材，可以降低产品的能量含量。

(2)储藏和处理技术：研发适合低能量食物的储藏和处理技术，以确保产品的稳定性和保鲜期；减少添加剂的使用，以保持产品的天然品质。

(3)营养配比：根据营养学原理，确定适合不同人群需求的营养配比，确保产品在降低能量的同时仍能满足人体所需的各种营养素。

(4)烹饪工艺：优化产品的烹饪工艺，如蒸、烤、炖等方式，减少食物中的油脂和能量，提高产品的健康性。

(5)口感改进：通过调整配方和工艺，提升低能量食物的口感和风味，使产品更容易被消费者接受。

(6)申请专利:对研究开发的关键技术和产品进行专利申请,保护知识产权,确保项目的技术优势和市场竞争力。

(7)与机构合作:与食品科研机构或大学实验室合作,利用其先进设备和专业知识,加速产品研发和技术创新过程。

(8)持续改进:不断进行产品风味和营养成分的改进,根据市场反馈和消费者需求调整技术路线,保持产品的竞争力和市场占有率。

“思政”小课堂

《“健康中国2030”规划纲要》与食品专业人才培养

《“健康中国2030”规划纲要》要求把健康摆在优先发展的战略地位,立足国情,将促进健康的理念融入公共政策制定实施的全过程,加快形成有利于健康的生活方式、生态环境和经济社会发展模式,实现健康与经济社会良性协调发展。

《“健康中国2030”规划纲要》指出,把握健康领域发展规律,坚持预防为主、防治结合、中西医并重,转变服务模式,构建整合型医疗卫生服务体系,推动健康服务从规模扩张的粗放型发展转变到质量效益提升的绿色集约式发展,推动中医药和西医药相互补充、协调发展,提升健康服务水平。

《“健康中国2030”规划纲要》是推进健康中国建设的宏伟蓝图和行动纲领,旨在全面提升人民健康水平。食品专业人才的培养与这一规划密切相关,因为食品安全和营养健康是健康的重要基石。食品专业人才在食品安全监管、营养指导、食品研发等方面发挥着重要作用,直接影响着人们的健康水平。

首先,食品专业人才在保障食品安全方面发挥着关键作用。他们通过严格的质量控制和监管工作,确保食品生产过程符合相关标准,避免食品安全问题对公众健康造成危害。在《“健康中国2030”规划纲要》中提出了加强食品安全监管的措施,食品专业人才的培养将为此提供坚实支撑。

其次,食品专业人才在营养健康领域也扮演着重要角色。随着人们健康意识的增强,人们对营养均衡的需求日益增长。食品专业人才在食品营养价值的研究和评估中发挥着重要作用,指导人们合理膳食,培养健康的饮食习惯。这与《“健康中国2030”规划纲要》中提出的倡导健康生活方式的目标相一致。

总的来说,食品专业人才的培养与《“健康中国2030”规划纲要》的实施息息相关。通过加强食品专业人才的培养,提升其综合素质和专业能力,可以有效支持健康中国的建设,推动实现国民健康的宏伟目标。这种结合将促进食品行业的良性发展,为实现全民健康做出更大的贡献。

项目三
营养素

【案例导入】

在临床营养学上，营养素的重要性无处不在。最近，一位名叫小芳的女性患者来医院就诊。小芳是一名刚参加实习工作的大学生，她一直感到疲倦、头晕和精神萎靡。经过详细询问和身体检查，医护人员发现小芳患有贫血，体内缺乏大量的铁、维生素 B_{12} 和叶酸。通过分析她的饮食记录发现，小芳每日只食用速食食品和方便食品，几乎不摄入新鲜水果和蔬菜。这种不均衡的饮食习惯导致了营养素的严重缺乏，进而导致了贫血等健康问题。

小芳的案例引发了医护人员对营养素的深入思考。作为一名刚开始实习的大学生，小芳在工作压力和忙碌的生活节奏下，忽视了健康饮食的重要性。营养素是人体正常生长和发育所必需的营养物质，缺乏某些营养素会导致各种健康问题。通过适当的饮食补充，可以帮助小芳恢复健康，并改善她的贫血症状。

这个案例提醒现代年轻人在追求事业发展的道路上，健康饮食同样至关重要。合理均衡的饮食结构是维持身体健康和保持精力充沛的基础，应当被高度重视。通过科学的饮食习惯，年轻人能够更好地应对工作压力和忙碌的生活。让我们一起深入了解营养素的重要性，以及如何通过正确的饮食管理来提升自身的健康水平。

营养素包括碳水化合物、蛋白质、脂类、矿物质和维生素 5 大类。按人体需要量的多少，可以将上述营养素分为微量营养素和宏量营养素。其中，微量营养素包含矿物质（包括常量元素和微量元素）和维生素（包括脂溶性维生素和水溶性维生素）；宏量营养素包括食品中的碳水化合物、脂类和蛋白质。

碳水化合物、蛋白质和脂肪是人体的产能营养素，人体一切生命活动所需要的能量都来自上述 3 类物质产生的能量，且三者在总能量供给中应有一个恰当的比例。

根据我国居民的饮食特点，成人碳水化合物供给的能量以占总能量的 50%～65%、脂肪占 20%～30%、蛋白质占 10%～20%为宜。上述比例可以根据人群的年龄、性别、职业特点、疾病状况和外界环境条件等因素做出适当调整。相同质量的蛋白质、脂肪和碳水化合物所提供的能量是有差异的，其中 1 g 蛋白质或碳水化合物都可以提供约 4 kcal 的能量，而 1 g 脂肪可以提供约 9 kcal 的能量。

维生素是维持人体生命活动所必需的一类微量低分子有机化合物的总称，一般分为脂溶性维生素和水溶性维生素。其中，水溶性维生素包括 B 族维生素和维生素 C；脂溶性维生素包括维生素 A、维生素 D、维生素 E 和维生素 K。

矿物质是指维持人体正常生理功能所必需的无机化学元素，根据人体需要量的多少可分为微量元素和常量元素。微量元素又称痕量元素，包括铜、铁、碘、锌、铬、钼、钴、硒、锰、硅、硼、钒、镍、氟、铅、镉、汞、砷、铝、锂、锡等；常量元素包括钙、磷、镁、钾、钠、硫、氯 7 种元素。

任务一　碳水化合物

◈ **知识目标：**

1. 了解碳水化合物在食品加工中的变化；
2. 熟悉碳水化合物的食物来源、缺乏和摄入过量的危害；
3. 掌握碳水化合物的定义、分类和生理功能。

◈ **技能目标：**

1. 能够识别不同种类碳水化合物的生理功能和特点，了解其在饮食中的重要性；
2. 能够根据自身的需求和特点，摄入合理的碳水化合物，促进身体健康。

◈ **素质目标：**

1. 树立营养与健康意识；
2. 提高营养与健康科学素养；
3. 培养家国意识和爱国情操。

一、碳水化合物的定义

碳水化合物是最早被发现的营养素之一，广泛存在于动植物中。碳水化合物是由碳、氢、氧 3 种元素构成的一大类化合物，因分子式中氢和氧的比例为 2∶1，恰好与水的氢、氧比例相同而得名。

人体总能量的 50％～65％来自食物中的碳水化合物，碳水化合物是人类膳食能量最重要、最经济的来源。中国以淀粉类食物为主食，主要包括大米、小麦、玉米、小米等谷类及豆类、根茎类食物。

二、碳水化合物的分类

按分子结构和性质，通常将碳水化合物分为单糖、双糖、低聚糖和多糖，此外也包括糖的衍生物——糖醇类物质。

（一）单糖

单糖是分子结构最简单、不能再水解成更小分子的糖，含 3～6 个碳原子，多为结晶体，一般无色，有甜味，易溶于水，难溶于酒精，可以不经消化直接进入血液和淋巴，被机体吸收。

单糖主要包括葡萄糖、果糖和半乳糖。

1. 葡萄糖

葡萄糖是最重要的一种单糖，是被机体吸收利用最快、最好的单糖。人体摄入的碳水化合物大多要转化成葡萄糖后才会被吸收。

葡萄糖存在于各种植物中。葡萄糖是细胞产生能量的主要碳水化合物，而且是中枢神经系统、肺部组织和红细胞组织等的唯一能源物质。血液中的葡萄糖即血糖浓度的稳定，对高血糖、糖尿病、心脑血管疾病等诸多慢性病有极其重要的生理意义，需给予特别重视。

2. 果糖

果糖是甜度最高的糖，其甜度是蔗糖的 1 倍以上。果糖主要存在于水果和蜂蜜当中。果糖是重要的甜味物质，被广泛应用于食品工业中。

3. 半乳糖

半乳糖是由乳糖分解而来的，是神经组织的重要成分，不单独存在。

(二)双糖

双糖是由两个单糖脱去一分子的水缩合而成的化合物，水解后可生成两分子单糖。双糖多为结晶体，味甜，溶于水，难溶于酒精，不能直接被人体吸收，需要在体内水解成单糖后才能被吸收。

双糖主要包括乳糖、蔗糖和麦芽糖。

1. 乳糖

乳糖是由一分子葡萄糖和一分子半乳糖缩合而成。乳糖是婴儿最主要的碳水化合物。乳糖对于胃肠道中的微生物菌群有重要的生理意义，会影响人体的消化吸收功能，并能促进钙的吸收。乳糖一般只存在于哺乳动物的乳汁中。

2. 蔗糖

蔗糖是由一分子葡萄糖和一分子果糖缩合而成。蔗糖和单糖中的果糖一样，是重要的甜味剂，在食品加工业中占有重要地位。蔗糖的甜度仅次于果糖。人们日常食用的白糖、红糖和冰糖都是蔗糖。纯净的蔗糖是白色晶体，当加热温度超过 200 ℃时会变成焦糖，产生颜色变化。在餐饮烹调和食品加工工艺中，常会利用蔗糖的这一特点为食物着色。蔗糖是植物界中分布最广泛的双糖，在甘蔗和甜菜中的含量特别丰富。

3. 麦芽糖

麦芽糖是由两分子葡萄糖缩合而成。麦芽糖是无色或微黄色结晶，味甜。麦芽糖在常温下为固体，在水中容易溶解。由于其甜味持久，常被用作甜味剂。麦芽糖被广泛应用于食品加工业，如糕点、饼干、冰激凌、糖果、饮料等。麦芽糖在各类谷类种芽中的含量最多，尤其以麦芽最为突出，故而得名。

(三)低聚糖

低聚糖是由 3～10 个单糖构成的，主要包括棉籽糖、水苏糖等。低聚糖既不易引起蛀牙和龋齿病，也不易引起血糖升高。低聚糖还可以与双歧杆菌发酵产酸，促进胃肠道蠕动，预防便秘。低聚糖一般存在于许多天然的蔬菜和水果中，大多是从植物中提纯出来的。低聚糖在豆类食品中的含量较高，但是在肠道中易产气导致腹胀。

(四)多糖

多糖，顾名思义，是由多个单糖分子组成的，相对分子量大，无甜味，不易溶于水，主要包括淀粉、糖原和膳食纤维。除膳食纤维不易被人体消化吸收外，淀粉和糖原都可以被消化分解为葡萄糖，然后被机体吸收。

1. 淀粉

淀粉是最重要的多糖，无甜味，不溶于冷水，加热吸水后可糊化，是人体能量最主要的来源。淀粉主要存在于植物的根、茎和种子中，在谷类、豆类、薯类中的含量较为丰富。

2. 糖原

糖原也被称作动物淀粉，是人体储备能量的来源之一。糖原溶于水，存在于肝脏（肝糖原）和肌肉（肌糖原）中。当体内缺糖时，糖原会被分解成葡萄糖进入血液，以满足机体需要；当体内的糖过剩时，葡萄糖以糖原的形式贮存于肝脏和肌肉中。糖原储备的能量较少，不能满足人体一天的能量需要。因此，人体需要每日进食碳水化合物类食物。

3. 膳食纤维

膳食纤维是植物性食物中不能被机体消化吸收的一类大分子多糖化合物的总称，包括纤维素、半纤维素、木质素和果胶等。这类物质不能供给能量，但具有非常重要的生理作用。膳食纤维可促进肠道蠕动，减少肠黏膜与肠道内容物的接触时间，起到润肠通便的作用；膳食纤维还可以减少肠道中某些致癌物的产生，在一定程度上预防胆结石、冠状动脉硬化和肠癌的发生。膳食纤维主要来源于水果、蔬菜、全谷类食物、豆类和豆制品、坚果和种子、海藻类食物和燕麦类食物等。

三、碳水化合物的生理功能

（一）供给和储存能量

1. 供给能量

为机体提供能量是碳水化合物最突出的生理功能。碳水化合物是人类获取能量的最经济、最主要的来源。人体每日所需能量的50%～65%来源于碳水化合物。碳水化合物在体内主要以葡萄糖的形式被吸收，并迅速氧化，以为机体提供能量，氧化的最终产物为二氧化碳和水。1 g 葡萄糖彻底氧化可产生约16.74 kJ(4 kcal)的能量。肺部组织和中枢神经系统只能利用碳水化合物来供能。

2. 储存能量

碳水化合物中的糖原还是能量的储存场所，这便于把多余的糖以糖原的形式储存起来，以供机体缺糖时使用。

（二）构成机体

碳水化合物是构成机体的重要组成成分，并参与细胞的许多生命活动。

所有神经组织和细胞都含有碳水化合物，如糖和蛋白质结合生成的糖蛋白构成人和动物体中结缔组织的胶原蛋白、黏膜组织的黏蛋白、血浆中的转铁蛋白和免疫球蛋白等；再如，糖和脂肪形成的糖脂是细胞膜和神经组织的重要组成成分，核糖和脱氧核糖是构成核酸的重要组成成分。

（三）节约蛋白质和抗生酮作用

1. 节约蛋白质

当摄入的碳水化合物不足时，机体为了满足自身能量的需要，将动用体内的蛋白质提供能量，这样会使机体蛋白质受到损失，影响机体健康；相反，当摄入的碳水化合物充足时，机体先利用碳水化合物供给能量，这样就减少了蛋白质作为能量的消耗，使蛋白质被用于最合适的地方。这就是碳水化合物节约蛋白质的作用。

2. 抗生酮作用

在正常情况下，血中酮体的含量很少，但当碳水化合物缺乏（如饥饿、禁食）或糖代谢障碍（如糖尿病）时，脂肪动员加强，脂肪酸氧化增多，再加上糖代谢和丙酮酸量减少，导致与乙酰辅酶A缩合形成柠檬酸的草酰乙酸量减少，从而酮体（如丙酮、乙酰乙酸、β-羟丁酸等）生成过多，过多的酮体将随血液循环运至肝外组织被氧化利用。肝外组织氧化酮体是有一定限度的，当血中酮体过高，超过肝外组织利用酮体的能力时，则血中酮体将堆积，尿中出现大量酮体，呈现酮症。因酮体中乙酰乙酸及β-羟丁酸都是酸性相对强的有机酸，如果在体内堆积过多可引起代谢性酸中毒。如果碳水化合物摄入充足，可避免产生酮症酸中毒，这就是碳水化合物的抗生酮作用。

（四）血糖调节作用

不同碳水化合物的种类、数量、在体内的消化吸收速率和利用率是不同的，会产生不同的血糖反应。例如，淀粉可以较快地被机体吸收，较快升高血糖水平；一些抗性淀粉、寡糖或其他形式的膳食纤维则不能显著地升高血糖。因此，在对糖尿病患者进行膳食指导时，合理使用碳水化合物的种类和数量具有重要的实际指导意义。

（五）解毒护肝作用

碳水化合物有解毒作用，机体肝糖原对某些细菌毒素和化学毒物，如四氯化碳、酒精、砷等，有很强的抵抗能力。因此，充足的肝糖原能保护和加强肝脏功能。

（六）提供膳食纤维

植物性食物中的碳水化合物可以为机体提供膳食纤维，膳食纤维具有很多重要的生理作用，尤其在润肠通便、预防胃肠疾病方面表现突出。

（七）提供生物活性多糖

碳水化合物可为机体提供生物活性多糖。生物活性多糖是一类品种繁多、生理功能多样的高分子碳水化合物聚合体，主要具有提高机体免疫力、抗肿瘤、抗衰老、抗疲劳等作用。例如，细菌荚膜上的多糖具有抗原性，肝脏、肠黏膜组织中的肝素具有对血液的抗凝作用等。多糖的生物活性作用已被广泛地应用于临床医学，被开发成口服液、发酵液、精粉等。此外，碳水化合物还是食品加工业中糖果、糕点的重要原料和辅助材料。

四、碳水化合物的食物来源和膳食参考摄入量

（一）碳水化合物的食物来源

碳水化合物主要来源于植物性食物，如谷类、薯类、根茎类等食物中碳水化合物的含量都很丰富，特别是谷类（如大米、小米、面粉、玉米等）中的淀粉占60%～80%。在动物性食物中，只有肝脏中含有糖原，乳汁中含有乳糖。

（二）碳水化合物的膳食参考摄入量

膳食中碳水化合物的供给量主要与饮食习惯、生活条件等因素有关，西方国家膳食中碳水

化合物所提供的能量占一日能量的50%～55%，我国占一日能量的50%～65%。一般来说，当膳食组成中蛋白质、脂肪的含量高时，碳水化合物的含量可以低些，反之则应高些。

五、碳水化合物缺乏和摄入过量的危害

（一）碳水化合物缺乏的危害

碳水化合物是人体主要的能量来源，摄入不足会导致能量不足，引起体力下降，易疲劳、消瘦；碳水化合物是血糖的主要来源，摄入不足会导致血糖过低，表现为头晕、乏力、注意力不集中等症状；碳水化合物是膳食中的重要营养素，摄入不足会导致饮食营养不均衡，影响身体健康。

碳水化合物摄入不足会使蛋白质用于能量代谢，同时对脂肪代谢也不利，使脂肪氧化不完全，产生一定数量的酮体。酮体聚集引起血液酸度偏高，导致酮症，表现为疲乏、恶心、呕吐等，严重者可导致昏迷。长期碳水化合物摄入不足会造成生长发育迟缓，体重偏轻，容易疲劳、头晕等。

如果谷类食物摄入不足，会造成B族维生素的缺乏；如果膳食纤维缺乏，会引起胃肠道构造的损害和功能障碍，增加如溃疡性结肠炎、肥胖、糖尿病、高脂血症、动脉硬化及癌症等疾病的发病风险。

（二）碳水化合物摄入过量的危害

碳水化合物摄入过量会导致能量摄入超标，易引发肥胖问题；摄入过多简单的碳水化合物会引起血糖的快速上升和下降，导致血糖波动，刺激人体内胰岛素水平升高，促使血管紧张度增加；糖的摄入过量还容易引起龋齿和牙周病的发生。

六、碳水化合物在食品加工中的变化

（一）淀粉的水解

淀粉与水一起加热容易发生水解反应，工业上水解淀粉的方法有酸水解法、酶水解法、酸-酶水解法3种。

酸水解法是利用无机酸为催化剂，使淀粉彻底水解为葡萄糖。酶水解法是利用淀粉酶（α-淀粉酶、β-淀粉酶、葡萄糖淀粉酶）将糊化后的淀粉进行水解。酸-酶水解是酸水解法与酶水解法相结合的一种淀粉水解方法，即先用酸水解法水解淀粉至一定水解度，再用酶进行处理。实际应用时采用哪种方法取决于所需要的最终产物的性质。根据水解程度的不同，工业上利用淀粉水解可生产糊精、淀粉糖浆（饴糖）、麦芽糖浆和葡萄糖等。

（二）淀粉的糊化

当把淀粉与水加热到一定温度（60～80 ℃）时，淀粉颗粒大量吸水膨胀成为半透明的黏稠性糊状溶液的过程称为淀粉的糊化。例如馒头、米饭的蒸煮即是淀粉的糊化过程。糊化后的淀粉称为α-淀粉，由于多糖分子吸水膨胀以及氢键断裂，使之容易被淀粉酶水解，易于消化。未糊化的淀粉称为β-淀粉，又称生淀粉，较难消化。

（三）淀粉的老化

经过糊化的α-淀粉在室温或低于室温的条件缓慢冷却后可生成难以消化的β-淀粉，这

种现象称为淀粉的老化，俗称“淀粉的返生”。例如，日常生活中凉的馒头、米饭在放置一段时间后会变得硬和干缩，凉粉变得硬而不透明，年糕等糯米制品的黏糯性变差，这些都是淀粉的老化所致。

老化后的淀粉失去与水的亲和力，并且难以被淀粉酶水解，因而也不易被人体消化吸收。淀粉的老化与淀粉的组成密切相关，含直链淀粉多的淀粉易老化，不易糊化；含支链淀粉多的淀粉易糊化，不易老化。

在食品工业中，将刚刚糊化的淀粉骤冷脱水，或在 80 ℃以上迅速脱水，并使其水分含量低于 10%，可制作方便面、方便粥。这种食品在复水贮存时不会发生老化现象。利用淀粉加热糊化、冷却又老化的原理，可制作粉丝、粉皮、龙虾片等食品。

(四)羰氨反应

羰氨反应也称美拉德反应，它是碳水化合物在加热和(或)长期贮存时，还原糖和氨基化合物发生的褐变反应。经过一系列变化生成的褐色聚合物称为类黑色素，它在消化道中不能被水解，因此无营养价值。羰氨反应往往伴随食品色泽、风味的变化，与食品的贮存、加工、制造有密切的关系。

(五)焦糖化反应

焦糖化反应是指碳水化合物在没有氨基化合物存在的情况下被加热到其熔点以上时，会生成黑褐色的物质(焦糖色或酱色)。焦糖化反应还会产生一些裂解产物(挥发性的醛、酮等)。焦糖化反应通常在烹饪食品、制作糖果、烘焙等过程中发挥作用，可以改善食品的色泽、口感和风味。

思考练习

一、判断题

1. 当碳水化合物摄入不足时，可避免产生酮症酸中毒，这就是碳水化合物的抗生酮作用。 (　　)
2. 在动物性食物中，只有肝脏中含有糖原，乳汁中只含有乳糖。 (　　)
3. 我国饮食中碳水化合物所提供的能量占一日能量的 50%～65%。 (　　)
4. 老化后的淀粉失去与水的亲和力，并且难以被淀粉酶水解，因而也不易被人体消化吸收。 (　　)
5. 焦糖化反应是指碳水化合物在加热和(或)长期贮存时，还原糖和氨基化合物发生的褐变反应。 (　　)

二、选择题

1. 下列可直接被人体吸收的单糖是(　　)。
   A. 糖原　B. 蔗糖　C. 葡萄糖　D. 纤维素
2. 正常情况下，大脑所需能量的主要来源是(　　)。
   A. 果糖　B. 葡萄糖　C. 酮体　D. 乳酸
3. 下列不被人体吸收，但对人体具有重要生理意义的是(　　)。
   A. 葡萄糖　B. 膳食纤维　C. 麦芽糖　D. 乳糖

4. 碳水化合物的保肝解毒作用是通过(　　)与有毒物质结合,将有毒物质排出体外。

A. 葡萄糖　　B. 糖原　　C. 葡萄糖醛酸　　D. 脂肪

5. 中枢神经系统只能靠(　　)供能,因此该物质对维持组织神经功能具有重要的作用。

A. 蛋白质　　B. 碳水化合物　　C. 脂肪　　D. 酒精

三、填空题

1. 节约蛋白质作用是指膳食中一定要有足够的____________供给,以最大限度地把氨基酸用于合成蛋白质,减少蛋白质作为能量的消耗。

2. 糖类在没有氨基化合物存在的情况下被加热到其熔点以上时,会生成黑褐色的物质,这种作用称为____________。

3. 碳水化合物的____________是指当机体摄入碳水化合物充足时,机体先利用碳水化合物供给能量,这样就减少了蛋白质作为能量的消耗,使蛋白质被用于最合适的地方。

4. 谷类食物摄入不足容易造成____________维生素的缺乏。

四、思考题

简述碳水化合物的生理功能。

扫码查看答案

任务二　蛋白质

◈ **知识目标:**

1. 了解蛋白质在食品加工中的变化;
2. 熟悉蛋白质的食物来源、缺乏和摄入过量的危害;
3. 掌握蛋白质和氨基酸的定义、分类和蛋白质的生理功能。

◈ **技能目标:**

1. 能够识别不同种类蛋白质的生理功能和特点,了解其在饮食中的重要性;
2. 能够根据自身的需求和特点,摄入不同种类和数量的蛋白质,促进身体健康。

◈ **素质目标:**

1. 提高营养与健康科学素养;
2. 培养辨证思维能力,能够运用科学方法探究营养素的奥秘;
3. 培养健康饮食观念,懂得营养均衡的重要性。

一、蛋白质和氨基酸的定义

(一)蛋白质的定义

蛋白质是组成人体的重要成分之一。蛋白质是由 20 余种氨基酸按不同比例、不同顺序,互相之间通过酰胺键(肽键)相连并具有一定空间结构的一类高分子化合物。

蛋白质是构成生物体的最基本的结构物质和功能物质,是一切生命的物质基础;蛋白质主要由碳、氢、氧、氮 4 种元素组成,此外还含有硫、磷、铁和铜等元素。

(二)氨基酸的定义

氨基酸是构成蛋白质的基本单位。氨基酸对人体具有重要的作用,主要体现在以下几方面：供给机体营养、调节机体机能、增强机体免疫力、维护心血管功能、改善肝肾功能、减轻放化疗损害、促进激素分泌和促进蛋白质合成。

人体蛋白质及各种食物蛋白质在必需氨基酸的种类、含量及比例上存在差异，在营养学上用氨基酸模式来反映这种差异。

氨基酸模式是指蛋白质中各种必需氨基酸的构成比例。膳食蛋白质中的氨基酸模式越接近人体蛋白质的组成，就越可以满足人体合成蛋白质的需要，越容易被人体利用，其营养价值也就越高。因此，当必需氨基酸供给不足或不平衡时，蛋白质合成会受到影响。氨基酸模式的计算方法是将该种蛋白质中的色氨酸含量定为 1，分别计算出其他必需氨基酸的相应比值，这一系列的比值就是该种蛋白质的氨基酸模式。

在被吸收到人体内的必需氨基酸中，能够限制其他氨基酸利用程度的氨基酸被称为限制氨基酸。换句话说，食物蛋白质因某种必需氨基酸的含量不足或缺乏，限制了该食物蛋白质在人体内的利用，这种氨基酸被称为限制氨基酸。以不足的程度排列，分别将必需氨基酸称为第一、第二和第三限制氨基酸。如粮谷类蛋白质的第一限制氨基酸是赖氨酸，第二限制氨基酸为蛋氨酸，第三限制氨基酸为色氨酸。将几种食物（如谷类和肉类或谷类和大豆）混合食用，使其中某些必需氨基酸的缺陷得以互补，以提高食物蛋白质营养价值的作用称为蛋白质的互补作用。

发挥蛋白质的互补作用应遵循 3 个原则：

（1）所搭配食物的种类越多越好；

（2）所搭配食物的种属越远越好；

（3）所搭配食物的食用时间越近越好，最好同时食用。

二、蛋白质和氨基酸的分类

（一）蛋白质的分类

蛋白质按化学组成成分分为单纯蛋白质和结合蛋白质，按性状分为球形蛋白质和纤维状蛋白质等。在营养学上，一般根据蛋白质所含必需氨基酸的种类、数量及比例分为完全蛋白质、半完全蛋白质和不完全蛋白质。这种划分比较粗略，仅具有相对意义。一般来说，动物性食物中的蛋白质多是完全蛋白质。因此，动物性食物中蛋白质的营养价值高于植物性食物中蛋白质的营养价值。

需要特别指出的是，大豆中的蛋白质也是优质蛋白质，且其蛋白质含量远远高于一般肉类，只是在豆类烹调和加工过程中要去除一些抑制蛋白质吸收的物质，如胰蛋白酶抑制剂。

（二）氨基酸的分类

自然界中的氨基酸有 300 多种，但构成人体蛋白质的氨基酸只有 20 多种，一般分为必需氨基酸、非必需氨基酸和条件必需氨基酸。

1. 必需氨基酸

必需氨基酸是指人体需要，但在体内不能合成或合成的数量不能满足人体的需要而必须由食物供给的氨基酸。对成人来说，必需氨基酸有 8 种：苯丙氨酸、蛋氨酸、赖氨酸、苏氨酸、色氨酸、亮氨酸、异亮氨酸和缬氨酸；对婴幼儿来说，必需氨基酸除上述 8 种外，还有组氨酸，共 9 种。

2. 非必需氨基酸

非必需氨基酸也是人体需要的，但人体能利用其他氮源合成，不一定要由食物供给。非必需氨基酸通常有甘氨酸、丙氨酸、丝氨酸、谷氨酸、半胱氨酸、天冬氨酸、天冬酰胺、酪氨酸、精氨酸、脯氨酸和谷氨酰胺。

3. 条件必需氨基酸

当非必需氨基酸充足时，可减少必需氨基酸转变成非必需氨基酸的消耗。某些氨基酸在正常情况下能够在体内合成为非必需氨基酸，但在特定条件下，由于合成能力有限或需要量增加，不能满足机体需要，必须从食物中获取，这些氨基酸就会变成必需氨基酸，这类氨基酸被称作条件必需氨基酸。例如，谷氨酰胺在正常情况下是非必需氨基酸，但在创伤或患病期间却是必需氨基酸；精氨酸在正常情况下也是非必需氨基酸，但当肠道代谢功能出现异常时，也被视为必需氨基酸；另外，半胱氨酸和酪氨酸在体内分别由蛋氨酸和苯丙氨酸转变而来，当膳食中的蛋氨酸和苯丙氨酸供给不足时，半胱氨酸和酪氨酸就成为必需氨基酸，也必须由食物中获取。

三、蛋白质的生理功能

（一）构成机体

蛋白质是构成人体组织和细胞的重要成分，是生命的存在形式。人体的所有组织和器官都以蛋白质为基础，如人体的肌肉组织和心、肝、肾等器官均含有大量的蛋白质，骨骼、牙齿中含有大量的胶原蛋白，指甲、趾甲中含有角蛋白，细胞从细胞膜到细胞内的各种结构中均含有大量的蛋白质。

（二）供给能量

1 g 蛋白质为机体提供约 16.81 kJ(4 kcal)的能量。人体每日所需的能量有 10%～20% 来自蛋白质。

（三）构成体内各种重要的生理活性物质，调节生理功能

蛋白质作为酶对机体的新陈代谢起着催化作用，如消化酶；还可以调节机体氧化还原反应的平衡，如过氧化物酶。蛋白质作为激素参与调节人体的生理机能，甚至某些激素本身就是蛋白质或由蛋白质参与构成，如生长激素、胰岛素、甲状腺素等。蛋白质还可以构成抗体，提高人体免疫力，抵御外来微生物及其他有害物质的入侵。细胞膜和血液中的蛋白质担负着各类物质的运输和交换：人体的氧气和二氧化碳是由血液中的血红蛋白负责运输的；细胞代谢过程中的某些物质，如血液中的脂肪、胆固醇、磷脂等，往往是以蛋白质为载体进行运输的。

此外，蛋白质还具有生理调节功能。正常人血浆和组织液之间的营养物质交换是在渗透压的作用下产生的，如果血浆蛋白浓度过低，会导致身体的生理功能紊乱。

（四）为机体提供氮源，维持正氮平衡

蛋白质在体内处于不断合成和分解的动态平衡状态。在正常情况下，成人体内的蛋白质含量相对稳定，约占人体质量的 16.3%。但组织细胞需不断更新，成人体内的全部蛋白质每日约有 3% 会更新。这些体内的蛋白质被分解成氨基酸以后，大部分会重新合成蛋白质（这即为蛋白质的周转），只有少部分被分解成尿素及其他代谢产物排出体外。因此，成人也必须每日摄入足量的蛋白质，以补充被分解并排出的蛋白质，维持其组织的更新。

机体氮平衡有 3 种类型：摄入的氮＝排出的氮，称为氮平衡或氮的零平衡，正常的成人多处于该状态；摄入的氮＞排出的氮，称为正氮平衡，多见于生长发育期的儿童、孕妇及疾病恢复期患者；摄入的氮＜排出的氮，称为负氮平衡，多见于饥饿或消耗性疾病患者。

(五)肽类的特殊生理功能

近年来的研究发现，直接从肠道吸收进入血液的活性肽具有许多重要的生理功能，它们不仅可以作为氨基酸的提供者，还可以促进矿物质的吸收、降血压、清除自由基及参与机体免疫调节等。

(六)活性蛋白质的特殊作用

除上述蛋白质外，机体还存在一些发挥特殊作用的活性蛋白质，如抑制胆固醇的蛋白质、控制食欲的蛋白质 GLP-1 等，还有抗癌、抗冻、抗菌及促进食欲的活性蛋白质等。

四、蛋白质的食物来源和膳食参考摄入量

(一)蛋白质的食物来源

膳食中蛋白质的来源主要有动物性食物和植物性食物。

动物性食物是优质蛋白质的重要来源，如各种肉类、乳类、蛋类、鱼类等。动物性食物的蛋白质含量高、质量好，其中肉类的蛋白质含量为 10%～20%，鱼类为 16%～18%，蛋类为 11%～14%。乳类(牛乳)中一般含蛋白质 3.0%～3.5%，是婴幼儿蛋白质较好的来源。

一般来说，植物性食物不如动物性食物中的蛋白质含量高，也不如动物性食物中的蛋白质质量好。特别需要指出的是，豆类中含有丰富的优质蛋白质，其蛋白质含量为 35%～40%，氨基酸组成也比较合理，在体内的利用率较高，是植物性食物中优质蛋白质的良好来源。另外，花生、核桃等坚果中的蛋白质含量也很高，为 15%～30%。蔬菜、水果等食物中的蛋白质含量很低，一般忽略不计。

(二)膳食蛋白质的膳食参考摄入量

我国居民每日膳食中蛋白质的摄入量以每千克体重计，成人以摄入蛋白质 0.8 g/(kg・d)为宜。我国以植物性食物为主，植物性食物中蛋白质的消化率较低，参考摄入量按 1.0～1.2 g/(kg・d)计算。一般情况下，蛋白质提供的能量应占成人所需总能量的 10%～20%，蛋白质供能占比与年龄、性别、体力活动水平、工作环境、患病情况等多种因素相关。

五、蛋白质缺乏和摄入过量的危害

正常情况下，人体内蛋白质的含量处于动态平衡状态，人体摄入蛋白质不足或过量都会影响健康。

(一)蛋白质缺乏的危害

蛋白质缺乏在成人和儿童中都有发生，但处于生长阶段的儿童更为敏感。

1. 以消瘦为特征的混合型蛋白质-能量缺乏

以消瘦为特征的混合型蛋白质-能量缺乏具体是指蛋白质和能量摄入均严重不足的营养缺乏病，主要的临床表现为体重下降、消瘦、血浆蛋白和免疫力下降、贫血等。

2. 以浮肿为特征的蛋白质缺乏

以浮肿为特征的蛋白质缺乏具体是指能量摄入基本满足需求，但蛋白质摄入严重不足的

营养缺乏病，主要临床表现为全身水肿、虚弱，表情淡漠，生长滞缓，头发变色、变脆、易脱落，易感染疾病等。

对于以上 2 种营养缺乏病，后者对身体的危害程度更甚于前者。

（二）蛋白质摄入过量的危害

蛋白质摄入过量会产生许多对人体具有毒副作用的代谢物，进而引起营养缺乏、尿酸蓄积，引发多种疾病，如痛风等。过量摄入动物蛋白会加重肾脏的负担，造成含硫氨基酸摄入过多，可加速骨骼中钙质的流失，易产生骨质疏松；另外，动物蛋白的过量摄入一般都伴随动物脂肪和胆固醇的较多摄入，会在一定程度上提高心脏病、动脉硬化、直肠癌、胰腺癌、肾癌及乳腺癌等的患病风险。

六、蛋白质在食品加工中的变化

（一）热处理引起的变化

在目前采用的食品加工方法中，热处理对蛋白质的影响最大。

1. 正面影响

热烫或蒸煮可以使不利于食品保藏的酶失活，相对保存食品中的营养素，还可避免酶促氧化产生不良的色泽和风味。适当的热处理可使蛋白质发生变性，有利于蛋白酶的水解，易于消化吸收，如生鸡蛋的消化率仅为 50%，而熟鸡蛋的消化率几乎为 100%。加热可破坏食品中存在的某些有毒有害物质，如生大豆中的胰蛋白酶抑制剂、植物血凝素等。适当的热处理还会改善食品的感官性状，如对含有蛋白质和碳水化合物的食品进行热加工时，会产生颜色、口感等方面的变化，形成特殊风味。

2. 负面影响

食品经过度加热会改变风味，降低营养价值，原因之一是氨基酸的破坏。蛋白质的热处理对其感官和营养价值的影响因素包括加热温度和持续时间。在食物烹调和食品加工过程中，应尽量避免超高温和长时间加热。

（二）低温处理引起的变化

1. 冷却

将食品的贮藏温度控制在略高于食品冻结的温度时，微生物的繁殖会受到抑制，蛋白质较为稳定，对风味的影响较小。

2. 冷冻

冷冻对食品风味的影响较小，但对蛋白质的品质有较大影响。例如，肉类食品经冷冻及解冻后，组织及细胞膜被破坏，蛋白质变性，因而质地变硬，保水性降低；又如，鱼蛋白非常不稳定，经过冷冻或冷藏后，组织中的肌球蛋白变性，并与肌动球蛋白结合，导致肌肉变硬、持水性降低，同时鱼脂肪中的不饱和脂肪酸含量高，极易发生自动氧化反应。蛋白质在冷冻条件下的变性程度与冷冻速度有关，一般来说，冷冻速度越快，形成的冰晶越小，挤压作用越小，变性程度也就越小。因此，在食品加工中一般都是采用快速冷冻的方法。

（三）碱处理引起的变化

碱处理现已普遍用于蛋白质的浓缩和分离。对食品进行碱处理，尤其与热处理并用，可使许多氨基酸残基发生异构化，即氨基酸的消旋化。它可以部分抑制蛋白质的水解消化作用，还可以使蛋白质分子间或分子内形成交联键，生成新的氨基酸，如赖氨基丙氨酸等，该氨基酸几乎不被人体吸收。碱处理还可引起精氨酸、胱氨酸、色氨酸、丝氨酸和赖氨酸的消旋作用，从而降低其营养价值。

七、蛋白质营养价值的评价

(一)食物中蛋白质的含量

一般食物中含有的蛋白质越多，其营养价值也就越高。蛋类、乳类、鱼类、瘦肉类和大豆类食物的营养价值较高，而其他植物性食物的营养价值较低。各种蛋白质的平均含氮量为16％，一般采用凯氏定氮法测定食物中蛋白质的含量。将测出的食物中的蛋白质的含氮量乘以换算系数6.25，即可得出蛋白质的含量。

(二)蛋白质消化率

食物蛋白质在体内消化率的高低是评价食物营养价值的重要因素之一。蛋白质消化率越高，其营养价值就越高。一般动物蛋白的消化率较高，植物蛋白的消化率较低。蛋白质消化率又称蛋白质真消化率，反映蛋白质在消化道内被分解和吸收的程度，其计算公式如下：

蛋白质消化率＝[摄入氮－(粪氮－粪代谢氮)]/摄入氮×100％

蛋白质消化率除受人体因素影响外，还受食物因素的影响，如食物的属性、抗营养因子的存在、加工的条件及同时摄入的营养素等。如大豆未被加工时，其蛋白质消化率为60％，被加工成豆腐后则提高到90％。

(三)蛋白质生物价

蛋白质生物价(biological value，BV)是指食物中的蛋白质被吸收后，在体内贮留的氮与被吸收的氮的比值。

BV＝贮留氮/吸收氮×100

贮留氮＝吸收氮－(尿氮－尿内源氮)

吸收氮＝摄入氮－(粪氮－粪代谢氮)

(四)蛋白质效率比

蛋白质效率比(protein effiency ratio，PER)是指实验动物在规定的实验条件下每摄取1 g蛋白质时体重增加的量，是测定蛋白质利用率的最早而简易的方法，被广泛地用于评价婴幼儿食品中蛋白质的营养价值。PER计算公式如下：

PER＝实验期内动物体重增加克数/实验期内摄入的蛋白质克数

PER比值大者营养价值高，如全蛋的PER为4.4，大豆的PER为2.4，麦麸的PER为0.4。

(五)蛋白质净利用率

蛋白质净利用率(net protein utilization，NPU)是指机体内氮的贮存量与氮的摄入量之比，理论上可以用蛋白质生物价乘以蛋白质消化率求出。NPU在一定程度上反映了蛋白质实际被利用的程度，是一种常用的评价蛋白质营养价值的指标，但对于难消化的蛋白质，其评价结果可能偏低。NPU 的计算公式如下：

$$NPU=蛋白质消化率\times BV$$

思考练习

一、判断题

1. 膳食中蛋白质的来源主要有动物性食物和植物性食物。（　　）
2. 非必需氨基酸是指人体不必需的氨基酸。（　　）
3. 适当的热处理可使蛋白质发生变性，有利于蛋白酶的水解，易于消化吸收。（　　）
4. 人体内蛋白质的含量处于动态平衡状态，人体摄入蛋白质不足或过量都会影响健康。（　　）
5. 植物蛋白的消化率低于动物蛋白，这是因为植物蛋白的含量低。（　　）

二、选择题

1. 婴幼儿和青少年的蛋白质代谢状况应维持（　　）。
   A. 氮平衡　B. 负氮平衡
   C. 排出足够的尿素氮　D. 正氮平衡
2. 除 8 种必需氨基酸外，还有（　　）是婴幼儿不可缺少的氨基酸。
   A. 赖氨酸　B. 组氨酸
   C. 蛋氨酸　D. 苏氨酸
3. 每日机体氮的排出包括以下方面：（　　）。
   A. 粪代谢氮和尿内源氮　B. 皮肤中排出的氮
   C. 毛发及其他途径排出的氮　D. 以上都是
4. 蛋白质的互补作用是指（　　）。
   A. 碳水化合物和蛋白质混合食用，以提高食物生物学价值的作用
   B. 脂肪和蛋白质混合食用，以提高食物生物学价值的作用
   C. 几种营养价值较低的蛋白质混合食用，以提高其生物学价值的作用
   D. 碳水化合物、脂肪、蛋白质及维生素混合食用，以提高食物生物学价值的作用
5. 评价食物蛋白质的质量高低，主要看（　　）。
   A. 蛋白质的含量和蛋白质消化率
   B. 蛋白质消化率和蛋白质生物价
   C. 蛋白质含量、氨基酸含量、蛋白质消化率
   D. 蛋白质含量、蛋白质消化率及蛋白质生物价

三、填空题

1. 对于饥饿或消耗性疾病的患者，蛋白质代谢是处于____________。
2. 蛋白质根据营养价值的高低可分为____________、____________和____________。
3. 评价食物蛋白质营养价值的公式“贮留氮/吸收氮×100%”表示的是____________。
4. 能量摄入基本满足，但蛋白质摄入严重不足的营养缺乏病表现的是以____________为特征的蛋白质缺乏。

5. 一般情况下，蛋白质提供的能量应占成人所需总能量的____________。

四、思考题

蛋白质的互补作用应遵循的原则有哪些？

扫码查看答案

任务三 脂 类

◈ **知识目标：**

1. 了解脂类在食品加工中的变化；
2. 熟悉脂类的食物来源、缺乏和摄入过量的危害；
3. 掌握脂类的定义、分类和生理功能。

◈ **技能目标：**

1. 能够识别不同脂类的生理功能和特点，了解其在饮食中的重要性；
2. 能够根据自身的需求和特点，摄入不同种类和数量的脂类，促进身体健康。

◈ **素质目标：**

1. 培养食品安全意识，认识到健康饮食的重要性；
2. 关注营养素的最新发展，培养创新意识；
3. 树立正确的世界观、人生观和价值观。

一、脂类的定义

脂类主要由碳、氢、氧 3 种元素组成，难溶于水，易溶于有机溶剂。人体脂类总量占体重的 10%～20%，是人体的必需营养素，具有重要的生理功能。

二、脂类的分类

脂类包括脂肪和类脂，脂肪包括固态的脂和液态的油，约占体内脂类总量的 95%；类脂是一类在某些理化性质上与脂肪类似的物质，包括各种磷脂、糖脂和固醇类。

常见的磷脂包括卵磷脂和脑磷脂。卵磷脂主要存在于动物的肝、肾、心、脑以及蛋黄、大豆、花生、核桃中，其中蛋黄含有的卵磷脂最多；脑磷脂主要存在于动物的脑、骨髓和血液中。

固醇类分为胆固醇和类固醇。胆固醇是最重要的固醇类，主要存在于脑、神经组织、肝、肾和蛋黄中；类固醇主要存在于大豆、谷胚和酵母中。

三、脂类的生理功能

（一）构成人体组织

脂类是人体的重要组成成分，广泛存在于生物体内。中性脂肪占体重的 10%～20%，构成人体的脂肪组织，其含量可因人体活动和营养状况而变化，称为动脂，主要存在于人体皮下结缔组织、腹腔大网膜、肠系膜等处。

类脂占总脂量的 1%～5%，是构成细胞膜的基本成分，其含量稳定，不受机体活动和营养状况的影响。一些固醇是制造体内类固醇激素的必需物质，如肾上腺皮质激素、性激素等；磷脂是构成细胞膜、神经髓鞘外膜和神经细胞的主要成分。

(二)提供和储存能量

脂肪非常重要的一个功能是供给能量。1 g 脂肪在体内可产生约 37.7 kJ(9 kcal)的能量，是单位营养素中产能量最高的物质。

人体摄入的过量的碳水化合物、脂肪和蛋白质，会转化为脂肪并储存在体内。脂肪储存和提供能量有两个特点：一是脂肪细胞可以不断地积累脂肪，至今还未发现其吸收脂肪的上限；二是机体不能利用脂肪酸分解的含两个碳的化合物合成葡萄糖，所以脂肪不能直接给脑和神经细胞提供能量。

(三)供给必需脂肪酸

必需脂肪酸是指人体必需但不能合成或合成数量不能满足机体需要而必须从食物中摄取的脂肪酸，主要包括亚油酸、亚麻酸和花生四烯酸，其中亚油酸是最重要的必需脂肪酸。

(四)保温及润滑作用

脂肪的导热性低，贮存在皮下的脂肪可以起到隔热、保温的作用，维持体温的恒定，因此肥胖患者一般冬天相对耐严寒；脂肪在体内对器官有支撑和衬垫作用，是脏器的保护者，可保护内部器官免受外力伤害及减少器官间的摩擦。如腹腔中的大量脂肪在肠胃蠕动中起到润滑作用，甚至皮脂腺分泌的脂肪也会对皮肤起到一定的润滑和护肤作用。

(五)脂溶性维生素的提供者及溶剂

食物脂肪中含有多种脂溶性维生素，如维生素 A、维生素 D 等。奶油、蛋黄油、鱼肝油中含有维生素 A、维生素 D、维生素 K、维生素 E 等；许多植物油，如麦胚油、玉米油、菜籽油、芝麻油等，都含有丰富的维生素 E。膳食中有适量的脂肪有利于脂溶性维生素的吸收，特别是胡萝卜素的吸收。

(六)增加饱腹感，促进食欲

脂肪在胃内消化得较缓，停留时间较长。食物中的脂肪含量越高，胃排空的时间越长。因此，摄入含脂肪高的食物，可增加饱腹感，使人不易感到饥饿；同时脂肪能改变食物的色、香、味、形等感官性状，改善和促进食欲。

四、脂类的食物来源及膳食参考摄入量

(一)脂类的食物来源

动物性脂肪和植物性脂肪都可作为脂类的食物来源。动物性脂肪主要来源于猪肉、牛肉、羊肉及其制品，动物性食物的脂肪含量因部位及体脂含量的多少而有差异。动物的脑、心、肝、肾等富含磷脂，乳脂及蛋黄是婴幼儿脂类的良好来源。植物性食物，如大豆、花生、芝麻等的油脂含量都较丰富，核桃、葵花籽等硬果或果仁中的油脂含量也很高。蔬菜、水果类食物的油脂含量甚少，可以忽略不计。一般来说，动物性脂肪含饱和脂肪酸较多，植物油主要含不饱和脂肪酸。

(二)脂类的膳食参考摄入量

不同地区由于经济发展水平和饮食习惯的差异，脂肪的实际摄入量有很大的差异。我国营养学会建议，成人膳食脂肪供给量不宜超过总能量的 30%。

膳食中脂肪的供给量常因年龄、季节、劳动性质和生活水平而定。如在寒冷的冬季，在野外工作的人或重体力劳动者能量消耗多，就应多吃些油脂；而在炎热的夏天，就应少吃些油脂。此外，患肝胆疾病的人，由于胆汁分泌减少，脂肪不易消化，不宜多吃油脂；患痢疾、急性肠胃炎、腹泻的人，由于胃肠功能紊乱，不宜吃油腻的食物；幼儿、青少年正处于生长发育阶段，活动量大，热能消耗多，适当多食用些油脂则对健康有利。

脂肪的过量摄入会引发肥胖。肥胖不仅是一种疾病，它还可以诱发多种其他的慢性病。因此，在日常饮食中，需要严格把控脂肪的摄入量。

五、脂类缺乏和摄入过量的危害

（一）脂类缺乏的危害

人体脂肪若长期供给不足，会影响大脑的发育，发生营养不良、生长迟缓和各种脂溶性维生素缺乏症；同时，脂肪长期摄入不足会导致必需脂肪酸缺乏，从而引发生长发育停滞、中枢神经系统功能异常、生殖功能丧失、眼及视网膜病变、肾功能衰竭和血小板功能异常等。

（二）脂类摄入过量的危害

膳食中的脂肪总量与血清胆固醇水平及冠心病死亡率呈正相关。膳食脂肪总量过高对冠心病的发生有促进作用，而脂肪的种类会对动脉粥样硬化病变产生较大的影响。近年来的研究发现，脂肪摄入过量会引发肿瘤疾病。在高脂肪摄入的人群中，结肠癌和乳腺癌的发病率及死亡率都较高，动物性脂肪的摄入量与这两种癌症的发病率和死亡率呈正相关。

六、脂类在食品加工中的变化

（一）油脂的酸败

油脂的酸败包括水解酸败和氧化酸败。

1. 水解酸败

水解酸败是指脂肪经过高温加工或在酸、碱、酶的作用下，将甘油和脂肪酸分子进行水解的反应。在甘油和脂肪酸分子分解、裂开的过程中，产生游离脂肪酸，继而产生不良气味，影响食品的感官品质，但对食品脂肪的营养价值没有明显影响。

2. 氧化酸败

氧化酸败是指在常温条件下，当油脂暴露在空气中时，会与氧气发生自动氧化反应，产生令人讨厌的“回生味”，在较大程度上影响食品的感官性状并降低食品的营养价值。在氧化后的油脂中可以检测到许多不挥发的化合物，影响营养素的消化和吸收。

（二）油脂在高温下的化学变化

在高温条件下，脂类的氧化作用和在常温时不同。高温时，不仅氧化反应速率提高，而且还生成各种分解产物，如酮、醛、酸等。金属离子（如 Fe^{2+}）的存在可催化热解反应。发生高温氧化反应后，油脂不仅味道变差，而且营养价值丧失，甚至产生毒性，所以在油炸烹饪时，温度不宜过高，应保持在 150 ℃以下。

另外，油脂经高温（温度≥300 ℃）加热后还会发生聚合反应。油脂的黏度增大，逐渐由稠变成胨直至凝固。油脂聚合可形成多种形式的聚合体，如环状单聚体、二聚体、三聚体、多聚体等。环状单聚体能被机体吸收，所以毒性较强，会引起肝脏损坏；二聚体可使动物生长缓慢，肝脏肿大，生育功能出现障碍；三聚体不易被机体吸收，故无毒。亚麻油最易聚合，大豆油和芝麻油次之，橄榄油和花生油则不易聚合。在油炸烹饪时，要尽量避免高温长时间加热，油炸用油不宜反复使用。

七、脂类的营养价值评价

脂类的营养价值取决于它的消化率、稳定性、必需脂肪酸的种类及含量、脂溶性维生素的种类及含量等。

(一)消化率

脂类的消化率越高，其营养价值就越高。食物油脂的消化率与其熔点有密切的关系。植物性脂肪中含不饱和脂肪酸较多，其熔点较低，消化率较高，如植物油的成分以亚油酸、亚麻酸等多不饱和脂肪酸为主，故其消化率高。动物脂肪中含饱和脂肪酸较多，熔点高，不易被人体消化吸收，如牛、羊脂肪的熔点高于正常体温，在消化道中较难被乳化和消化。

(二)稳定性

脂类的稳定性越高，其营养价值就越高。油脂在空气中长时间放置或受理化因素影响会产生刺鼻臭味，发生变质酸败。变质酸败的油脂不但有异味，而且营养价值降低，因为其中的维生素、脂肪酸被破坏，甚至会产生有毒物质，不宜食用。

(三)必需脂肪酸的种类及含量

脂类必需脂肪酸的含量越高，其营养价值就越高；反之，其营养价值就越低。此外，脂肪酸种类不同，其营养价值也不同。通常植物油中的亚油酸含量高于动物性脂肪，因此，植物油的营养价值高于动物性脂肪。需要指出的是，在动物性食物中，鱼类是一个特例。鱼油中含有丰富的二十碳五烯酸(EPA)和二十二碳六烯酸(DHA)。研究表明，以上 2 种多不饱和脂肪酸有降低血脂的功能。因此，从脂肪质量的角度来说，鱼油的营养价值高于其他畜肉或禽肉脂肪的营养价值。

(四)脂溶性维生素的种类及含量

在脂肪中，脂溶性维生素的种类越丰富，含量越高，其营养价值就越高。例如，鱼肝油中含有较多的维生素 A 和维生素 D，猪油中维生素 A 和维生素 D 的含量很少，所以从脂溶性维生素的种类和含量的角度来讲，鱼肝油的营养价值高于猪油的营养价值。

思考练习

一、判断题

1. 脂类的消化率越高，其营养价值就越高。(　　)

2. 脂肪在胃内消化较缓，停留时间较长；食物中的脂肪含量越多，胃排空的时间越长。因此，摄入含脂肪高的食物，可增加饱腹感。(　　)

3. 一般来说，动物性脂肪含不饱和脂肪酸较多，植物油主要含饱和脂肪酸。(　　)

4. 人体脂肪若长期供给过量，会影响大脑的发育，发生营养不良、生长迟缓和各种脂溶性维生素缺乏症。(　　)

5. 脂类的营养价值取决于它的消化率、稳定性、必需脂肪酸的种类及含量、脂溶性维生素的种类及含量等。 (　　)

二、选择题

1. 膳食中脂肪的供给量会随(　　)而改变。(多选)

A. 年龄　　B. 季节　　C. 劳动性质　　D. 生活水平

2. 油脂在高温下会发生(　　)。(多选)

A. 氧化　　B. 分解　　C. 聚合　　D. 还原

3. 在以下食物中，饱和脂肪酸含量最低的油脂是(　　)。

A. 鱼油　　B. 猪油　　C. 牛油　　D. 羊油

4. 目前确定的最基本的必需脂肪酸是(　　)。

A. 亚油酸、花生四烯酸、α-亚麻酸　　B. 亚油酸、α-亚麻酸

C. 亚油酸、花生四烯酸　　D. α-亚麻酸、花生四烯酸

5. EPA、DHA 的良好食物来源是(　　)。

A. 海水鱼　　B. 花生油　　C. 牛肉　　D. 杏仁等硬果类

三、填空题

1. 脂类包括________和________。

2. 类脂是一类在某些理化性质上与脂肪类似的物质，包括各种________、________和________。

3. 油脂的________是指在常温条件下，油脂暴露在空气中时，会与氧气发生自动氧化反应，产生令人讨厌的“回生味”。

4. 膳食脂肪的消化主要是在________中进行的，胃对脂肪只能进行初步的乳化。

5. 油脂的酸败包括________和________。

四、思考题

脂类有哪些重要的生理功能？

扫码查看答案

任务四　矿物质

◈ **知识目标：**

1. 熟悉矿物质的食物来源、缺乏和摄入过量的危害；
2. 掌握矿物质的定义、分类和生理功能。

◈ **技能目标：**

1. 能够识别不同矿物质的生理功能和特点，了解其在饮食中的重要性；
2. 能够根据自身的需求和特点，摄入不同种类和数量的矿物质，促进身体健康。

◈ **素质目标：**

1. 树立营养与健康意识；
2. 提高营养与健康科学素养；
3. 积极参与食品营养科普宣传活动，提高社会责任感。

在人体的各种元素中，除碳、氢、氧、氮主要以有机化合物的形式存在以外，其他元素基本

上以无机物的形式存在，又称为矿物质。这些物质在体内不能合成，必须从食物和饮水中摄取。根据体内含量的多少，将矿物质分为常量元素和微量元素。

一、常量元素

常量元素又称宏量元素，是指在人体内的含量大于0.01%体重的矿物质，包括钙、磷、镁、钠、钾、硫、氯7种元素。

常量元素的生理功能如下：

（1）构成人体组织的重要成分，如骨骼和牙齿等硬组织大部分是由钙、磷和镁组成，而软组织中含钾较多；

（2）在细胞内、外液中与蛋白质一起调节细胞膜的通透性，控制水分，维持正常的渗透压，维持神经肌肉的兴奋性；

（3）构成酶的成分或激活酶的活性，参加物质代谢。

现将一些重要的常量元素介绍如下：

（一）钙

钙是人体含量较多的无机元素，含量仅次于碳、氢、氧、氮，是人体的重要组分。成人体内含钙量为1 000～1 200 g，占体重的1.5%～2.0%。其中，99%的钙存在于骨骼和牙齿等硬组织中，剩余的1%以游离或结合状态存在于软组织、细胞外液及血液中。

1. 钙的生理功能

钙是构成骨骼和牙齿的成分，维持神经肌肉的正常兴奋性，参与调节和维持细胞功能及激素分泌。

2. 钙的吸收与排泄

钙的吸收部位主要在小肠上端，以被动吸收为主。影响肠内钙吸收的主要因素有草酸、植酸、磷酸、膳食纤维、脂肪酸、碱性药物、年龄、个体机能状态等；维生素D、某些氨基酸、乳糖、一些抗生素也可以促进肠内钙的吸收。大部分钙由粪便排出。此外，高温作业、泌乳、酸中毒等都可使钙的排出量增多。

3. 钙缺乏与摄入过量的危害

我国的膳食结构导致居民对钙的摄入量普遍偏低。人体长期缺钙就会导致骨骼、牙齿发育不良，血凝不正常，甲状腺功能减退。儿童缺钙会出现佝偻病，若血钙降低，轻者出现多汗、易惊、哭闹，重者出现抽搐；中老年人缺钙易发生骨质疏松、骨质增生、肌肉痉挛、四肢麻木、腰腿酸疼、高血压、冠心病等疾病；孕妇缺钙不仅严重影响胎儿的正常发育，还容易在中年后患骨质疏松症。过量摄入钙可能产生不良作用，如增加高钙血症、高尿钙症、血管和软组织钙化、肾结石等的患病风险。

4. 钙的RNI与食物来源

我国居民膳食中钙的RNI为：成人800 mg/d，青少年1 000 mg/d，孕妇和乳母1 000～1 200 mg/d。实际调查表明，我国各年龄段人群每日钙摄入量仅为RNI的50%左右。

乳品和乳制品是钙的良好来源，含量丰富且吸收率也高，发酵的酸乳更有利于钙的吸收。小虾、小鱼、海带、豆制品、绿色蔬菜等含钙也很丰富。

（二）磷

磷也是人体含量较多的元素之一，在成人体内的总量为600～900 g，约占人体质量的

1%。人体中有85%～90%的磷与钙一起构成骨骼和牙齿，其余的磷以磷脂、磷蛋白及磷酸盐的形式存在于细胞和血液中。磷不但可以构成人体成分，而且参与生命活动中非常重要的代谢过程。

1. 磷的生理功能

磷与钙结合构成骨骼和牙齿；参与物质与能量代谢；构成生命物质成分，如磷是核酸的组成成分，磷脂是细胞膜的组成成分。

2. 磷的吸收与排泄

磷的吸收与排泄大致与钙相同，吸收部位也是在小肠上部，吸收的主要形式是酸性磷酸盐，一般磷的吸收率比钙高。食物中的磷大多以有机化合物的形式存在，摄入后在肠道磷酸酶的作用下游离出磷酸盐。此外，维生素D可促进磷的吸收，减少尿磷的排泄。磷主要通过肾排出。

3. 磷缺乏与摄入过量的危害

几乎所有的食物均含有磷，一般不会由膳食原因引起磷的缺乏，只有在一些特殊情况下才会出现，如早产儿仅以母乳喂养，在乳汁含磷低的情况下，可出现婴儿磷缺乏。

过量的磷在体内可能会对骨产生不良影响，还会引起非骨组织的钙化。

4. 磷的RNI与食物来源

我国居民膳食中磷的RNI为：11～18岁1 000 g/d，成人、孕妇、乳母700 mg/d。理论上，膳食中的钙磷比维持在2∶1比较好，不宜低于1∶2。

磷广泛存在于各种动物性和植物性食物中。瘦肉、蛋、乳、肝、肾中磷的含量都很高，海带、紫菜、芝麻酱、花生、干豆类、坚果、粗粮中含磷也较丰富。但粮谷中的磷为植酸磷，与钙结合后，吸收利用率低。

（三）镁

镁离子是人体细胞内的主要阳离子，主要存在于细胞内。成人体内含镁20～30 g，约66%的镁以磷酸盐和碳酸盐的形式存在于骨骼和牙齿中，约27%的镁存在于软组织中，约7%的镁存在于其他组织中。

1. 镁的生理功能

镁是体内多种酶的激活剂，可参与300多种酶促反应，在能量代谢和物质代谢中起着重要作用；镁可以调节细胞中钾、钠的分布，维持骨骼生长和神经肌肉的兴奋性；镁还有调节心肌细胞的功能，可预防高胆固醇引起的冠状动脉硬化。

2. 镁的吸收与排泄

镁主要在空肠末端和回肠内被吸收，吸收率为30%～50%。镁经吸收代谢后有60%从肠道排出，有些通过汗液和尿液排出。肾脏是维持体内镁稳定的重要器官。

3. 镁缺乏与摄入过量的危害

各种食物含有丰富的镁，人体一般不会缺乏镁。正常情况下不会发生镁过量，但肾功能不全者或大量注射、口服镁盐也可以引起中毒反应。

4. 镁的RNI与食物来源

我国居民膳食中镁的RNI为：成人350 mg/d，孕妇及乳母400 mg/d。

植物性食物中含镁较多，绿叶蔬菜的叶绿素中富含镁，是镁的良好来源；紫菜中含镁最多；粗粮、坚果中也含有丰富的镁。动物性食物，如肉类、牛乳中的镁含量属中等水平，精制的糖、酒和油脂中不含镁。除食物外，从饮用水中也可以获得少量的镁，硬水中含有较多的镁。精加工食品中的镁含量最低，随着精加工食品消费比例的提高，膳食中镁的摄入量呈现减少趋势。

（四）钠

钠是维持体内水平衡和血液酸碱度的重要物质，主要存在于细胞外液中。

1. 钠的生理功能

钠离子是细胞外液中的重要阳离子，调节细胞外液渗透压，维持体内水量的恒定，增强神经、肌肉的兴奋性，维持血压正常。钠的摄入与血压有关，每摄入 2 300 mg 钠，可使血压升高 0.267 kPa(2 mmHg)。

2. 钠的吸收与排泄

钠主要在空肠和回肠被吸收，主要从尿液中排出。

3. 钠缺乏与摄入过量的危害

钠的缺乏非常少见。当低钠饮食、过量出汗、患胃肠疾病以及用利尿剂治疗高血压患者时，钠的排出量较多，才容易造成钠缺乏，表现为血钠降低、细胞肿胀、恶心、心率加速、血压下降、疼痛、反射消失，严重的可致昏迷，甚至出现急性肾功能衰竭而死亡。

钠摄入过多也可以引起中毒反应，出现口渴、精神恍惚、昏迷等现象，甚至死亡。

4. 钠的 AI 与食物来源

我国建议膳食中钠的 AI 为：儿童 900～1 800 mg/d，成人 2 200 mg/d（1 g 食盐约含 390 mg 钠）。钠广泛存在于各种食物中，人体钠的主要来源为食盐等调味品以及盐渍的咸菜等。

（五）钾

钾离子为人体的重要阳离子之一。正常成人体内钾的总量约为 20 mg/kg，主要存在于细胞内，约占总量的 98%，其余 2%存在于细胞外。

1. 钾的生理功能

钾参与碳水化合物、蛋白质的代谢，可以维持正常的渗透压和神经肌肉的兴奋性等，并能维持心肌的正常功能。许多研究发现，血压与膳食钾、尿钾、总体钾或血清钾呈负相关。

2. 钾的吸收与排泄

钾主要在空肠和回肠中被吸收，吸收率在 90%左右。摄入的钾有 90%经肾脏排出，汗液和粪便会排出少量的钾。

3. 钾缺乏与摄入过量的危害

正常进食的人一般不易发生钾摄入不足。长期禁食或少食、呕吐或腹泻等可以引起钾缺乏症，主要表现为消化功能紊乱、口苦、食欲不振、恶心、呕吐、腹胀，严重者出现呼吸麻痹、心律失常、心电图异常等现象。

如果体内钾过多，也会出现毒性反应，表现在神经肌肉和心血管方面，人体出现四肢无力、心率缓慢、心音减轻等症状。

4. 钾的 AI 与食物来源

我国居民膳食中钾的 AI 为：儿童 1 500 mg/d，青少年及成人 2 000 mg/d，孕妇及乳母 2 500 mg/d。

大部分食物中都含有钾，蔬菜和水果是钾最好的食物来源。

二、微量元素

微量元素又称痕量元素，在人体内的含量小于0.01%的体重，甚至仅有痕量，但有一定的生理功能，且必须通过食物摄入。微量元素按其生物学作用可分为3类：人体必需微量元素，包括铜、铁、碘、锌、铬、钼、钴、硒8种；人体可能必需的微量元素，包括锰、硅、硼、钒、镍5种；具有潜在的毒性，但在低剂量时，对人体可能有益的微量元素，包括氟、铅、镉、汞、砷、铝、锂、锡8种。

(一)铁

铁是人体极为重要的必需微量元素，也是人体内含量最多的微量元素。成人含铁量为3～4 g。其中，75%的铁贮存于血液的血红蛋白中，4%的铁贮存于肌红蛋白中，20%的铁贮存于铁蛋白和血铁红素中，还有1%的铁贮存于大量的氧化酶中，如线粒体、细胞色素等。体内的铁都与蛋白质结合，无游离状态。

1. 铁的生理功能

铁参与形成的血红蛋白负责人体内氧气的输送，并将各组织中的二氧化碳送至肺部排出体外，对人体生存起着极其重要的作用；铁是细胞色素酶、过氧化氢酶及肌红蛋白的组成成分，在组织呼吸、生物氧化过程中起着十分重要的作用。

2. 铁的吸收与排泄

人体对食物中铁的吸收率很低，一般为10%。食物中的铁大部分是三价铁，经胃酸还原后变为二价铁，被十二指肠和空肠吸收。

影响铁吸收利用的因素很多，促进食物中非血红素铁吸收的因素有维生素C、果糖、半胱氨酸、柠檬酸及肉类；抑制食物中铁吸收的因素有谷类和蔬菜中的植酸盐、草酸盐、纤维素，茶叶中的鞣酸等。所以说，食物中铁营养价值的高低除取决于铁含量外，还取决于铁的生物利用率，以及食物中是否有抑制或促进铁吸收因素的存在。

人体对铁的排泄能力很低，铁主要是通过消化道、泌尿道上皮细胞排泄。女性因为月经关系，铁的损失量比较大。

3. 铁缺乏与摄入过量的危害

铁的缺乏是一种很常见的营养缺乏病。婴幼儿、孕妇和乳母对铁的需要量较大。尽管铁在膳食中的含量不低，但因其吸收率低，容易造成铁的缺乏。发生缺铁性贫血时，表现为乏力、面色苍白、头晕、心悸、指甲脆薄、食欲不振等，儿童易烦躁、智能发育差、抵抗力下降。

铁的过量主要见于摄入过多的铁，如口服铁剂和输血等。铁过量会引起急性或慢性铁中毒，表现为胃肠道出血性坏死、呕吐、血性腹泻、凝血不良、代谢性酸中毒和休克等。

4. 铁的RNI与食物来源

我国居民膳食中铁的RNI为：少年男子20 mg/d，少年女子25 mg/d，成人男性15 mg/d，成人女性20 mg/d，孕妇25～35 mg/d。铁的UL为50 mg/d。

铁的良好来源是动物性食物，如动物肝脏、肾脏、蛋黄等；大豆、黑木耳、芝麻酱中也含有丰富的铁，但乳制品中的含铁量较少。长期用牛乳喂养的婴儿，应注意补充含铁丰富的食物。

(二)铜

成人体内含铜总量为50～120 mg。人体各器官均含有铜，以肝、脑、心、肾较多。肝是铜贮存的仓库，可以调节血中的含铜量。

1. 铜的生理功能

铜可参与铜蛋白和多种酶的构成，目前已发现10余种酶中含铜，它们都是氧化酶，在生物氧化和代谢过程中有重要作用；铜可以促进铁的吸收和运输；铜还可以维护骨骼、血管和皮肤的正常，保持中枢神经的健康，同时还保护机体细胞免受氧化物质的毒害。

2. 铜的吸收与排泄

铜主要在胃及小肠上部被吸收，吸收率约40%，经血液被送到肝脏及骨髓。铜不是身体内的贮存元素，很容易摄入和排出。体内80%的铜经胆汁排出，其余的铜主要通过粪便、尿液和汗液排出。

3. 铜缺乏与摄入过量的危害

一般正常膳食不会引起铜的缺乏。若长期缺铜或铜营养不良，可导致心血管损伤和胆固醇代谢异常，是诱发冠心病的危险因素；人体缺铜时，还可引起弹性蛋白和胶原蛋白的交联发生障碍，影响骨骼的生长；铜代谢紊乱时，可以导致儿童抽风及智力低下；缺铜时，血红蛋白合成减少，可导致贫血。

过量的铜可引起中毒，表现为恶心、呕吐、腹泻、头痛，严重者可昏迷。

4. 铜的RNI与食物来源

我国膳食中铜的RNI为：青少年和成人2.0 mg/d。含铜丰富的食物有肝、肾、瘦肉、硬果类、甲壳类等。

（三）锌

成人体内含锌量为1.5～2.5 g，锌主要分布在肝脏、肌肉、骨骼和皮肤中。血浆中的锌有75%～85%分布在红细胞中，有3%～5%分布在白细胞中。通常头发中的含锌水平可反映食物中锌的长期供给水平。

1. 锌的生理功能

锌是人体多种酶，如乳酸脱氢酶、碱性磷酸酶等的组成成分或激活剂；锌与脱氧核糖核酸（DNA）、核糖核酸（RNA）及蛋白质的生物合成密切相关，能促进机体的生长发育，并加速创伤组织的愈合；锌还具有增强人体免疫功能的作用，对味觉和食欲起促进作用；锌可以促进性器官正常发育和维持正常的性机能，还可以保护皮肤、骨骼和牙齿。

2. 锌的吸收与排泄

锌的吸收和利用与铁相似，主要在小肠中被吸收，吸收率为20%～30%。锌与血浆中的蛋白质结合进入血液循环，可受多种因素的影响：钙、植酸盐和食物纤维均能降低锌在肠道中的吸收，维生素D_3、葡萄糖、乳糖、半乳糖、柠檬酸及肉类可促进锌的吸收。锌主要通过胰腺排出，小部分随尿液排出，汗液和毛发中也有微量的锌排出。

3. 锌缺乏与摄入过量的危害

长期食用含锌量较低的食物，或在人体某些特殊时期（如妊娠期、哺乳期），或在某些病理情况下（如腹泻、糖尿病、肾病等），都会引起缺锌。人体缺锌表现为生长发育滞缓，脑垂体调节机能障碍，食欲不振，味觉与嗅觉减退，皮肤干燥粗糙，脱发，创伤难愈合，男性性成熟延迟、性腺机能减退、精子数量减少，肝脾肿大，贫血症等。儿童长期缺锌可导致侏儒症。

过量摄入锌会影响铜、铁和维生素的吸收，损坏免疫系统和免疫功能。锌中毒还可以引起腹痛、腹泻、呕吐等症状。

4. 锌的 RNI 与食物来源

我国锌的 RNI 为：儿童和青少年 12.0～19.0 mg/d，成人男性 15.0 mg/d，女性 11.5 mg/d，孕妇、乳母 16.5～21.5 mg/d。锌的来源广泛，动物肝脏、牡蛎、红肉、鱼中含锌较多，干果类、谷类胚芽和麦麸也富含锌，乳酪、虾、燕麦、花生等也是锌的良好来源。

（四）碘

人体含碘 20～50 mg，其中 70%～80%的碘集中在甲状腺内，其余的分布在肝、肾、肺、脑、睾丸、骨骼肌及淋巴结等组织中。

1. 碘的生理功能

碘在人体中的主要作用是构成甲状腺素，甲状腺素是调节人体物质代谢的重要激素，具有促进和调节代谢及生长发育的作用；碘可以参与生物氧化、蛋白质合成、糖和脂肪代谢、维生素的吸收和利用等；另外，碘还是胎儿神经发育的必需物质。

2. 碘的吸收与排泄

食物中的碘分为无机碘和有机碘，无机碘基本上可以在胃及小肠内被全部吸收，有机碘要在肠道内降解为碘化物被吸收。被吸收的碘可以迅速转运到血浆，遍布各组织中，一般不与血液中的蛋白质结合，只有甲状腺才能吸收碘合成甲状腺素。碘在正常情况下由肾脏排出，一小部分从粪便中排出。肺和皮肤也可排出少量的碘。

3. 碘缺乏与摄入过量的危害

膳食和饮水中碘供给不足会造成甲状腺素分泌不足，导致甲状腺细胞体积增生、肥大，俗称“大脖子病”。食物和饮水中碘的含量与地区土壤的含碘水平有关，因此甲状腺肿大呈地区性分布差异，是一种地方病。孕妇严重缺碘可导致胎儿碘缺乏，神经系统发育不良，表现为智力低下，听力、语言及运动障碍。碘摄入过量可引起甲状腺功能亢进，表现为中毒和甲状腺肿大，称为“高碘性甲状腺肿”。

4. 碘的 RNI 与食物来源

我国碘的 RNI 为：儿童、少年 50～120 μg/d，成人 150 μg/d，孕妇、乳母 200 μg/d。碘的 UL 为：成人 1 000 μg/d，7～17 岁儿童青少年 800 μg/d。

用碘化钾或碘酸钾强化食盐是一种预防碘缺乏的有效措施。海产品的含碘量大于陆地食物，含碘较高的食物有海带、紫菜、海鱼、海虾等，经常食用海产品可预防甲状腺肿。

（五）硒

硒是目前研究最活跃的人体必需微量元素。成人体内含硒量为 14～20 mg。硒分布于所有组织细胞中，在指甲、头发、肾脏和肝脏中较多，肌肉和血液中较少，脂肪组织中最少。

1. 硒的生理功能

硒是谷胱甘肽过氧化物酶的组成成分，具有抗氧化作用，保护细胞膜不受损坏，维持细胞的正常功能，保护心血管和心肌健康。硒是重金属的天然解毒剂，还有促进生长、抑制肿瘤的作用。

2. 硒的吸收与排泄

硒在小肠中被吸收，吸收率较高，一般在 50%以上。人体内的硒通过与血浆蛋白结合，转运到各个组织中，代谢后大部分从尿液中排出，少部分从肠道排出，也有部分通过汗液排出。当硒摄入量较高时，还可以形成有较浓烈大蒜气味的二甲基硒，从肺部排出。

3. 硒缺乏与摄入过量的危害

缺硒可导致克山病和大骨节病的发生。克山病是一种地方性心肌病，最早在黑龙江省克山县及邻县暴发流行。经研究发现，缺硒是克山病发病的重要因素，其症状有心脏扩大、心功能失常、心律失常、心力衰竭或心源性休克等。用亚硒酸钠防治克山病的效果明显。大骨节病也是与缺硒有关的疾病，其主要病变是骨端软骨细胞变性坏死、肌肉萎缩、发育障碍。用硒、维生素 E 防治大骨节病也很有效。

硒摄入过量可引起中毒，表现为头发变干、变脆，肢体麻木、抽搐，甚至可以引起死亡。

4. 硒的 RNI 与食物来源

我国硒的 RNI 为：儿童 20～45 μg/d，青少年、成人 50 μg/d，乳母 65 μg/d。

硒在食物中的含量受当地水土中硒含量的影响很大，一般肝、肾、海产品、肉类及大豆是硒的良好来源。在食品加工中，精制或烧煮时间越长，硒的损失就越多。

（六）铬

铬在人体内的含量为 5～10 mg，主要存在于骨骼、皮肤、脂肪、大脑和肌肉中。铬有三价铬和六价铬，六价铬在机体内不能被利用，需转换成三价铬后才能被利用。铬在人体中的含量随年龄增长而降低。

1. 铬的生理功能

铬是葡萄糖耐量因子的组成成分，还是某些酶的激活剂；铬是胰岛素正常工作不可缺少的元素，可促进胰岛素发挥作用，参与人体能量代谢并维持人体正常的血糖水平；铬能降低血液中的胆固醇浓度，并能增加高密度脂蛋白的含量；铬还能促进 RNA 的合成。

2. 铬的吸收与排泄

铬在小肠中被吸收。食物中的铬主要是三价铬，吸收率很低，一般在 3%左右。铬与有机物结合后，其吸收率可以提高至 10%～25%。膳食中某些因素可影响铬的吸收率。铬代谢后主要从尿中排出，少量经胆汁从肠道排出，皮肤、汗液和毛发中也有部分铬排出。

3. 铬缺乏与摄入过量的危害

铬的缺乏多见于老年人、糖尿病患者、蛋白质-能量营养不良的婴儿及患者。当铬摄入不足时，可以出现生长发育迟缓、血脂增高、葡萄糖耐量损害、高葡萄糖血症等症状。

一般正常的膳食摄入很少出现铬中毒现象。六价铬的毒性较大，六价铬主要来源于工业生产、职业性接触等，能够导致急性中毒、慢性中毒，且具有一定的致癌性。

4. 铬的 AI 与食物来源

我国膳食中铬的 AI 为：儿童、少年 20～40 μg/d，成人 50 μg/d。铬广泛存在于食物中，较好的食物来源是啤酒、酵母、肉和肉制品、乳酪及全谷，蔬菜中铬的利用率较低。

（七）钴

正常人体含钴量为 1.1～1.5 mg。

1. 钴的生理功能

钴作为维生素 B_{12} 的主要成分，其功能主要是促进红细胞的成熟，引起巨幼红细胞贫血及影响甲状腺对碘的吸收。

2. 钴的吸收与排泄

钴在小肠被吸收，主要经由肾脏排出，少量由粪便和汗液排出。

3. 钴缺乏与摄入过量的危害

造成钴及维生素 B_{12} 缺乏的常见原因是多方面的，如摄入量不足、吸收不良、需要量增加而供给不足、体内代谢障碍等。当维生素 B_{12} 及钴元素缺乏时，可造成巨幼红细胞贫血。

当使用钴盐（氯化钴）时，可能因摄入过量引起钴中毒，常表现为皮肤潮红、胸骨后疼痛、恶心、呕吐、耳鸣及神经性耳聋，还可出现红细胞增多症，重者导致昏迷甚至死亡，如果治疗不及时，可直接或间接影响小儿智力发育。因此，要严格掌握钴盐的使用剂量，平时不要食用被钴污染的食物和饮用水。

4. 钴的参考摄入量与食物来源

我国未指定钴的参考摄入量。海产品食物，如蟹、沙丁鱼、海带、紫菜等的钴含量最高；动物性食物，如肝、肾等的钴含量也较高；乳制品及各类精制食品中钴的含量较低。

思考练习

一、判断题

1. 儿童缺钙会出现佝偻病，若血钙降低，轻者出现多汗、易惊、哭闹，重者出现抽搐。（　　）
2. 铬过量多见于老年人、糖尿病患者、蛋白质-能量营养不良的婴儿及患者。（　　）
3. 铁过量主要见于摄入过多的铁（如口服铁剂）。（　　）
4. 锌具有增强人体免疫功能的作用，对味觉和食欲起促进作用。锌可以促进性器官正常发育和维持正常的性机能，还可以保护皮肤、骨骼和牙齿。（　　）
5. 缺硒可导致克山病和大骨节病的发生。（　　）

二、选择题

1. 钙的最佳食物来源是（　　）。
A. 钙片　　B. 乳及乳制品　　C. 鸡蛋　　D. 鱼肝油
2. 有利于肠道钙吸收的因素有（　　）。
A. 氨基酸、乳糖、维生素 D　　B. 脂肪酸、氨基酸、乳糖
C. 抗酸药、乳糖、钙磷比　　D. 乳糖、青霉素、抗酸药
3. 微量元素具有下列哪些特性？（　　）
A. 人体需要量很少　　B. 自然界含量很少
C. 人体吸收率很低　　D. 人体利用率很低
4. 成人碘缺乏病的主要特征是（　　）。
A. 脑发育落后　　B. 甲状腺肿
C. 甲状腺肿瘤　　D. 生长迟缓
5. 以下哪种营养素是微量元素？（　　）
A. 钾　　B. 钙　　C. 磷　　D. 锌
6. 有利于铁吸收的因素有（　　）。
A. 维生素 C、赖氨酸、葡萄糖　　B. 草酸、氨基酸、乳糖
C. 磷酸、乳糖、葡萄糖　　D. 膳食纤维、氨基酸、葡萄糖
7. 下列食物中，含锌量最高的是（　　）。
A. 胡萝卜、番茄　　B. 畜禽肉类

C. 牡蛎　　D. 肝脏

8. 克山病可能是由缺乏(　　)引起的。

A. 钙和铁　　B. 镁和铁　　C. 镁和硒　　D. 钙和硒

9. 侏儒型的呆小症是由缺乏(　　)引起的。

A. 铁　　B. 钙　　C. 锌　　D. 碘

10. 下列具有抗氧化作用的微量元素是(　　)。

A. 钙　　B. 镁　　C. 硒　　D. 锌

三、填空题

1. 微量元素是指人体每日需要量在____________以下的矿物质。
2. ____________是葡萄糖耐量因子的组成成分。
3. ____________作为维生素 B_{12} 的主要成分,其功能主要是____________。
4. 铁缺乏容易引起____________,它是一种世界性的营养缺乏症。
5. 碘的典型性缺乏症主要是____________和____________。

扫码查看答案

四、思考题

简述膳食中影响钙吸收的因素。

任务五　维生素

◈ **知识目标:**

1. 了解食品加工对维生素的影响;
2. 熟悉维生素的食物来源、缺乏和摄入过量的危害;
3. 掌握维生素的定义、分类和生理功能。

◈ **技能目标:**

1. 能够根据自身的需求和特点,摄入不同种类和数量的维生素,促进身体健康;
2. 能够识别不同维生素的生理功能和特点,了解其在饮食中的重要性。

◈ **素质目标:**

1. 树立营养与健康意识;
2. 提高营养与健康科学素养;
3. 培养职业素养,为社会和公众的健康负责。

维生素是维持人体生长发育和生命活动所必需的一类有机化合物的总称,也是保持人体健康的重要活性物质。

人体所必需的维生素有 10 多种,一般按其溶解性质可分为脂溶性维生素和水溶性维生素 2 大类。脂溶性维生素包括维生素 A、维生素 D、维生素 E 和维生素 K 4 大类;水溶性维生素包括 B 族维生素和维生素 C 2 大类。

一、脂溶性维生素

脂溶性维生素是指不溶于水而溶于脂肪及有机溶剂的维生素,其共同特点如下:

(1)脂溶性;

(2)在食物中常与脂类共存;

(3)吸收与肠道中的脂类密切相关;

(4)容易存储于体内(主要是脂肪组织或肝脏中),不易排出体外(维生素 K 除外);

(5)摄取过多,易在体内蓄积而产生毒性作用;摄取过少,会出现相应的缺乏症状。

(一)维生素 A

维生素 A 又称视黄醇或“抗感染”维生素。维生素 A 只存在于动物性食物中,植物性食物中不含已经形成的维生素 A,只能提供作为维生素 A 原的类胡萝卜素。

1. 维生素 A 的生理功能

(1)维生素 A 是眼睛视网膜细胞内视紫红质的组成成分,参与视觉的形成。如果维生素 A 缺乏,视网膜细胞中的视紫红质含量下降,会导致眼睛的暗适应能力下降甚至出现夜盲症。中老年人缺乏维生素 A 易患白内障。

(2)维生素 A 可以保持皮肤和黏膜等上皮组织的完整和健全。当维生素 A 缺乏时,上皮细胞退化,黏膜分泌减少,出现皮肤粗糙、脱屑、眼结膜干燥、发炎等症状。

(3)维生素 A 可以促进生长和发育。这可能与维生素 A 有促进蛋白质合成和骨骼细胞分化的作用有关。

(4)维生素 A 参与免疫细胞的功能调节,有助于维持免疫系统的正常功能。该作用可能与增强巨噬细胞和自然杀伤细胞的活力及改变淋巴细胞的生长或分化有关。

(5)维生素 A 可以清除自由基,有抗氧化作用。

(6)维生素 A 可以在一定程度上抑制肿瘤生长,该作用可能与维生素 A 的解毒和抗氧化功能有关,或与其调节细胞的分化、增殖和凋亡有关。

2. 维生素 A 缺乏与摄入过量的危害

缺乏维生素 A 可引起眼睛症状,如夜盲症、眼干燥症、角膜软化症等;还可以引起皮肤症状,如皮肤干燥和角质化增加。婴幼儿缺乏维生素 A 的概率和危害性远高于成人。缺乏维生素 A 可使儿童生长迟缓,骨骼发育不良甚至生长停滞。

维生素 A 是脂溶性维生素,所以可在体内蓄积。摄入大剂量维生素 A 可以引起急性、慢性及致畸毒性,表现为头晕、恶心、脱发、视觉模糊、骨关节疼痛等症状。

3. 维生素 A 的 RNI 与食物来源

我国维生素 A 的 RNI 为:儿童 500～700 μgRE/d(RE 为视黄醇当量),14 岁以上及成人男性 800 μgRE/d,14 岁以上及成人女性 700 μgRE/d,孕妇 800～900 μgRE/d,乳母 1 200 μgRE/d。我国居民膳食中维生素 A 的主要来源为类胡萝卜素。

维生素 A 在动物肝脏、奶油和蛋黄中的含量较多。在植物性食物中,维生素 A 原在深绿色或红黄色蔬菜、水果中的含量较多。

4. 食品加工对维生素 A 的影响

一般来说,维生素 A 的性质比较稳定,通常在加工情况下损失不大。但维生素 A 对空气、紫外线和氧化剂都比较敏感,高温和金属离子都可加速其分解。烹调时,胡萝卜素比较稳定,并且食物的加工和热处理有助于提高植物细胞内胡萝卜素的释放,提高其吸收率。但长时间的高温,特别是在有氧和紫外线照射的条件下,维生素 A 的损失明显地增加。

(二)维生素 D

维生素 D 的性质比较稳定,不易被破坏。维生素 D 在体内的合成受日照影响比较大。在特定条件下，如工作或居住在日照不足的地区，维生素 D 必须依赖膳食供给。

1. 维生素 D 的生理功能

维生素 D 主要与钙和磷的代谢有关，它可以促进小肠对钙和磷的吸收利用，同时还能维持血清钙、磷浓度的稳定，对骨骼及牙齿的钙化过程起到重要作用。维生素 D 可以调节血钙平衡，还可以调节生长发育、细胞分化、免疫、炎性反应等。有研究表明，维生素 D 在体内的含量水平与高血压、部分肿瘤、糖尿病、心血管疾病、脂肪肝等密切相关，也与部分传染病如结核和流感的发病相关。

2. 维生素 D 缺乏与摄入过量的危害

缺乏维生素 D 会导致肠道对钙、磷的吸收减少。严重缺乏维生素 D 时，可引起婴儿和儿童佝偻病；成人，尤其是孕妇、乳母和老年人，长期缺乏维生素 D 可使已成熟的骨骼脱钙而发生骨软化症、骨质疏松症和手足痉挛症等。

一般从膳食中摄取的维生素 D 很少会引起中毒。长期过量摄入维生素 D 可引起中毒，尤其是对婴儿，表现为食欲不振、体重减轻、恶心、腹泻、皮肤瘙痒、多尿等，后续可发展为动脉、心肌、肺、肾、气管等软组织转移性钙化和肾结石。

3. 维生素 D 的 RNI 与食物来源

我国居民维生素 D 的 RNI 为：0～10 岁 10 μg/d，11 岁至成人 5 μg/d，65 岁及以后 15 μg/d。经常晒太阳是人体获得维生素 D 的最廉价且最好的来源。所以，在户外活动较多的人不易缺乏维生素 D，一般无须另外补充。

天然食物中维生素 D 的含量很少，动物的肝、乳及蛋黄中的维生素 D 含量较多，尤其以鱼肝油中的含量最丰富。

4. 食品加工对维生素 D 的影响

维生素 D 很稳定，耐高温，不易氧化，但对光敏感，脂肪酸败可使维生素 D 受到破坏。通常的贮藏、加工不容易引起维生素 D 的损失。

（三）维生素 E

维生素 E 又称生育酚，其中 α-生育酚是黄色油状液体，溶于酒精、脂肪和脂溶剂；对热及酸稳定，对碱不稳定；对氧敏感，易被氧化；易受碱和紫外线破坏。油脂酸败对维生素 E 的破坏很大。

1. 维生素 E 的生理功能

（1）维生素 E 是一种高效的抗氧化剂，可以保护细胞免受自由基的损害，维持细胞的完整和正常功能，改善皮肤的弹性，并且与发育、抗衰老密切相关；

（2）维生素 E 与生殖功能有关，与精子的生成也有关，可防止流产；

（3）维生素 E 具有抗动脉粥样硬化和抗癌作用；

（4）维生素 E 常用作食品加工的抗氧化剂，还可以阻断亚硝胺的形成等；

（5）维生素 E 可以抑制肿瘤细胞的生长和繁殖。

2. 维生素 E 缺乏与摄入过量的危害

正常情况下，人体很少缺乏维生素 E。长期缺乏维生素 E 可导致血浆浓度过低，红细胞膜受损，引起溶血性贫血。维生素 E 的毒性较小，但如果长期大量摄入维生素 E，也可以引起中毒症状，如抑制生长、干扰甲状腺功能及血液凝固等。

3. 维生素 E 的 RNI 与食物来源

我国维生素 E 的 RNI 为：儿童 3～10 mgα-TE/d（α-TE 是 α-生育酚当量），青少年、成人 14 mgα-TE/d。

维生素 E 广泛地存在于食物中，在植物油、种子、坚果类、蛋黄和绿色蔬菜中的含量丰富，在麦胚油中的含量尤为突出。肉、鱼、禽、乳中也都含有维生素 E。我国膳食结构以植物性食物为主，维生素 E 的摄入量普遍较高，一般不易缺乏。

4. 食品加工对维生素 E 的影响

维生素 E 在食品加工时可因机械作用或氧化作用而受到损失。维生素 E 在脱水食品中特别容易氧化，在无氧条件下对热稳定。脂肪氧化可引起维生素 E 的损失。

（四）维生素 K

维生素 K 是一种与血液凝固有关的维生素，又称凝血维生素。天然维生素 K 有 2 种：维生素 K_1（存在于绿叶植物中）、维生素 K_2（存在于发酵食品中）。通过人工合成可以形成 2 种具有维生素 K 活性的物质，包括维生素 K_3、维生素 K_4。以上 4 种统称为维生素 K。天然存在的维生素 K_1 和维生素 K_2 都是黄色油状物，不溶于水；人工合成的维生素 K_3 和维生素 K_4 都是白色结晶粉末。维生素 K 对热、空气和水分都很稳定，但易被光和碱分解。

1. 维生素 K 的生理功能

维生素 K 与血液的凝固有关，主要是促进肝脏中的凝血酶原前体转变为凝血酶原，以促进血液凝固；维生素 K 还参与骨骼代谢。经常摄入较多维生素 K 的妇女，其骨折发生率会明显降低。

2. 维生素 K 缺乏与摄入过量的危害

缺乏维生素 K 可使血液凝固发生障碍，导致凝血时间延长，临床表现为出血。新生儿缺乏该种维生素的可能性高于成人。

过量使用维生素 K 制剂也可能有中毒反应，尤其是婴儿和孕妇，表现为溶血、黄疸以及肝损伤。

3. 维生素 K 的 AI 与食物来源

我国维生素 K 的 AI 为：成人男性 120 μg/d，成人女性 106 μg/d，青少年膳食维生素 K 的 AI 可按 2 μg/(kg · d)计算。

维生素 K 在食物中的分布很广，绿叶蔬菜中维生素 K 的含量最丰富，动物内脏、肉类和乳类中维生素 K 的含量也较多，但鱼肝油中的含量很少，水果和谷类中的含量较低。

4. 食品加工对维生素 K 的影响

目前关于维生素 K 在食品加工、保藏等方面的研究报告很少。维生素 K 在一般情况下比较稳定，新鲜食物中含维生素 K 很充足，冷冻食品易缺乏。

二、水溶性维生素

水溶性维生素是指较易溶于水的维生素，其共同特点如下：

（1）一般来说，水溶性维生素在体内较易自尿液中排出，但维生素 B_{12} 除外，维生素 B_{12} 甚至比维生素 A 更容易储存于体内；

（2）大多数水溶性维生素以辅酶的形式参与机体的物质代谢和能量代谢；

（3）水溶性维生素在体内没有非功能性的单纯贮存形式，当机体的需要量达到饱和以后，多余的维生素就从尿液中排出；

(4)水溶性维生素一般无毒性，但过量摄入时也可能出现毒性；如果摄入过少，可较快地出现相应的缺乏症状。

(一)维生素 B_1

维生素 B_1 又称抗脚气病因子、抗神经炎因子或硫胺素，略带酵母气味，易溶于水，微溶于酒精，易被氧化和受热破坏。维生素 B_1 是最早被人们提纯的维生素，于 1896 年由荷兰科学家伊克曼最先发现，于 1910 年被波兰化学家丰克从米糠中提取和提纯。

1. 维生素 B_1 的生理功能

维生素 B_1 是糖代谢中辅酶的重要成分。它的主要功能是维持碳水化合物的正常代谢。维生素 B_1 是作为碳水化合物氧化过程中的一种辅酶起作用的。如果膳食中维生素 B_1 摄入不足，碳水化合物的代谢就会发生障碍。碳水化合物代谢障碍最先影响神经系统，因为神经系统所需要的能量主要来自碳水化合物。维生素 B_1 能增进食欲，维持神经的正常活动。此外，维生素 B_1 还与机体的氮代谢有关。

2. 维生素 B_1 缺乏的危害

当维生素 B_1 摄入不足时，轻者表现为肌肉乏力、精神淡漠和食欲减退，严重者会得脚气病，主要累及神经系统、心血管系统。临床上将以神经型为主的脚气病称为干性脚气病，以水肿和心脏症状为主的脚气病称为湿性脚气病，以急性心脏病变为主的脚气病称为脚气性心脏病。重症患者可引起心脏功能失调、心力衰竭和精神失常。

3. 维生素 B_1 的 RNI 与食物来源

我国居民维生素 B_1 的 RNI 为：1～14 岁 0.6～1.5 mg/d，成人男性 1.4 mg/d，成人女性 1.3 mg/d，孕妇 1.5 mg/d，乳母 1.8 mg/d。

维生素 B_1 广泛存在于各类食物中，多存在于种子外皮及胚芽中，在米糠、麦麸、黄豆、酵母和动物内脏、瘦肉中的含量最丰富，极易被人体小肠吸收。蔬菜和水果中的维生素 B_1 含量不多。

4. 食品加工对维生素 B_1 的影响

目前，谷类仍然是我国摄取维生素 B_1 的主要来源，过度碾磨的精白米、精白面会造成维生素 B_1 的大量丢失。由于维生素 B_1 是水溶性的，在食物的清洗、挤压、烫漂等过程中都有损失。食物经高温加工处理时，维生素 B_1 损失明显。

(二)维生素 B_2

维生素 B_2 又称核黄素，黄色粉末状结晶，味苦，熔点高，水溶性较低。维生素 B_2 于 1879 年由英国化学家布鲁斯最先从乳清中发现，于 1933 年由美国化学家哥尔倍格从牛乳中提取，于 1935 年由德国化学家柯恩合成。

1. 维生素 B_2 的生理功能

维生素 B_2 参与体内的生物氧化与能量生成，同时参与色氨酸转变为烟酸的过程。此外，维生素 B_2 还参与体内的抗氧化防御系统，提高机体对环境的应激适应能力。

2. 维生素 B_2 缺乏与摄入过量的危害

人类缺乏维生素 B_2 后，可导致物质代谢紊乱，表现为唇炎、口角炎、舌炎、阴囊皮炎、脂溢性皮炎等症状。缺乏维生素 B_2 会影响维生素 B_6 和烟酸的代谢，还会影响铁的吸收，易出现继发缺铁性贫血。

一般情况下，维生素 B_2 的溶解度不高，被肠道吸收得不多，不易出现摄入过量和中毒的现象。

3. 维生素 B_2 的 RNI 与食物来源

我国居民维生素 B_2 的 RNI 为：1～14 岁 0.6～1.5 mg/d，成人男性 1.4 mg/d，成人女性 1.2 mg/d，孕妇、乳母 1.7 mg/d。

维生素 B_2 在动物性食物中的含量较高，特别是在内脏、乳类和蛋类中的含量较多；植物性食物中以豆类和绿叶蔬菜的含量较多，谷类和一般蔬菜的含量较少。我国居民膳食以植物性食物为主，维生素 B_2 摄入不足是目前仍存在的重要营养问题之一。

4. 食品加工对维生素 B_2 的影响

维生素 B_2 较耐热，不易受氧的影响，在碱中易受热分解，在酸性条件下稳定，光照时易被破坏。当在酸性和中性溶液中时，光照射产生的光黄素是一种很强的氧化剂，可催化破坏抗坏血酸等维生素。

（三）维生素 B_3

维生素 B_3 又称烟酸、抗癞皮病因子或维生素 PP，是吡啶的衍生物。烟酰胺是烟酸在体内的重要存在形式。烟酸溶于水及酒精，对酸、碱、光、热稳定。

1. 烟酸的生理功能

烟酸参与体内物质和能量的代谢，还参与核酸的合成。每日摄入 1～2 g 的烟酸还可以降低血胆固醇水平。

2. 烟酸缺乏与摄入过量的危害

缺乏烟酸会引起癞皮病，主要损害皮肤、口、舌、胃肠道黏膜及神经系统，典型症状是皮炎、腹泻及痴呆，尤其是皮炎症状最典型，又称“3D”症状。

过量摄入烟酸可有皮肤发红、眼部异常、高尿血酸和糖耐量异常等症状；长期大量摄入烟酸，如摄入量长期超过 3～9 g/d，可对肝脏造成伤害。

3. 烟酸的 RNI 与食物来源

我国居民烟酸的 RNI 为：成人男性 14 mgNE/d（NE 为烟酸当量），成人女性13 mgNE/d，孕妇 15 mgNE/d。

烟酸广泛存在于动物性和植物性食物中，内脏（如肝脏）中的含量很高，蔬菜也含有较多的烟酸，谷类含量也不少。烟酸与维生素 B_2 一样，受加工程度的影响。

4. 食品加工对烟酸的影响

烟酸耐热，在加热到 120 ℃、持续 20 min 时几乎不被破坏。一般烟酸在烹调时的损失极小，是最稳定的维生素之一。因此，烟酸在食品加工中非常稳定。

（四）维生素 B_5

维生素 B_5 又称泛酸或偏多酸。泛酸是淡黄色油状物，易溶于水，不溶于有机溶剂，在酸性和碱性环境中加热易被破坏，对氧化剂和还原剂都比较稳定。

1. 泛酸的生理功能

泛酸在动植物组织中全部用于辅酶 A 和酰基载体蛋白的构成，参与蛋白质、糖和脂肪的代谢及血红素的合成。

2. 泛酸缺乏的危害

缺乏泛酸会导致机体代谢受阻，包括脂肪合成减少和能量产生不足。人体缺乏泛酸时，可出现过敏、疲劳、胃肠道不适等症状。泛酸广泛存在于自然界中，并且也能被肠内细菌合成，一般不易缺乏。

3. 泛酸的 AI 与食物来源

目前国际上还没有统一的供给标准，我国泛酸的 AI 为：青少年及成人 5.0 mg/d，孕妇 6.0 mg/d，乳母 7.0 mg/d。

泛酸广泛存在于各种动物性和植物性食物中，如酵母、动物内脏、蘑菇、鸡蛋、花茎甘蓝、全谷、牛乳和一些水果等。

4. 食品加工对泛酸的影响

食物中的泛酸在正常贮存条件下相当稳定，在酸性和碱性环境中加热易被破坏，在烹调时可被破坏 15%～50%，在蔬菜加工时可损失 37%～78%，在谷类加工时可损失 37%～74%，在肉类加工时可损失50%～75%，在冷冻食品和罐头食品中的损失也比较大。

(五)维生素 B_6

维生素 B_6 包括吡哆醇、吡哆醛和吡哆胺 3 种形式，它们以磷酸盐的形式广泛存在于动植物体内，并且可以相互转变，都具有维生素 B_6 的活性。维生素 B_6 是白色晶体，易溶于水及酒精，耐热，对酸稳定，在碱性溶液中易被分解破坏。

1. 维生素 B_6 的生理功能

维生素 B_6 是机体中很多酶系统的辅酶，参与氨基酸的脱羧和转氨基作用、色氨酸的合成及不饱和脂肪酸的代谢。它还帮助糖原从肝脏或肌肉中释放能量，参与烟酸的形成、氨基酸的运输等。它有抑制呕吐、促进发育等功能。

2. 维生素 B_6 缺乏与摄入过量的危害

单纯地缺乏维生素 B_6 的情况比较少见，通常与其他 B 族维生素的缺乏同时存在。缺乏维生素 B_6 可导致眼、鼻与口腔皮肤脂溢性皮炎，并可扩大至面部前额、耳后等部位。临床有口炎、口唇干裂、舌炎等症状，个别有神经或精神症状，易激动、抑郁及神智错乱，并时常伴有呕吐、抽筋等症状。

缺乏维生素 B_6 对幼儿的影响更为明显。幼儿缺乏维生素 B_6 时，表现为烦躁、肌肉抽搐、癫痫样惊厥和体重下降等临床症状；补充维生素 B_6 后，症状即可消失。当大量服用维生素 B_6 达到 500 mg/d 时，可引起严重不良反应，出现神经毒性和光敏感应。

3. 维生素 B_6 的 RNI 与食物来源

我国居民膳食中维生素 B_6 的 RNI 为：1～14 岁 0.5～1.1 mg/d，成人 1.2 mg/d，50 岁以后 1.5 mg/d，孕妇、乳母 1.9 mg/d。维生素 B_6 的食物来源很广泛，动植物中均含有，但一般含量不高。其中，含量较多的食物有蛋黄、肉类、鱼、肝、肾、全谷、豆类和蔬菜等。人体肠道内也可合成少量维生素 B_6，一般认为人体不易缺乏维生素 B_6。

4. 食品加工对维生素 B_6 的影响

对维生素 B_6 在不同食品中存在形式的研究比较晚。目前认为，在食品的热加工、浓缩和脱水过程中，维生素 B_6 的形式和数量都会受到影响。

(六)维生素 B_7

维生素 B_7 又称生物素、维生素 H 或辅酶 R 等，也属于 B 族维生素。生物素为无色长针状结晶，能溶于热水，不溶于有机溶剂，在普通温度下相当稳定，但高温和氧化剂可使其丧失活性。它是合成维生素 C 的必要物质，是脂肪和蛋白质正常代谢不可缺少的物质。

1. 生物素的生理功能

生物素是体内羧化酶和脱羧酶的辅酶，与酶结合参与体内二氧化碳的固定和羧化过程。生物素在脂肪与糖代谢、蛋白质和核酸合成方面都起到重要作用；生物素还参与胰淀粉酶和其他消化酶的合成，与食物的消化过程密切相关。

2. 生物素缺乏的危害

生鸡蛋清中有一种抗生物素的蛋白质能和生物素结合，结合后的生物素不能由消化道吸收，造成机体生物素缺乏，出现食欲不振、舌炎、皮屑性皮炎、脱毛等症状。磺胺类药物可以抑制肠道细菌合成生物素；当生物素摄取不足时，也会造成生物素缺乏病。

3. 生物素的 AI 与食物来源

我国成人膳食中生物素的 AI 为 30 μg/d。生物素广泛存在于天然动植物中。牛乳、牛肝、蛋黄、酵母、水果、糙米、绿叶蔬菜中都含有生物素，谷类中生物素的含量少且利用率低，复合维生素 B 和多种维生素的制剂中通常都含有生物素。肠道细菌也能合成部分生物素。

4. 食品加工对生物素的影响

生物素对热、光、空气及中等强度的酸碱都很稳定，一般在食品加工中非常稳定。过高或过低的酸碱度、高锰酸钾和过氧化氢都可以破坏生物素的活性。

(七)维生素 B_9

维生素 B_9 又称叶酸，因最早是由菠菜叶子中分离出来而得名。叶酸是亮黄色结晶状粉末，微溶于水，不易溶于有机溶剂。叶酸对热、光、酸性溶液不稳定，可被阳光和高温分解。

1. 叶酸的生理功能

叶酸为许多生物的生长所必需。叶酸参与嘌呤和胸腺嘧啶的合成，进一步参与合成 DNA、RNA；参与氨基酸代谢；参与血红蛋白及甲基化合物，如肾上腺素、胆碱、肌酸等的合成。叶酸与许多重要的生化过程密切相关，直接影响核酸的合成及氨基酸的代谢，对细胞分裂、增殖和组织培养有极其重要的意义。女性在妊娠期间，应该谨遵医嘱适量服用叶酸。

2. 叶酸缺乏与摄入过量的危害

叶酸广泛存在于食物中，一般不会缺乏。膳食摄入不足、酗酒、服用抗惊厥药和避孕药等是妨碍叶酸吸收和利用的因素，常常导致叶酸的缺乏。人体缺乏叶酸所产生的损害是广泛而深远的，可使 DNA 合成受阻，细胞核变形增大，引起巨幼红细胞贫血、舌炎和腹泻，造成新生儿生长不良。缺乏叶酸还可以导致儿童神经管畸形和心血管疾病的发生。

大剂量服用叶酸可产生副作用，表现为影响锌的吸收而致胎儿发育迟缓，低出生体重儿增加。

3. 叶酸的 RNI 与食物来源

我国居民叶酸的 RNI 为：成人 400 μgDFE/d（DFE 为膳食叶酸当量），孕妇 600 μgDFE/d，乳母 500 μgDFE/d。

叶酸广泛存在于各种动物性和植物性食物中，富含叶酸的食物为动物肝、肾、鸡蛋、豆类、酵母、坚果类、绿叶蔬菜及水果等。

4. 食品加工对叶酸的影响

叶酸在有氧时可被酸、碱水解,可被日光分解;在无氧条件下,对碱稳定。叶酸在食物贮存和烹调中一般损失 50%～90%,在加工和贮藏中的失活过程主要是氧化。抗坏血酸可保护叶酸。合成叶酸的稳定性好,在室温下保存 6 个月时仅有少量分解。

(八)维生素 B_{12}

维生素 B_{12} 中含有金属元素钴,因而又称钴胺素,也是唯一含有金属元素的维生素。维生素 B_{12} 是红色结晶体,化学性质稳定,易溶于水,不溶于有机溶剂,在弱酸环境下很稳定,在强酸和强碱环境中易分解,易被强光、紫外线、氧化剂和还原剂破坏,是人体造血不可缺少的物质。1947 年,美国女科学家肖波在牛肝浸液中发现维生素 B_{12},后经化学家分析,它是一种含钴的类咕啉有机化合物。

1. 维生素 B_{12} 的生理功能

维生素 B_{12} 以辅酶形式参与体内的生化反应和代谢,可以通过增加叶酸的利用率来影响核酸和蛋白质的合成,从而促进红细胞的发育和成熟。维生素 B_{12} 还参与胆碱的合成,缺少胆碱会影响脂肪代谢,产生脂肪肝。

2. 维生素 B_{12} 缺乏的危害

维生素 B_{12} 可以被重新吸收利用,身体内的需要量很少。膳食缺乏维生素 B_{12} 多见于素食主义者、母亲为素食者的婴儿和老年人。缺乏维生素 B_{12} 可引起巨幼红细胞贫血、神经系统损害和高同型半胱氨酸血症。

3. 维生素 B_{12} 的 RNI 与食物来源

我国居民维生素 B_{12} 的 RNI 为:成人 2.4 μg/d,孕妇 2.9 μg/d,乳母 3.2 μg/d。

膳食中的维生素 B_{12} 来源于动物性食物,主要为肉类、动物内脏、鱼、禽、贝壳类及蛋类,乳及乳制品中的含量较少。植物性食物中基本不含维生素 B_{12}。口服维生素 B_{12} 时人体不能吸收,需要药物注射。

4. 食品加工对维生素 B_{12} 的影响

食品的 pH 一般在中性和偏酸性范围,故维生素 B_{12} 在加工烹调中损失不多。如果在中性环境中长时间加热,食品中的维生素 B_{12} 的损失较为严重。

(九)维生素 C

维生素 C 又称抗坏血酸,是一种含有 6 个碳原子的酸性多羟基化合物,具有明显的酸味,呈白色粉末状。它在水中溶解度大,微溶于酒精,几乎不溶于有机溶剂,具有很强的还原性,因此在食品工业中被广泛用作抗氧化剂。

维生素 C 是最不稳定的一种维生素,易发生氧化分解,特别是对氧气非常敏感,温度、酸碱度、氧化酶、金属离子(Cu^{2+}、Fe^{3+} 等)、紫外线等都会使它受到严重破坏。

1. 维生素 C 的生理功能

维生素 C 是一种生物活性很强的物质,在体内具有多种生理功能。维生素 C 是一种很强的抗氧化剂,具有降低血清胆固醇、参与肝脏解毒、阻断亚硝胺形成、增强机体应激能力的作用;可以促进抗体的生成及提高白细胞的噬菌能力,增强机体的免疫功能;可以改善铁、钙、叶酸的吸收和利用程度,促进胆固醇的代谢,清除自由基,合成神经递质等。

2. 维生素 C 缺乏与摄入过量的危害

人类所需要的维生素 C 不能在体内合成,必须从食物中摄取。缺乏维生素 C 会发生坏血病，出现牙齿松动、骨质疏松、毛细血管及皮下出血，人体会感到浑身乏力、食欲减退。维生素C的毒性很低，但是一次口服2～3 g时，可能会出现腹泻、腹胀等症状；超量长时间摄取维生素C也会产生恶心、腹部痉挛、红细胞损害、肾和膀胱结石等症状。

3. 维生素C的RNI与食物来源

我国维生素C的RNI为：儿童60～90 mg/d，青少年及成人100 mg/d，孕妇及乳母130 mg/d。维生素C主要来源于新鲜的水果、蔬菜，水果以红枣、山楂、柑橘类的含量较高；蔬菜以绿色蔬菜，如辣椒、菠菜等的含量丰富。

4. 食品加工对维生素C的影响

维生素C在一般烹调中损失较大，在酸性溶液中较稳定。维生素C在加工时很容易从食品的切面或擦伤面流失，如在果蔬沥滤时损失。维生素C最大的损失是由化学降解而引起的，如冷冻或冷藏、热加工均可造成维生素C的损失。水果、蔬菜用二氧化硫处理可减少加工和贮存过程中维生素C的损失。由于维生素C易受贮存和烹调加工的影响，水果、蔬菜要尽可能保持新鲜和生食。

思考练习

一、判断题

1. 缺乏维生素B_2会导致“3D”症状。 (　　)
2. 通过日照，人体皮肤中会产生维生素D。 (　　)
3. 水溶性维生素是容易在机体脂肪组织中贮存、排出缓慢、过量可导致中毒的维生素。 (　　)
4. 缺乏维生素C可引起牙龈出血，伤口愈合得慢。 (　　)
5. 谷类食物过分精细加工会损失维生素B_1。 (　　)

二、选择题

1. 水溶性维生素摄入过多(　　)。

A. 可在体内大量贮存　　B. 可经尿液排出体外
C. 极易引起中毒　　D. 通过胆汁缓慢地排出体外

2. 脂溶性维生素包括(　　)。

A. 维生素B_1、维生素B_2、维生素B_6、维生素C
B. 维生素A、维生素D、维生素E、维生素K
C. 维生素B_1、维生素B_2、维生素D、维生素E
D. 维生素A、维生素D、维生素C、维生素K

3. 夜盲症可能是由于缺乏(　　)。

A. 维生素A　　B. 维生素D　　C. 维生素B_1　　D. 维生素B_2

4. 毛囊角化、眼干燥症主要是由(　　)缺乏引起的。

A. 维生素A　　B. 维生素C　　C. 烟酸　　D. 维生素B_2

5. 可用于预防婴幼儿患巨幼红细胞贫血的维生素是(　　)。

A. 维生素A　　B. 维生素B_2　　C. 维生素C　　D. 维生素B_6

6. 下列食物中富含维生素 A 的是(　　)。
A. 胡萝卜　　B. 苹果　　C. 猪肝　　D. 猪肉

7. 维生素 D 的主要功能是(　　)。
A. 调节钙、磷浓度,维持骨骼正常　　B. 调节钙、磷浓度,抗氧化
C. 维持骨骼正常,保持红细胞完整　　D. 维持骨骼正常和上皮组织健全

8. 缺乏(　　)易引起溶血性贫血。
A. 维生素 A　　B. 维生素 D　　C. 维生素 K　　D. 维生素 E

9. (　　)具有极好的抗氧化活性。
A. 维生素 A　　B. 维生素 D　　C. 维生素 K　　D. 维生素 E

10. 下列可激活脯氨酸和赖氨酸羟化酶、促进胶原蛋白合成的维生素是(　　)。
A. 维生素 C　　B. 维生素 B_1　　C. 维生素 B_2　　D. 维生素 B_6

三、填空题

扫码查看答案

1. 维生素根据其溶解性可分为____________和____________。
2. 维生素 B_1 又称____________,维生素 B_2 又称____________。
3. 富含维生素 C 的一类食物是____________。
4. 维生素 D 缺乏会产生的 3 种病症是____________、____________和____________。
5. 维生素____________会以辅酶形式参与糖代谢过程。

四、思考题

简述维生素 E 的生理功能。

实训　食物蛋白质的营养价值评价

一、实训目的

(1)了解食物的氨基酸模式、限制氨基酸的概念;
(2)能利用食物成分表、氨基酸含量等数据确定食物的限制氨基酸;
(3)根据蛋白质互补原则,提出对蛋白质的合理利用膳食建议。

二、实训原理

氨基酸模式:人体蛋白质及膳食蛋白质在必需氨基酸的种类、含量及比例上存在差异,营养学上用氨基酸模式来反映这种差异。氨基酸模式是指蛋白质中各种必需氨基酸的构成比例。膳食蛋白质中的氨基酸模式越接近人体蛋白质的组成,其营养价值也就越高。

氨基酸模式的计算方法是将该种蛋白质中色氨酸的含量定为 1,分别计算出其他必需氨基酸的相应比值,这一系列的比值就是该种蛋白质的氨基酸模式。

限制氨基酸:在被吸收到人体内的必需氨基酸中,限制其他氨基酸利用程度的氨基酸称为限制氨基酸。

食物蛋白质在体内消化率的高低是评价食物营养价值的重要因素之一。蛋白质消化率越高,其营养价值就越高。

三、实训步骤

以鸡蛋、大豆为例，比较和评价 2 种食物中蛋白质的营养价值。

(1)查食物成分表，确定食物蛋白质含量。查得鸡蛋中蛋白质的含量为(　　)，大豆中蛋白质的含量为(　　)。

(2)确定必需氨基酸的含量，计算公式：食物每克蛋白质中的氨基酸含量(mg)＝每 100 g 食物中的氨基酸含量(mg)/每 100 g 食物中蛋白质的含量(g)。将计算结果填入表 3-1 中。

(3)计算氨基酸评分(AAS)，计算公式：AAS＝被测食物每克蛋白质中的氨基酸含量(mg)/理想模式每克蛋白质中的氨基酸含量(mg)。

(4)确定食物中的第一限制氨基酸。

(5)计算经消化率校正后的氨基酸评分(PDCAAS)。

①查找蛋白质的真消化率(TD)　查得鸡蛋和大豆的真消化率分别为 97%和 90%。

②PDCAAS 计算公式　PDCAAS＝AAS×TD。

表 3-1　人体必需氨基酸的含量及 AAS

氨基酸种类	氨基酸模式/(mg/kg)	鸡蛋			大豆		
		100 g 鸡蛋的氨基酸含量/mg	每克蛋白质的氨基酸含量/mg	AAS	100 g 大豆的氨基酸含量/mg	每克蛋白质的氨基酸含量/mg	AAS
异亮氨酸	40	619			1 853		
亮氨酸	70	1 030			2 819		
赖氨酸	55	837			2 237		
蛋氨酸	35	598			902		
苯丙氨酸	60	1 096			3 013		
苏氨酸	40	568			1 435		
色氨酸	10	219			455		
缬氨酸	50	688			1 726		
总计	360						

(6)计算食物的氨基酸评分。

各氨基酸评分的最低值为该食物最终的 PDCAAS。

鸡蛋的 PDCAAS＝

大豆的 PDCAAS＝

(7)形成结论。根据鸡蛋和大豆的 PDCAAS，结合蛋白质互补原则，提出你的建议。

资源拓展

反式脂肪酸的来源和危害

随着生活水平的提高，人们对食品营养与健康的关注度日益增加。在众多营养话题中，反式脂肪酸作为影响人体健康的重要因素之一，近年来备受关注。反式脂肪酸是一类不饱和脂肪酸的异构体，其分子结构与常见的顺式脂肪酸不同。反式脂肪酸的化学性质稳定，耐高温，不易氧化，在食品加工中具有广泛的应用前景。

反式脂肪酸的来源途径主要有两个：一是天然存在，主要来源于某些动物的脂肪组织，如牛肉、羊肉等；二是人工合成，主要通过食品加工过程中的氢化作用产生，如部分氢化植物油、人造黄油、植脂末等。大量研究表明，反式脂肪酸对人体健康具有诸多负面影响。首先，反式脂肪酸会增加血液中低密度脂蛋白（LDL）胆固醇的水平，降低高密度脂蛋白（HDL）胆固醇的水平，从而增加患心血管疾病的风险；其次，反式脂肪酸还与炎症反应、糖尿病、肥胖等疾病的发生密切相关；最后，反式脂肪酸还可能对婴儿和儿童的生长发育产生不良影响。

反式脂肪酸广泛存在于我们的日常饮食中，主要包括部分氢化植物油、人造黄油、植脂末等加工食品中的油脂成分。此外，一些快餐食品、烘焙食品、油炸食品等往往也含有较高的反式脂肪酸。因此，在饮食中应尽量避免过多摄入这些食品。

为了保障消费者的健康权益，许多国家和地区已经制定了相关法规，要求食品生产商在食品标签上明确标注反式脂肪酸的含量。消费者在购买食品时，可以通过查看食品标签来了解食品中反式脂肪酸的含量，从而做出更健康的饮食选择。为了减少反式脂肪酸的摄入，消费者可以选择使用天然的植物油替代部分氢化植物油和人造黄油等含反式脂肪酸的食品。同时，在烹饪方式上可以选择蒸、煮、炖等健康的烹饪方式，避免过多使用油炸等高温烹饪方式。此外，保持均衡饮食、多摄入富含膳食纤维和抗氧化物质的食物也有助于降低患心血管疾病等慢性病的风险。

“双创”小课堂

人工智能和食物营养成分快速检测研究与开发

一、项目背景

随着人们对健康饮食的重视和食品安全意识的增强，越来越多的人开始关注食物的营养成分，并希望了解食物中含有哪些营养物质。然而，传统的食物营养成分检测通常需要耗费时间和人力成本，且存在一定的误差。因此，结合人工智能技术，开展食物营养成分快速检测的研究与开发具有重要的现实意义和强烈的市场需求。

二、项目目的

通过人工智能技术的应用，实现食物营养成分的快速、准确、自动化检测，帮助消费者更好地了解食物的营养价值，做出更科学、健康的饮食选择。同时，也有助于做好食品生产企业的质量控制和监管工作。

三、主要思路及步骤

(1)人工智能算法研究：结合深度学习、机器学习等人工智能技术，建立针对食物营养成分的检测模型，训练模型识别食物中的脂肪、蛋白质、碳水化合物等营养成分。

(2)传感器技术应用：探索利用传感器技术快速采集食物样品的光谱、色彩、形状等信息，结合人工智能算法进行数据分析和处理，实现对食物营养成分的自动测定。

(3)数据集构建与验证：建立包含各类食物典型营养成分信息的数据集，进行算法验证和模型优化，以确保检测结果的准确性和稳定性。

(4)产品开发与应用：基于研究成果开发出食物营养成分快速检测设备或 App，为消费者和食品产业提供便捷的营养成分检测服务。

(5)市场推广与服务：制订市场推广策略，推动产品在消费者和食品行业中的应用，提供定制化的营养建议和食品搭配方案，满足不同人群的营养需求。

“思政”小课堂

文化自信与中国美食

文化自信和中国美食有着紧密的关系。中国美食作为中国文化的重要组成部分，承载着中华民族五千年文明的瑰宝，对于增强国家文化自信具有重要意义。

首先，中国美食体现了中国悠久的历史和丰富的民俗文化。从广袤的土地上各具特色的地方菜系到充满珍馐美味的宫廷宴席，中国美食传承了源远流长的历史文化，蕴含着丰富的文化内涵，展现了中国饮食文化的多样性和独特性。

其次，中国美食承载了中国人民对生活的热爱和对饮食的独特情感。无论是春节团圆饭、儿时的家常菜，还是地方特色小吃，这些美食都代表了中国人的情感记忆和家国情怀，激发了对中国传统文化的认同感和归属感，从而增强了文化自信。

最后，中国美食的传承和创新也为文化自信提供了有力支撑。中国美食以其多姿多彩的形态和口味，不断吸纳外来文化的元素，创新出许多融合元素的美食，展现了对多元文化的包容和创造力，体现了中国文化的活力和魅力。

综上所述，中国美食作为中国文化的重要组成部分，对于坚定文化自信具有重要作用。通过对中国美食的传承、创新和推广，可以增强中国人对中国文化的自信，提升国家文化软实力，促进中华文化在世界的传播和交流。

项目四

各类食物的营养价值及评价

【案例导入】

自古以来，人们对于养生和保健都非常重视。随着生活水平的提高，大家对健康的要求也越来越高，养生也逐渐成为一种“潮流”。一些“滋补佳品”也因此受到很多人的关注和追捧，比如燕窝、海参等。

燕窝自古以来被认为是药食同源的代表，相信很多人在营销宣传文案里会看到一些小故事，比如郑和下西洋发现燕窝，“血燕”更为金贵，等等。燕窝比较稀少，而且经过加工之后洁白晶莹，古时候获取很困难，所以燕窝被作为贡品供王公贵族享用。

海参被称为“海中人参”，这个名字就说明了它不凡的身份和高昂的价格。还有人称，海参中含有海参多糖和海参皂苷，可以起到抗肿瘤、增强免疫力、降低血脂的作用。

那么燕窝、海参这类食品到底是大补佳品还是徒有虚名？我们应该如何运用营养学知识对燕窝和海参进行科学评价？它们的营养价值主要体现在哪里？有没有平民食物可以替代燕窝和海参呢？

任务一　植物性食物的营养价值

◈ **知识目标：**

1. 了解谷粒的结构特点；
2. 熟悉植物性食物（谷类、豆类、蔬菜、水果）的营养价值；
3. 掌握储藏、加工对植物性食物营养价值的影响。

◈ **技能目标：**

1. 能够说出常见的植物性食物主要营养素的组成；
2. 能够评价常见植物性食物的营养价值，并能够合理选择植物性食物。

◈ **素质目标：**

1. 恪守职业道德，具有较强的质量安全、规范操作的意识；
2. 具备一定的应用能力和创新精神。

一、谷类营养价值概述

谷类主要是指单子叶禾本科植物的种子，主要包括小麦、大米、小米、玉米、高粱、糜子、燕麦等（也包括少数不属于禾本科，但习惯上也作为主食的植物种子，如荞麦）。谷类中储备着丰富的营养成分，以供植物萌发时使用。在中国人的膳食结构中，将谷类食物及其制品称为“主食”，即一餐当中量最大且必须有的食物，可见谷类食物在中国居民膳食中的重要地位。按照《中国居民膳食指南（2022）》，每人平均从食物中摄取的谷类为 200～300 g/d，全谷类和杂豆为 50～150 g/d。

（一）谷粒的结构特点

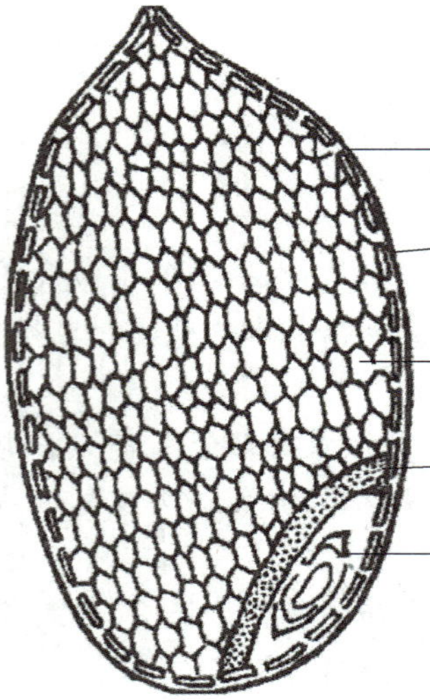

图 4-1　谷粒结构

谷类的结构因品种不同而有一定的差异，但基本结构大致相似。谷粒结构如图 4-1 所示，由外至内分别是谷皮、糊粉层、胚乳，下端是胚芽，其中胚乳占谷粒总质量的 83%～90%。

谷皮是谷粒的外壳，主要成分是纤维素和半纤维素，也含有一定量的植酸、蛋白质、脂肪、维生素和矿物质。

糊粉层位于谷皮与胚乳之间，含有较多的纤维素及一定量的脂肪与蛋白质。糊粉层的矿物质含量高于谷皮，还含有丰富的 B 族维生素。糊粉层的营养素含量相对较多，但糊粉层细胞的细胞壁较厚，不易消化，而且含有较多酶类，影响产品的储藏性能。在高精度碾磨加工时，糊粉层常常与谷皮一起脱落。

胚乳是谷粒的主要成分，位于谷粒的中部。胚乳中含有大量的淀粉，较多的蛋白质、脂肪、矿物质及较少的粗纤维。越靠近胚乳的周边部位，蛋白质含量越高；越靠近胚乳中心，蛋白质含量越低。

胚芽位于谷粒的一端，脂肪含量很高，蛋白质、可溶性糖、维生素、矿物质的含量也很丰富。在磨制精度低的面粉时，把胚芽磨碎掺入面粉中可提高面粉的营养价值。此外，在胚芽和胚乳连接处有丰富的维生素 B_1。当加工过精时，会把维生素 B_1 除去，谷类加工精度越高，维生素 B_1 的损失就越大。

（二）谷类的营养价值

1. 蛋白质

谷类的蛋白质含量为 7%～16%，主要为白蛋白、球蛋白、醇溶蛋白及谷蛋白。不同谷类中蛋白质和氨基酸的组成有所不同。谷类蛋白质的必需氨基酸组成不平衡，多数谷类蛋白质的第一限制氨基酸为赖氨酸，第二限制氨基酸为苏氨酸（玉米为色氨酸），小麦、玉米等的蛋白质中还含有较多的亮氨酸。常见谷类蛋白质的生物价为大米 77、小麦 67、小米 57、玉米 60，谷类蛋白质的营养价值低于动物性食物。

为提高谷类蛋白质的营养价值，常采用氨基酸强化和蛋白质互补的方法。将谷类与豆类、乳类、蛋类、肉类共同食用，从而提高谷类蛋白质的营养价值。另外，小麦蛋白质主要为醇溶蛋白和谷蛋白，与面粉加水调制成面团时，小麦蛋白质可迅速吸水膨胀，形成网状结构的面筋。由于特有的可塑性和延展性，常常将面筋应用在烘焙食品及各种面点加工中。

2. 碳水化合物

谷类的碳水化合物占比为70%～80%，主要是淀粉，约占总量的90%。谷类食物的口感不同(如不同种类的大米)，主要原因是淀粉的特性不同。谷类中的淀粉分为直链淀粉和支链淀粉2种，一般分别占20%～30%和70%～80%。淀粉经烹调加工后，在人体内的消化率很高，是一种理想、经济的能量来源。除淀粉外，谷类中还有糊精、戊聚糖及少量的可溶性糖类(葡萄糖、果糖)。

3. 脂类

谷类中的脂肪含量较低，占1%～3%，玉米脂肪含量可达4%以上。脂肪主要集中在糊粉层和胚芽中，其中不饱和脂肪酸的含量很高，并含有少量的磷脂、糖脂、蜡质等。谷类中亚油酸的含量较高，亚油酸具有降低血胆固醇、防止动脉粥样硬化的功效。从玉米胚芽中提取的玉米油，其亚油酸含量约占60%，是营养价值较高的食用油。此外，谷类中还含有谷固醇及维生素E，具有一定的保健功能。

4. 维生素

谷类是人体所需B族维生素的重要来源，其中以维生素B_1和烟酸的含量最高。维生素主要集中在糊粉层和胚芽中。谷类的胚油中维生素E的含量丰富，是人体维生素E的重要来源之一。

5. 矿物质

谷类中含有30多种矿物质，但是各元素的含量与谷类的品种、气候、土壤、水源等条件的关系十分密切。矿物质主要存在于胚芽、糊粉层和谷皮中，胚乳中心部位的含量很少。磷的含量最丰富，占全部矿物质含量的50%～60%，多以植酸钙镁复盐的形式存在，不易被人体利用；其次是钾。镁的含量也比较高，但多数谷类的钙含量比较低。谷类在加工过程中，将外层的胚芽、糊粉层和谷皮等部分基本除掉，因此其中富含的矿物质也就随之被除去。加工精度越高，谷类的矿物质含量就越低。此外，谷类食物中还含有较高的植酸，会影响食物中钙、铁、铜、硒、锌等的吸收利用。

(三)常见谷类的营养价值

1. 稻谷

稻谷是世界上1/2以上人口的主要食用谷类。稻谷中主要含有淀粉、蛋白质、脂肪、矿物质和维生素等营养成分，糙米层是稻米营养成分最丰富的部分。但是被加工成大米后，胚乳中的营养成分主要是淀粉和蛋白质。稻米营养价值的高低与加工精度有直接的关系。从营养角度来看，糙米或低精度大米的营养价值显然优于高精度大米。

2. 小麦

小麦是世界上种植最广泛的粮食作物之一，世界上约1/3的人口以小麦为主要食用粮食作物。小麦富含淀粉、蛋白质、脂肪、矿物质、维生素B_1、维生素B_2、烟酸及维生素A等。因品种和环境条件不同，小麦营养成分的差别较大。从蛋白质的含量看，生长在大陆性干旱气候区的麦粒质硬而透明，蛋白质含量较高，为14%～20%，面筋强而有弹性，适宜烤面包；生长于潮湿条件下的麦粒的蛋白质含量为8%～10%，麦粒软，面筋差。小麦粉中矿物质和维生素的含量与小麦粉的出粉率和加工精度有关，加工精度越高，矿物质和维生素的含量就越低。

3. 玉米

玉米中蛋白质的含量为8%～14%，玉米粒中的蛋白质主要是醇溶蛋白和谷蛋白。玉米缺乏赖氨酸及色氨酸，所以其蛋白质生物价较低。食用时混入15%～25%的大豆粉，利用豆类中比较丰富的赖氨酸可以提高玉米的蛋白质生物价。玉米中类胡萝卜素、维生素 B_2、脂肪的含量居谷类之首。

4. 小米

小米中蛋白质、脂肪及铁的含量都较稻谷高，蛋白质含量约为9%。蛋白质组成中的苏氨酸、蛋氨酸和色氨酸的含量较一般谷类高，但赖氨酸的含量较低。小米在碾磨过程中只是去了外皮，保存了较多的维生素，因此小米维生素 B_1 和维生素 B_2 的含量较丰富。如果进行赖氨酸强化或与高赖氨酸食物（豆类、蛋黄等）配合食用，小米的营养价值能明显提高。

5. 高粱

高粱中含有的亮氨酸较多，但其他氨基酸的含量不高；高粱中含有的脂肪和铁比稻谷多。高粱中还含有一定量的鞣酸和色素，如果加工过粗，则颜色深、味涩，会影响蛋白质的吸收和利用。

6. 燕麦

燕麦中富含淀粉、蛋白质、脂肪、B族维生素（烟酸、叶酸、泛酸等）、钙、铁等营养成分，其蛋白质含量居于谷类之首。燕麦蛋白质的氨基酸组成全面，人体必需的8种氨基酸含量居于首位，富含赖氨酸和精氨酸。此外，燕麦中还含有谷类食物中缺少的皂苷（人参的主要成分），具有益肝和胃、养颜护肤等功效。

（四）储藏和加工对谷类营养价值的影响

1. 谷类储藏

在正常的储藏条件下，谷类的化学变化十分缓慢，但当环境发生改变，如相对湿度增大、温度升高时，可引起谷类营养素的损失。谷类在储藏过程中容易损失维生素，维生素的损失量与谷类的水分含量有关，水分含量越低，维生素的损失越少。因此，谷类应储藏在避光、干燥和阴凉的环境下，控制霉菌及昆虫的生长繁殖，减少氧气和阳光对营养素的破坏。

2. 谷类加工

谷类通过碾米加工去除了杂质和谷皮，改善了谷类的质地和口感，其中的营养物质更易于被消化吸收。但谷粒中的维生素、矿物质和生物价较高的蛋白质集中在外部，越到胚乳内部含量越低，因此，谷类在加工时会损失部分营养素。加工精度越高，糊粉层和胚芽的损失就越多，营养素的损失也越多。饮食中提倡粗粮、细粮混食来克服精白米、精白面的营养缺失。

3. 谷类烹调

（1）科学洗米：一般用清水淘洗1～2遍即可，不宜用热水淘洗或搓洗，容易造成大米水溶性维生素的流失。

（2）用煮或蒸的方法做饭：米汤中含有大量可溶性蛋白质、矿物质及维生素等营养素。

（3）用开水煮米饭：可以缩短大米被加热的时间，减少大米中B族维生素及其他营养素的损失。

（4）用酵母发面：酵母发酵消耗了面粉中的可溶性糖和游离氨基酸，增加了B族维生素的含量，并使各种微量元素的生物利用性提高。酵母菌所含有的植酸酶水解了面粉中的大部分植酸，伴随酵母发酵的轻微乳酸发酵所产生的乳酸和钙、铁结合，可形成容易为人体利用的乳酸钙和乳酸铁，从而大大提高了钙、铁的吸收率。

(5)面食以蒸、烙、烤为佳，少用煎、炸方式：在米、面蒸煮过程中，因加热而受到损失的主要是B族维生素，各种面制品也因烹饪方式的不同可使营养素发生不同程度的损失。一般使用蒸、烙、烤等制作方法时，微生物 B_1、维生素 B_2 和烟酸的损失都比较少；但制作油炸面食时，因加碱和高温，微生物 B_2 和烟酸被破坏约50%，维生素 B_1 则大量损失。

二、豆类的营养价值

豆类是大多数中国人喜爱的食物种类。日常生活中的豆类主要有大豆、豌豆、蚕豆、绿豆、红豆、小豆、芸豆等品种。豆类可分成大豆类(高蛋白质)和淀粉豆类。其中，大豆类主要包括黄豆、青豆、黑豆，黄豆是植物性食物中蛋白质含量最高的食物；淀粉豆类主要有红豆、绿豆、蚕豆、豌豆、芸豆等，淀粉含量较高，脂肪含量甚少。中国是黄豆的故乡，自2 000多年前的西汉时期开始，黄豆及其制品就在中国人的餐桌上稳占一席之地。

(一)大豆的营养价值

1. 蛋白质

大豆含有35%～40%的蛋白质。大豆蛋白是来自植物的优质蛋白质，以球蛋白为主。大豆蛋白的氨基酸配比比较平衡，其氨基酸含量与动物蛋白相似。大豆蛋白中含有组氨酸、异亮氨酸、亮氨酸、赖氨酸、蛋氨酸、苯丙氨酸、苏氨酸、色氨酸和缬氨酸9种必需氨基酸，特别是赖氨酸的含量可以与动物蛋白相媲美，是与谷类蛋白质互补的天然理想食品。但是，大豆蛋白中的蛋氨酸含量较低，是大豆蛋白的限制氨基酸。

2. 脂类

豆类中脂肪含量最高的是大豆，其他淀粉豆类的脂肪含量则甚少，因而大豆油作为中国人的主要食用油，在日常饮食中占据着重要的地位。大豆中含脂肪15%～20%，其中不饱和脂肪酸高达85%(亚油酸为35%～60%，油酸约30%，亚麻酸为2%～13%)。大豆磷脂具有较强的天然抗氧化能力，营养价值很高。大豆脂肪还伴有微量的不皂化物，如甾醇和生育酚，对人体具有一定的生理作用。

3. 碳水化合物

大豆中含有25%～30%的碳水化合物。大豆中的碳水化合物主要是纤维素、半纤维素、果胶、甘露聚糖以及蔗糖、水苏糖、棉籽糖等，淀粉的含量则非常低。棉籽糖和水苏糖等低聚糖在人体内难以消化，它们一经发酵就引起肠胃胀气。不过，在豆制品加工过程中，这些胀气因子会被去除掉，因此食用豆制品不会引起腹胀。

4. 维生素

大豆中含有脂溶性维生素(维生素A、β-胡萝卜素、维生素E等)和水溶性维生素(维生素 B_1、维生素 B_2、烟酸、维生素 B_6、泛酸、维生素C等)。其中，胡萝卜素和维生素E的含量较谷类高，特别是种皮颜色较深的豆类，每100 g种皮颜色较深的豆类的胡萝卜素含量可达0.79 mg。

5. 矿物质

大豆中含有丰富的矿物质，其含量为4.5%～6.0%，包括钙、铁、镁、磷、钾等。虽然大豆中的矿物质含量比较高，但由于植酸的存在，矿物质的生物利用率低，人体吸收数量少。

(二)其他豆类的营养价值

其他豆类有豌豆、赤小豆、绿豆等。其他豆类含蛋白质 20%～25%,蛋白质的含量、质量均不及大豆;脂肪的含量较低,为 0.5%～2.0%;碳水化合物的含量高,为 55%～60%。其他豆类含有矿物质,如钙、磷、铁、锌、硒等,还含有 B 族维生素,其胡萝卜素的含量较低。

1. 豌豆

豌豆中的蛋白质含量为 20%～25%,以球蛋白为主,氨基酸组成中色氨酸较多,蛋氨酸相对较少;脂肪仅为 1%左右;碳水化合物为 57%～60%。幼嫩的青豌豆籽粒中含有一定量的蔗糖,因而带有甜味。豌豆中的 B 族维生素较为丰富,幼嫩籽粒中含有少量维生素 C。钙、铁在豌豆中的含量较高,但消化率不高。

2. 赤小豆

赤小豆中蛋白质的含量为 19%～23%,胱氨酸和蛋氨酸为其限制氨基酸;脂肪的含量为 1%～2%;碳水化合物的含量为 55%～60%,其中约 50%为淀粉,其余为戊糖和糊精等。

3. 绿豆

绿豆的营养成分类似于豌豆,其蛋白质含量为 18%～23%,但碳水化合物除淀粉外,还有纤维素、糊精和戊聚糖等。

(三)豆类中的抗营养因子

在组成豆类的化学成分当中,有一些独特的化学物质,它们不利于人体吸收利用豆类的营养素,甚至对人体健康产生危害,这些物质被统称为抗营养因子。

1. 蛋白酶抑制剂

豆类中含有许多类型的蛋白酶抑制剂,主要有胃蛋白酶抑制剂、糜蛋白酶抑制剂、胰蛋白酶抑制剂等。其中,胰蛋白酶抑制剂在体内抑制了蛋白酶的活性,使蛋白质的生物利用率降低。彻底加热烹调能够破坏蛋白酶抑制剂的活性。

2. 植酸

植酸是肌醇六磷酸酯,在大豆中以盐的形式存在。植酸是一种螯合剂,会与锌、钙、铁、镁等元素结合,影响物质被机体吸收利用。

3. 豆腥味

豆类中的豆腥味是一种令人不愉快的味道。引起豆腥味的主要原因是豆类中的脂氧合酶。脂氧合酶也能引起不饱和脂肪酸的氧化和胡萝卜素的损失,采用加热的方式可以去除脂氧合酶的活性。

4. 胀气因子

豆类中的低聚糖,如水苏糖与棉籽糖,不能被人体消化吸收,但却能被肠道中的细菌发酵产生二氧化碳、甲烷等气体,摄入量过多时容易引起腹胀,故称胀气因子。将大豆加工成豆腐或腐乳时,可以去除大部分的低聚糖。近年来有研究发现,低聚糖可被肠道益生菌利用,有益于调整肠道微生物的菌群平衡。

5. 植物红细胞凝集素

豆类中的植物红细胞凝集素是一种能够凝集人和动物红细胞的蛋白质,对人体有一定的毒害作用,也会影响生长发育。适当的湿热处理可使这种蛋白质失活,用蛋白酶处理也可使之分解。

（四）储藏和加工对豆类营养价值的影响

1. 储藏对豆类营养价值的影响

豆类的储藏应注意防虫，降低氧气含量。在储藏过程中，豆类会降解机体内的营养成分，尤其是富含油脂的豆类，很容易发生油脂氧化，所以豆类的储藏时间不宜过长。

2. 加工对豆类营养价值的影响

由于在豆类中存在一些抗营养因子，适当的加工对提高豆类的营养价值有益。

蒸煮加工可以去除豆中的蛋白酶抑制剂和部分低聚糖，提高大豆的蛋白质消化率，但是过度加热会使蛋白质变性，部分氨基酸被破坏，反而降低蛋白质的生物价。传统的豆腐加工需要进行浸泡、碾磨、过滤、加热、凝固等处理，除去了大豆中的大部分纤维素和低聚糖，钝化了胰蛋白酶抑制剂，降低了植酸的含量，提升了豆腐中蛋白质的消化率。在豆制品发酵的过程中，微生物分解了豆类中的植酸，使大豆中原本吸收率很低的铁、锌等矿物质更容易被人体吸收。

三、蔬菜和水果的营养价值

在《黄帝内经》中，中华民族的祖先很早就给蔬菜和水果对人体健康发挥的作用进行过精确定位："五谷为养，五果为助，五畜为益，五菜为充。"水果中多富含糖类物质，能够提供较多的能量，在食物匮乏的古代对普通民众具有十分重要的意义；蔬菜的作用主要是充盈脏腑，在谷类、畜类和果类之外，发挥其辅助作用。蔬菜和水果在营养成分和功效方面有很多相似的地方，能够为人体健康提供充足的膳食纤维、水溶性维生素和矿物质等，但它们在为人体健康提供各种营养素方面各自发挥相应的功能。

（一）蔬菜的营养价值

蔬菜是微量营养素、膳食纤维和天然抗氧化物的重要来源。一般新鲜蔬菜中含有 65%～95%的水分，多数含水量在 90%以上。蔬菜的能量低，富含植物活性物质。

1. 碳水化合物

蔬菜中的碳水化合物包括可溶性糖、淀粉和膳食纤维，含量为 2%～6%。其中，菱角和藕的碳水化合物含量较高，胡萝卜和某些品种的萝卜的碳水化合物含量为 7%～8%。除薯类外，大部分蔬菜中不含淀粉。蔬菜中膳食纤维的含量较高，鲜豆类膳食纤维的含量通常为 1.5%～4.0%，叶菜类膳食纤维的含量通常为 1.0%～2.2%。有些蔬菜中富含果胶，如菜花等。

2. 蛋白质和脂肪

新鲜蔬菜中的蛋白质含量通常在 3%以下。鲜豆类和深绿色叶菜的蛋白质含量较高，如豇豆的蛋白质含量为 2.9%，苋菜的蛋白质含量为 2.8%。蔬菜蛋白质中的赖氨酸含量丰富，可以和谷类蛋白质互补。蔬菜中的脂肪含量低于 1%，属于低能量食物，如 100 g 黄瓜的能量仅为 63 kJ。

3. 维生素

常见的蔬菜中含有丰富的维生素，除维生素 A、维生素 D 外，其他维生素都广泛存在，其中最重要的是维生素 C 和胡萝卜素。

维生素 C 主要分布在代谢旺盛的叶、花、茎等组织器官中。绿叶蔬菜中维生素 C 的含量高，其次是根茎类蔬菜，瓜类蔬菜中的含量略少（苦瓜中含量却很高）。常见的维生素 C 含量较高的蔬菜有青椒、花菜、芥蓝等，每 100 g 蔬菜中维生素 C 和胡萝卜素的含量见表 4-1。

表 4-1 每 100 g 蔬菜中维生素 C 和胡萝卜素的含量 mg

营养素	蔬菜品种									
	芥蓝	青椒	花菜	西蓝花	苋菜	菠菜	胡萝卜	南瓜	番茄	黄瓜
维生素 C	76	72	61	51	47	32	13	8	19	9
胡萝卜素	3.45	0.03	0.03	7.21	2.11	2.92	4.13	0.89	0.55	0.09

蔬菜中胡萝卜素的含量与颜色有明显的关系。深绿色蔬菜和橙黄色蔬菜的胡萝卜素含量较高，如西蓝花、芥蓝（深绿色蔬菜）和胡萝卜（橙黄色）；浅色蔬菜中的胡萝卜素含量较低，如花菜。

4. 矿物质

蔬菜中富含多种矿物质，对人体酸碱平衡的调节十分重要。蔬菜为高钾低钠食物，也是钙、铁和镁的重要膳食来源。蔬菜中含有一定量的微量元素，如大蒜中含有较多的硒，菠菜中含有较多的钼，豆类蔬菜中含有较多的锌。大多数蔬菜中虽然含有较多的矿物质，但是由于这些蔬菜中也含有较多的草酸和膳食纤维，影响了矿物质的消化吸收，使其营养价值降低。

5. 其他营养成分

蔬菜中含有多种芳香物质，其油状挥发性化合物称为精油，主要成分为醇、酯、酮、烃等；有些芳香物质是以糖或氨基酸状态存在的，它赋予食品香味，能刺激食欲。蔬菜中还含有许多种色素，如叶绿素、花青素、番茄红素等。

（二）储藏、加工和烹饪对蔬菜营养价值的影响

1. 储藏对蔬菜营养价值的影响

储藏温度和湿度对蔬菜营养价值的影响较大。多数蔬菜在 12 ℃和相对湿度为 85%～90%时的维生素 C 的损失较小。在各类蔬菜中，绿叶蔬菜由于表面积较大、叶面保护层较薄，较易失去水分。在低湿度储藏时，绿叶蔬菜的营养素损失较大。

2. 加工对蔬菜营养价值的影响

蔬菜加工的方法主要有干制、速冻、罐藏和榨汁等。蔬菜干制后的营养素含量会升高，但蔬菜在脱水过程中，维生素 C 有部分损失，损失的程度因干制方法的不同而不同。一般真空冷冻干燥法的维生素 C 的损失最小，长时间暴晒或烘烤则使维生素 C 损失严重，也会使胡萝卜素氧化造成蔬菜褪色。速冻蔬菜经过加工处理后，水溶性维生素有一定的损失，但胡萝卜素的损失不大。罐藏蔬菜在加工中，水溶性维生素和矿物质可能受热分解并随水分流失。蔬菜榨汁通常由多种蔬菜调配而成，包含了蔬菜中的主要营养成分，营养价值较高，但损失了大部分的膳食纤维。

3. 烹饪对蔬菜营养价值的影响

在烹饪过程中，蔬菜的处理、烹饪方式、烹饪时间及温度等都会影响蔬菜的营养价值，如长时间浸泡和烹饪，会使蔬菜的维生素 C 损失严重。

(三)水果的营养价值

1. 碳水化合物

水果中碳水化合物的含量比蔬菜高，为 5%～30%，主要以双糖或单糖形式存在，如苹果和梨以果糖为主，葡萄、草莓以葡萄糖和果糖为主。一般仁果类以果糖为主，核果类以蔗糖为主，浆果类以葡萄糖及果糖为主。

水果中富含膳食纤维，包括纤维素、半纤维素和果胶，其中果胶的含量丰富。果胶有促进肠胃蠕动的作用，是天然的缓泻剂；果胶还是果汁和果酱不可缺少的稳定剂和增稠剂，在山楂、苹果、海棠中的含量较高。

2. 维生素

水果中含有丰富的维生素，尤其是维生素 C。枣类(鲜枣、酸枣)、柑橘类(橘、柑、橙、柚)和浆果类(猕猴桃、沙棘、黑加仑、草莓、刺梨)中的维生素 C 含量较高。此外，水果中还有适量的维生素 D、胡萝卜素等。红、黄色水果中含有的胡萝卜素较多，如杏、柿子等。

3. 矿物质

水果中的矿物质主要是钾、镁、钙等元素。水果是膳食钾的重要来源，钠的含量较低。水果干制后，矿物质浓缩，葡萄干、杏干、干枣、桂圆干等成为矿物质的良好来源。

4. 其他有益成分

水果中的有机酸，如果酸、柠檬酸、苹果酸、酒石酸等的含量比蔬菜丰富，能刺激人体消化腺分泌，增进食欲，有利于食物的消化；同时，有机酸对维生素 C 的稳定有保护作用。富含色素是水果的特色，它赋予水果不同的颜色。水果中的酚类物质，如酚酸类、黄酮类、花青素类、单宁类、花色苷等，对果品的色泽和风味有较大的影响。

(四)储藏和加工对水果营养价值的影响

1. 储藏对水果营养价值的影响

水果因富含维生素，以生食为佳。储藏不当可引起水果中维生素 C 的损失，低温或气调冷藏可以造成水果中维生素和风味成分的损失。

2. 加工对水果营养价值的影响

在加工水果时，维生素 C 等营养素的保存率与原料的特点、储藏条件和加工工艺有很大的关系。若水果被加工为纯果汁(是带果肉的混浊汁)，纯果汁中含有除部分膳食纤维之外的全部营养成分；若水果被加工为澄清汁，则澄清汁中只含有糖分、矿物质和部分水溶性维生素。加工果酱和果脯时，需要加入大量蔗糖长时间熬制和浸渍，一般含糖量可达 50%～70%。进行水果干制时，维生素 C 的损失较大，但可使矿物质得到浓缩。

思考练习

一、判断题

1. 谷类与少量的豆类、乳类、蛋类或肉类共同食用，会提高谷类蛋白质的营养价值。（　　）

2. 一般用清水淘洗米，也可以用热水淘洗，不要使劲搓洗，否则米中的水溶性维生素容易流失。（　　）

3. 豆类中的植物红细胞凝集素是一种能够凝集人和动物红细胞的蛋白质，能影响动物的生长发育，但不耐热，加热可使之被破坏。（　　）

4. 水果中富含膳食纤维，包括纤维素、半纤维素和果胶，其中以纤维素最为丰富。（　　）
5. 野生蔬菜和水果的营养素含量往往低于栽培蔬菜和水果。（　　）

二、选择题

1. 谷类所含的（　　）为7%～16%。
A. 蛋白质　　B. 脂肪　　C. 纤维素　　D. 水分

2. 豆类中脂肪含量最高的是（　　），而其他淀粉豆类的脂肪含量则甚少。
A. 赤小豆　　B. 大豆　　C. 绿豆　　D. 豌豆

3. 大豆蛋白中含有组氨酸、异亮氨酸、亮氨酸、赖氨酸、蛋氨酸、苯丙氨酸、苏氨酸、色氨酸和缬氨酸9种必需氨基酸，其中（　　）的含量可以与动物蛋白相媲美。
A. 赖氨酸　　B. 苯丙氨酸　　C. 蛋氨酸　　D. 异亮氨酸

4. 蔬菜中含水分多，一般新鲜蔬菜中含65%～95%的水分，多数含水量在（　　）以上。
A. 80%　　B. 85%　　C. 90%　　D. 95%

5. 深绿色蔬菜的（　　）含量较高。
A. 维生素 B_2　　B. 维生素 B_1
C. 维生素 C　　D. 维生素 D

三、填空题

1. 在中国人的膳食结构中，将__________食物及其制品称为“主食”。
2. 谷皮的主要成分是__________、__________。
3. 豆类抗营养因子包括__________、__________、__________、__________、__________。
4. 蔬菜中脂肪低于__________，是低能量食品。
5. 蔬菜干制后，营养素含量会升高，但蔬菜在脱水过程中，__________有部分损失，损失的程度因干制方法的不同而不同。

四、思考题

简述储藏和加工对谷类营养价值的影响。

扫码查看答案

任务二　动物性食物的营养价值

◈ 知识目标：

1. 了解蛋类及其制品的营养价值；
2. 熟悉畜禽肉的营养价值；
3. 掌握乳类及其制品的营养价值。

◈ 技能目标：

1. 针对常见的动物性食物，能说出其主要营养素的组成；
2. 能评价常见动物性食物的营养价值并合理选择动物性食物。

◈ 素质目标：

1. 培养实事求是、善于思辨的能力；
2. 增强健康自助、健康助人的使命感；
3. 激发创新精神，树立均衡营养的意识。

一、畜禽肉的营养价值

肉及肉制品是人们日常饮食生活中不可缺少的食物，不仅是因为它们具有诱人的香味，更主要的是其富含人类所需要的多种营养物质，能满足机体正常生长发育的需要。

一般来说，肉类食品包括动物的肌肉、内脏及其制品。人类消费的主要肉类来自家畜、家禽和水产动物，如猪、马、牛、羊、鸡、鸭、鹅、鱼、虾等。肉类食品经加工烹调，味道鲜美，营养素容易被消化吸收，饱腹感强，是营养价值较高的食品。

肉类的营养成分含量随动物的种类、部位、年龄及肥瘦程度的不同而有显著差异，如在肥瘦程度不同的肉类中，蛋白质和脂肪的含量差别极大。一般内脏中的脂肪含量较少，维生素和矿物质的含量则比较丰富，而且其氨基酸模式最接近人体的需要。

(一)畜禽肉的组织结构

1. 肌肉组织

肌肉组织是畜禽肉的主要构成部分，也是肉类最有食用价值的部分。畜禽肉的肌肉组织一般占肉体的50%～60%。横纹肌是构成肌肉组织的主要成分，肌纤维是构成横纹肌的最小结构单位。肌纤维中含有大量的优质蛋白质、较多的矿物质和各种酶类，对人体健康发挥着重要作用。

2. 脂肪组织

脂肪组织是决定畜禽肉品质的重要因素，它也决定畜禽肉的食用价值。脂肪组织一般沉积在皮下、肾脏周围及腹腔内肠膜的表面，一部分与蛋白质相结合存在于肌肉中，一般占畜禽肉体的20%～30%。肌肉中的脂肪能使畜禽肉的风味柔滑而鲜美，食用价值很高。

3. 结缔组织

结缔组织在畜禽体内执行机械职能，由它连接机体的各部分，建立起软硬支架，具有连接和保护机体组织的作用。畜禽肉的结缔组织有腱、筋膜、血管等，结缔组织占肉体的9%～11%。结缔组织主要由2种蛋白质构成，即胶原蛋白与弹性蛋白，其营养价值低且不易被消化。

(二)畜肉的营养价值

1. 蛋白质

畜肉的蛋白质主要存在于动物肌肉组织和结缔组织中，含量占动物总质量的10%～20%，比一般植物性食物(豆类除外)要高。其中，猪肉的蛋白质含量较低，平均在15%；牛肉的蛋白质含量较高，为15%～20%；羊肉的蛋白质含量为9%～17%，介于猪肉和牛肉的蛋白质含量之间。

蛋白质含量最高的部位是里脊，如猪里脊的蛋白质含量高达21%。在家畜内脏中，肝脏的蛋白质含量高，约为19%；心肾的蛋白质含量一般为14%～17%。某些畜肉，如兔肉的肌肉组织中的蛋白质含量超过20%。

畜肉蛋白质含有各种必需氨基酸和条件必需氨基酸，尤其是精氨酸、组氨酸、苏氨酸、赖氨酸和蛋氨酸等植物蛋白所缺少的氨基酸，而且在种类和比例上接近人体需要，极易被人体消化吸收利用，所以营养价值很高，属于完全蛋白质。但结缔组织中的间质蛋白，其色氨酸、酪氨酸、蛋氨酸的含量很少，属于不完全蛋白质。肉类蛋白质与植物蛋白搭配食用，互相补充，能提高各自的营养价值。

2. 脂类

脂类是畜肉所有成分中所占比例的变化范围最大的，其含量可随动物种类、年龄、肥育状况及部位的不同而不同。各种畜肉的脂肪含量由高到低为：猪肉＞羊肉＞马肉（狗肉）＞牛肉＞驴肉＞兔肉。畜肉脂肪以饱和脂肪酸为主，主要成分是甘油三酯、少量卵磷脂、胆固醇和游离脂肪酸。动物内脏的脂肪含量低，但胆固醇含量高。

畜肉中脂肪的含量一般为10%～30%，含饱和脂肪酸较多，熔点高，不易被人体消化吸收。脂肪的熔点与饱和脂肪酸的比例有关，猪肉脂肪含有约40%的饱和脂肪酸，通常在常温下呈液态，消化率可达90%；牛肉和羊肉脂肪中的饱和脂肪酸比例在50%以上，熔点在40℃以上，消化率较低。畜禽的脑、内脏中含有比较多的胆固醇，应避免过多摄入。

3. 碳水化合物

畜肉中一般含1%～3%的碳水化合物，平均为1.5%。肉类碳水化合物的含量低，对人体的影响较小，但对肉的口感和风味影响较大。

总体来说，畜肉中碳水化合物的含量都很低。畜肉中的碳水化合物主要是糖原，一部分存在于肝脏中，一部分存在于肌肉组织中。动物被宰杀后，糖原含量下降。在储存过程中，由于糖酵解作用继续进行，畜类体内的糖原进一步减少。

4. 矿物质

畜肉中的矿物质含量为1%～2%，是铁、锌、铜、硒等的重要膳食来源。其中，钠和磷的含量较高，钾的含量低于蔬菜、水果、豆类、粗粮等植物性食物，钙的含量则更低。肉中所含的铁主要以血红素铁的形式存在，它的吸收利用不受其他因素的影响，生物利用率高，是膳食铁的良好来源。肝脏是铁的储存器官，含铁量居各脏器之首，如100 g猪肝里含铁量高达22.6 mg。其他内脏器官（如肾）中也含有较多的矿物质。畜血中含有多种矿物质，其吸收利用率高，也是膳食铁的优质来源。

5. 维生素

畜禽肉是膳食中B族维生素的重要来源，包括维生素B_1、维生素B_2、维生素B_{12}、烟酸、叶酸等。畜肉中以B族维生素和维生素A为主，也含极少量的维生素D及维生素C。内脏的维生素含量比肌肉高，其中肝脏的维生素含量最为丰富。肝脏是维生素A、维生素D、维生素B_2的良好来源。此外，瘦肉中脂溶性维生素的含量较低；肥肉的主要成分是脂肪，维生素的含量比较低。

（三）禽肉的营养价值

禽肉通常是指鸡肉、鸭肉、鹅肉等。它们所含的营养成分与畜肉的营养成分相近，是人类食物中蛋白质的重要来源。禽肉营养很丰富，含有人体所需要的各种主要营养物质，如蛋白质、脂肪、碳水化合物以及钙、磷、铁、维生素等。因此，禽肉一直被公认为是最好的滋补食品之一。

1. 蛋白质

禽肉中蛋白质的平均含量为20%，高于一般畜肉。禽肉蛋白质富含必需氨基酸，其氨基酸模式与乳、蛋中的氨基酸模式相似，比畜肉更适合人体。常见禽肉的蛋白质含量如下：鸡肉为23.5%，鸭肉为16.5%，鹅肉为10.8%。禽肉蛋白质是一类完全蛋白质，含有人体所需的必需氨基酸，能维持人体正常的生长发育，补充营养，供应能量，调节生理功能。

2. 脂类

禽肉中的脂肪含量较低，约为 9.1%，普遍低于畜肉，但禽肉中不饱和脂肪酸的比例比畜肉高。禽肉脂肪含有丰富的必需脂肪酸（不饱和脂肪酸），熔点低，易被人体消化吸收。另外，禽肉的结缔组织和脂肪均匀相间分布，比畜肉更为鲜嫩、更易消化。

3. 维生素

禽肉中 B 族维生素的含量丰富，特别是富含烟酸，如 100 g 鸡胸脯肉中烟酸的含量为 10.8 mg。脂溶性维生素的含量不高，有的部位维生素 E 的含量只有 90 μg 左右。

禽类内脏中的维生素含量比较高，是维生素 A、维生素 D、维生素 E 和维生素 B_2 的良好来源。禽类肝脏中的维生素含量高于畜肉，尤其是鸡肝中维生素 A 的含量非常高。禽类肝脏和肾脏中 B 族维生素的含量也是十分丰富的。

4. 矿物质

与畜肉相似，禽肉中的铁、锌、硒等矿物质的含量很高，但是钙的含量不高。禽类肝脏中富含多种矿物质，其含量远高于禽肉部分。肝脏和血液中铁的含量十分丰富，每 100 g 含铁量高达 10～30 mg，是膳食中铁的最佳来源。此外，禽类的心脏和肾脏中的矿物质含量也很丰富。

（四）畜禽肉加工制品的营养价值

在日常饮食生活中，人们经常食用的肉制品既有腊肉、卤肉、熏肉等传统肉加工品，也有西式火腿、香肠等。以畜禽肉为基础原料，适当添加其他配料，可构成美味多样的肉制品。

在肉制品中，水分含量越高，脂肪和蛋白质的含量就越低。普通肉肠的蛋白质含量约为 15%，脂肪含量为 20%～30%，胆固醇含量较高。脂肪可以让肠类口感滋润、切片性好，如果脂肪含量过低，则肠类的口感不佳。午餐肉的营养价值与灌肠相似，脂肪和胆固醇的含量普遍较高。传统酱肉的脂肪含量主要取决于肉类原料本身的脂肪含量。正常情况下，酱牛肉、去皮鸡肉等产品的脂肪含量会低于 10%，而酱肘子、酱猪头肉、带皮酱鸭等肉制品的脂肪含量可达 20% 以上。

此外，在制作酱卤肉制品时，由于长时间烹制，一些 B 族维生素会遭到破坏，肉类缩水导致部分脂肪流失到汤中，但是矿物质等会被浓缩。酱卤肉制品中的蛋白质、铁、锌的含量都比原料肉的含量高，是人体蛋白质、矿物质和维生素的良好来源。传统的腊肉和熏肉的储存时间过长，会使部分脂肪发生氧化，营养价值会有所降低。

二、蛋类及其制品的营养价值

禽蛋主要有鸡蛋、鸭蛋、鹅蛋和鹌鹑蛋，还有鸽子蛋、火鸡蛋和鸵鸟蛋等。其中，鸡蛋的消费量最大。蛋类具有很高的营养价值和特殊的理化性质，各种蛋类在营养成分上大致相同。

（一）蛋类的营养价值

1. 蛋白质

蛋类蛋白质的含量一般在 9%～15%，蛋黄中的蛋白质以脂蛋白和磷蛋白为主。在蛋类蛋白质中，蛋清蛋白质的氨基酸组成适合人体的需要，消化率高，是最理想的优质蛋白质。

生鸡蛋的消化率只有 50% 左右。鸡蛋中含有蛋白酶抑制剂，能抑制蛋白质的吸收，还能和鸡蛋中的生物素结合生成极难被人体消化的复合物，妨碍人体吸收生物素。加工烹调可使鸡蛋中的抗营养因子失去活性，蛋白质的消化率可达 96%。

2. 脂类

蛋类脂肪的含量在 11%～15%。其中，蛋清中的脂肪含量极少，98%的脂肪集中在蛋黄内，呈乳化状，分散成细小颗粒，容易被消化吸收。甘油三酯占蛋黄中脂肪的 62%～65%，磷脂占 30%～33%，固醇类占 4%～5%。

蛋黄是磷脂良好的食物来源，蛋黄中的磷脂主要是卵磷脂和脑磷脂，除此之外，还有神经鞘磷脂。卵磷脂具有降低血胆固醇的作用，并能促进脂溶性维生素的吸收。此外，蛋类的胆固醇含量极高，主要集中在蛋黄部分。

3. 碳水化合物

蛋类中含碳水化合物较少，蛋清中主要是甘露糖和半乳糖，蛋黄中主要是葡萄糖，大部分以与蛋白质结合的形式存在。

4. 矿物质

蛋类的矿物质主要存在于蛋黄内，蛋清中的含量极低。蛋黄中的矿物质含量为 1.0%～1.5%，其中以磷、钙、钾、钠含量较多，每 100 g 蛋黄中含磷高达 240 mg。此外，蛋黄中还含有丰富的铁、镁、锌、硒等微量元素。

蛋黄中的铁含量虽然较高，但主要是以非血红素铁的形式存在，因此生物利用率不高，仅为 3%左右。

5. 维生素

蛋类的维生素含量较为丰富，且种类较为齐全，如 B 族维生素、维生素 A、维生素 D、维生素 E、维生素 K 及微量的维生素 C 等。其中，维生素 A 和维生素 B_2 的含量十分丰富，一个鸡蛋约可满足成人女子一日维生素 B_2 需要量的 13%和维生素 A 需要量的 22%。

绝大部分的维生素都集中在蛋黄内，蛋清中的维生素含量十分稀少。此外，蛋类的维生素含量受品种、季节和饲料的影响较大。鹌鹑蛋、乌鸡蛋中的某些矿物质，如铁、锌、硒等的含量略高于普通鸡蛋。

(二)几种鲜蛋的营养价值

1. 鸡蛋

鸡蛋是我国居民主要食用的蛋类之一，来源广，价格低，补养性强。鸡蛋蛋白质的营养价值高，含量丰富。每 100 g 鸡蛋中大约含有 13.3 g 的蛋白质，能够满足人体一日需要量的 22%左右。鸡蛋中维生素 A、铁的含量也比较高，但是由于鸡蛋中卵黄高磷蛋白的干扰，铁的吸收率很低，因此一般不用鸡蛋作为膳食铁的补充来源。鸡蛋中碳水化合物、维生素 B_1 和维生素 B_2 的含量比较低。

2. 鸭蛋

鸭蛋的蛋白质含量约为 8.7%，脂肪含量约为 9.8%，低于鸡蛋，但碳水化合物的含量较高，最高可达 10%，矿物质、维生素 A 的含量也高于鸡蛋。

3. 鹅蛋

鹅蛋的蛋白质含量约为 12.3%，脂肪约为 14%，碳水化合物为 3.7%，矿物质含量约为 1%，维生素含量较其他蛋类要低一些。

(三)蛋类加工制品的营养价值

我国有制作咸蛋的传统饮食习俗，咸蛋对营养素的影响不大，但是增加了钠盐的含量。制作松花蛋会使维生素 B_1 受到一定程度的破坏。此外，制作工艺上会使用铅盐、铜盐或锌盐，这使其中矿物质的含量有所增加。制作蛋粉对蛋白质的利用率没有影响，对维生素 A 和维生素 D 的影响也不大，但是会造成 B 族维生素的损失。

三、乳类及其制品的营养价值

乳汁是哺乳动物的最佳天然食品，它能满足新生儿生长发育的需要。乳类以牛乳为代表，还包括羊乳、马乳、牦牛乳等。乳制品种类繁多，可以大致分为液体乳制品、乳粉、灭菌乳、乳酪、奶油、炼乳、冰激凌和其他乳制品等。

牛乳及其制品是膳食中蛋白质、钙、磷、维生素 A、维生素 D 和维生素 B_2 的重要供给源之一。各种营养成分受乳牛品种、哺乳期和各种环境因素的影响而有所波动，其中以脂肪的波动幅度最大，蛋白质次之。

（一）牛乳的营养价值

1. 蛋白质

牛乳中蛋白质的平均含量大约为 3.0%，主要有酪蛋白、乳清蛋白和脂肪球膜蛋白。酪蛋白的含量最高，占乳蛋白质的 80%～82%。酪蛋白在 pH=4.6 的状态下沉淀，与钙结合为酪蛋白钙，进而与胶态磷酸钙生成酪蛋白钙-磷酸钙的复合物。该复合物中也含有镁、柠檬酸等营养物质，主要以胶粒的形式存在于牛乳中，使牛乳具有不透明性。

牛乳中的酪蛋白发生酸沉淀后，剩余的清液称为乳清。乳清中含有多种蛋白质，如乳白蛋白和乳球蛋白等。牛乳蛋白质的消化率为 87%～89%，生物价为 85。牛乳中还含有谷类食品的限制氨基酸，可与谷类食品互补。

羊乳的蛋白质含量为 3.5%～3.8%，酪蛋白的含量低，在胃中形成的凝乳块小而细软，更容易被消化。研究结果显示，婴儿对羊乳的消化率可达 94%以上。

2. 脂类

天然牛乳中的脂肪以脂肪球的形式分散于乳液中，含量为 3.5%～4.5%。乳脂肪的熔点低于体温，消化率高，可达 95%左右。乳脂肪中脂肪酸的种类远远多于其他动植物脂肪酸的种类，可达 20 多种。此外，乳脂肪中还含有少量的卵磷脂、脑磷脂和胆固醇等。羊乳的脂肪微粒大小仅为牛乳的 1/3，比牛乳更容易被消化吸收。

3. 碳水化合物

牛乳中所含的碳水化合物主要是乳糖，其余为少量的葡萄糖、果糖和半乳糖。牛乳的乳糖含量为 4.5%～5.0%，甜度很低。乳糖酶可以分解乳糖为葡萄糖和半乳糖，供人体吸收利用。婴儿出生后，消化道内含有较多的乳糖酶，随着年龄的增长，乳糖酶的活性和含量也逐渐下降。当食用乳及乳制品时，乳中的乳糖可能不被分解成单糖而吸收，而是被肠道细菌分解，转化为乳酸，伴有胀气、腹泻等症状，该症状为“乳糖不耐症”。

4. 矿物质

牛乳中含有十分丰富的矿物质，如钾、钠、钙、镁等，含量为 0.70%～0.75%，其中钙的含量很高，约为母乳的 3 倍。牛乳的钙磷比较为合理，还有维生素 D、乳糖等促进吸收的因子，因此钙的吸收利用率很高，是膳食中钙的最佳来源。不过，牛乳中铁、铜、锰、铬等微量元素的含量都比较低。羊乳的矿物质含量比牛乳略高一些，约为 0.85%，其中钙、磷的含量十分丰富，是天然钙的良好来源之一。

5. 维生素

牛乳中几乎含有人体所需的各种维生素，是人类膳食中B族维生素的良好来源，但维生素C的含量较低；脂溶性维生素中，维生素D和维生素A的含量相对较低。牛乳的淡黄色主要来源于类胡萝卜素和维生素B_2，它们的含量因季节、饲养条件及加工方式的不同而有变化，其他B族维生素的含量则相对稳定。

牛乳的钙含量丰富，100 g牛乳中含钙104 mg，能够满足成人每日需要量的13%。牛乳中的钙不仅含量高，而且钙磷比合理，非常适合人体的营养需求。羊乳的钙含量低于牛乳，100 g羊乳中含钙82 mg，比牛乳少22 mg。

(二)乳制品的营养价值

1. 酸乳

酸乳是原料乳经过发酵工艺得到的乳制品。发酵过程中的乳糖分解、蛋白质凝结及不同程度的降解，提高了消化利用率，能够减轻乳糖不耐症的症状。酸乳包括原味酸乳及各种果味酸乳。由于配料和工艺的不同，酸乳的营养成分也有所区别。

酸乳中富含乳酸菌，对人体具有特殊的营养保健功能。乳酸菌具有抑菌、杀菌作用，还能促进食物消化和肠道蠕动，预防便秘；乳酸菌还具有降低血清胆固醇的作用，可预防由冠状动脉硬化引起的心脏病，具有防癌、抗癌的作用。此外，酸乳还有利于肠道内双歧杆菌的生长。双歧杆菌是人体肠道中典型的有益细菌，可以使菌群保持正常平衡。双歧杆菌及其代谢产物能阻断肠道内致癌物的产生，提高巨噬细胞的吞噬功能，增强人体免疫力。双歧杆菌还能在肠道内合成多种维生素，如维生素K等，由此对增进人体健康发挥重要作用。

2. 乳粉

乳粉包括全脂乳粉、脱脂乳粉和调制乳粉。由于加工方法不同，乳粉的营养成分也有一定的区别。乳粉在加工过程中要经杀菌、浓缩和喷雾干燥处理，因此，具有热敏性的营养素会有损失。例如，牛乳经喷雾干燥，其中的维生素C可损失20%，B族维生素可损失30%，维生素B_1可损失10%。乳粉的蛋白质消化率有所改善。

全脂乳粉是鲜乳经过浓缩除去70%～80%的水分之后，再经过干燥而成的分装制品。脱脂乳粉由于去除了乳中的脂肪，脂溶性维生素的损失很大。

婴幼儿配方乳粉是母乳的替代品，是调整牛乳中各种营养物质的含量，使之接近母乳的营养成分比例，并且减小乳脂肪颗粒大小，使之与母乳脂肪颗粒大小相当的一种配方乳粉。

3. 灭菌乳

灭菌乳是将新鲜生牛乳过滤，经过高温杀菌后制成的饮用牛乳。经巴氏灭菌或高温灭菌的牛乳，仅破坏了部分维生素C和维生素B_1(约有20%的损失)，其他营养成分与新鲜生牛乳差别不大。

4. 乳酪

乳酪也称为奶酪、干酪等，其种类很多，随产地、制法、外形和理化性质不同而表现出差异。干酪是将酪蛋白从乳的固体成分中分离出来，把水分去除制成的。因此，干酪是高蛋白、高脂肪、高矿物质的食品。在干酪制作过程中，维生素D和维生素C被破坏和流失，其他维生素则大部分能保留。由于发酵作用，乳糖的含量降低，蛋白质被分解成肽和氨基酸等产物，不仅赋予了干酪独特的味道，还利于消化吸收。

5. 奶油

奶油是由牛乳中分离出来的脂肪制成的产品，一般脂肪的含量可达 80%～83%，含水量低于 16%，主要用于佐餐和面包、糕点的制作。由于去除的只是蛋白质，牛乳中原有的维生素 A、维生素 D 能够得到很好的保存并浓缩，水溶性维生素则绝大部分被损失。例如，100 g 奶油中维生素 A 的含量高达 800 μgRE，而维生素 B_1 的含量却仅有 0.02 mg。

6. 炼乳

炼乳是把原料牛乳经过消毒均质之后，在低温真空条件下浓缩去除其中 2/3 的水分，再装罐杀菌而成的一种乳制品。

均质及加热处理造成炼乳的维生素部分损失，除脱脂炼乳之外，其他营养素的损失不大。甜炼乳中添加了大量蔗糖，血糖生成指数高，营养素之间的比例失衡，不适合糖尿病患者食用。淡炼乳没有加糖，它被水稀释后，除维生素含量较低外，其他营养价值与鲜乳相接近。

四、水产品的营养价值

水产品包括动物性和植物性水产品，动物性水产品主要是指各种鱼类、虾类、蟹类、贝类等，植物性水产品包括海带、紫菜和海藻类等。这里主要介绍鱼类的营养价值。

（一）鱼类的营养价值

鱼类是动物性水产品的重要代表，在营养学上有特殊的营养意义。

1. 蛋白质

鱼肉中蛋白质的含量为 15%～25%，生物利用率高达 85%～95%。鱼肉中含有人体必需的各种氨基酸，尤其富含亮氨酸和赖氨酸，但色氨酸的含量偏低。鱼类组织柔软细嫩，较畜禽肉类更易消化，其营养价值与畜禽肉类近似。鱼肉中还含有牛磺酸，可促进胎儿和婴儿的大脑发育。贝类中的牛磺酸含量高于鱼类，鱼类又高于畜禽肉类。

青皮红肉鱼中含有较多的组氨酸，腐败变质时形成大量的组胺，是引起食物中毒的原因之一。

2. 脂类

鱼类中脂肪的含量因品种不同而差异很大，绝大多数鱼类的脂肪含量一般在 1%～3%。一些鱼类的脂肪主要存在于肌肉当中，如鲤鱼、鲱鱼；还有一些鱼类的脂肪主要存在于内脏（如肝脏）中，如鳕鱼；也有的鱼类把脂肪储存在小肠中，如真鲈等。

鱼类脂肪多由不饱和脂肪酸组成（可达 70%～80%），熔点低，常温下为液态，消化率高达 95%左右。鱼类的脂肪酸以油酸为主，易被氧化而产生恶臭。鱼类脂肪含有多不饱和脂肪酸 DHA、EPA，它们具有特殊的营养功能，是脑、精子及视网膜的构成物质。正是因为 DHA 和 EPA 对人类脑细胞的生长、发育有着重要的功能，它们又被称为“脑黄金”。

通常每 100 g 鱼肉中含有 50～70 mg 胆固醇，含量略低于畜肉类。一般情况下，甲壳类动物的脂肪含量通常要低于鱼类，虾蟹、贝类、鱼子中胆固醇的含量比较高，心血管疾病患者不宜过多食用。

3. 矿物质

水产品中各种矿物质的含量丰富，钙、硒等矿物质的含量明显高于畜肉类，微量元素的生物利用率也比较高。一般情况下，鱼类的矿物质含量为 1%～2%；磷的含量十分丰富，约占总灰分的 40%；此外，还含有丰富的钠、钾、镁等。海产品中还含有丰富的碘，是碘的主要来源。

水产品中含有的矿物质元素非常容易被人体消化吸收。

4. 维生素

水产品中维生素 A、维生素 D、维生素 E 的含量均高于畜肉类，有的鱼肉中含有丰富的 B 族维生素。例如，绝大多数的海鱼内脏都是维生素 A 和维生素 D 的丰富来源，鳝鱼中含有丰富的维生素 B_2 及烟酸。生鲜鱼中存在硫胺素酶，在生鱼存放或者生食时，会破坏鱼体内的部分维生素 B_1。不过，通过烹饪加热能够破坏硫胺素酶的活性，减少维生素 B_1 的损失。

(二)其他水产品的营养价值

在日常饮食生活中，水产品中的软体动物是人们喜爱的食物种类，虾、蟹等也是百姓餐桌上常见的美味佳肴。

1. 软体动物的营养价值

软体动物按照形态的不同，可以分为双壳软体动物和无壳软体动物 2 大类。双壳软体动物包括蛤类、牡蛎、扇贝等，无壳软体动物包括章鱼、乌贼等。总体来说，软体动物中含有丰富的蛋白质和微量元素，某些软体动物中还含有较多的维生素 A 和维生素 E，但脂肪和碳水化合物的含量普遍很低。软体动物的蛋白质中含有人体需要的全部必需氨基酸，其中酪氨酸和色氨酸的含量普遍高于鱼肉和牛肉。贝类肉中还含有丰富的牛磺酸，贝类中牛磺酸的含量普遍高于鱼类，其中海螺、毛蚶和杂色蚶的含量最高，100 g 新鲜肉中牛磺酸的含量高达 500～900 mg。软体动物中的矿物质含量十分丰富，是硒、锌、铜等微量元素的最佳来源。贝类、虾类和鱼类也是钙的良好来源。牡蛎肉中的含锌量极高，是膳食中锌的良好来源。

2. 虾和蟹的营养价值

(1)虾的营养价值：虾分为淡水虾和海水虾 2 大类。常见的青虾、河虾、草虾、小龙虾等都是淡水虾；对虾、明虾、基围虾、琵琶虾、龙虾等都是海水虾。

以对虾为例，100 g 虾肉中含有的蛋白质、脂肪和碳水化合物分别为 18.6、0.8 和 2.8 g，属于高蛋白低脂肪类的食品。100 g 虾肉中含有的钙、铁、锌分别为 62.00、1.50、2.38 mg，均高于一般的海产鱼类。虾皮中也含有丰富的钙，特别适宜作为老年人和儿童的补钙食品。

(2)蟹的营养价值：蟹分为河蟹、海蟹和湖蟹等品种。蟹肉味道鲜美、质地细嫩，蟹肉中蛋白质、矿物质的含量比较高。以河蟹为例，100 g 河蟹肉中蛋白质、脂肪和碳水化合物的含量分别为 17.5、2.6(胆固醇 267 mg)和 2.3 g；矿物质中钙、硒和维生素 A 的含量高，此外还含有锌、铁。

思考练习

一、判断题

1. 肉类的营养成分含量随动物的种类、部位、年龄及肥瘦程度的不同而有显著差异，如在肥瘦程度不同的肉类中，蛋白质和脂肪的含量差别极大。 (   )

2. 畜肉类中的蛋白质含量占动物总质量的 10%～20%，比一般的植物性食物(豆类除外)要低。 (   )

3. 我国传统饮食文化中有吃生鸡蛋的习俗，营养丰富，十分科学。 (   )

4. 牛乳中蛋白质的平均含量仅为 3.0%，因此不是蛋白质的优质来源。 (   )

5. 鱼肉中的蛋白质含量为 15%～20%，但生物利用率并不高。 (   )

二、选择题

1. 各种畜肉的脂肪含量由高到低为：(　　)。

A. 羊肉>猪肉>牛肉　　B. 猪肉>羊肉>牛肉

C. 猪肉>牛肉>羊肉　　D. 牛肉>羊肉>猪肉

2. 肝脏是(　　)的储存器官，其含量居各脏器之首。

A. 钙　　B. 锌　　C. 铁　　D. 硒

3. 蛋黄中的铁含量虽然较高，但主要是以非血红素铁的形式存在，因此生物利用率不高，为(　　)左右。

A. 3%　　B. 8%　　C. 12%　　D. 20%

4. 随年龄的增长，人体内乳糖酶的活性和含量逐渐(　　)。

A. 下降　　B. 上升　　C. 不变　　D. 不能确定

5. 虾皮中含有丰富的(　　)，特别适宜于老年人和儿童食用。

A. 钙　　B. 铁　　C. 锌　　D. 硒

三、填空题

1. 畜肉类的蛋白质中含有各种必需氨基酸，在种类和比例上接近人体需要，极易被人体消化吸收利用，所以营养价值很高，属于____________蛋白质。

2. 鸡蛋中含有____________，不仅能抑制蛋白质的吸收，还妨碍人体吸收生物素，因此生鸡蛋的消化率很低，只有50%左右。

3. 鱼肉中含有____________，可促进胎儿和婴儿的大脑发育，防止成人动脉硬化。

4. 灭菌乳必须在____________条件下储存，否则很容易腐败变质。

5. 鱼脂肪中含有多不饱和脂肪酸____________、____________，它们具有特殊的营养功能，是脑、精子及视网膜的构成物质。它们还对人类脑细胞的生长、发育有着重要的功能，所以又被称为“脑黄金”。

四、思考题

简述酸乳的保健作用。

扫码查看答案

任务三　酒、茶叶、调味品的营养价值

◆ **知识目标：**

1. 了解饮酒及饮茶；
2. 熟悉酒、茶叶、调味品的种类及其营养价值；
3. 掌握正确使用调味品的方法。

◆ **技能目标：**

1. 针对典型的酒、茶叶，能描述其营养价值；
2. 能评价常见调味品的营养价值并合理选择调味品。

◆ **素质目标：**

1. 激发对中华优秀传统文化的自豪感，培养爱国情怀；
2. 培养实事求是、勇于担当的使命感。

一、酒的营养价值

我国根据制造方法的差异将酒划分为 3 类，即蒸馏酒、发酵酒和配制酒。下面介绍几种常见酒的营养价值。

(一)蒸馏酒

蒸馏酒是以粮谷、薯类、水果等为主要原料，经发酵、蒸馏、陈酿、勾兑制成的酒，主要包括白酒、白兰地、威士忌等，我国以白酒居多。蒸馏酒种类繁多，风味各异，但均以酒精为主要成分，酒精含量在 20%～60%。

(二)啤酒

啤酒属于发酵酒，是世界上饮用范围最广、消费量最多的酒。我国啤酒的酒精含量一般在 3.5%左右。啤酒营养丰富，除含有酒精和二氧化碳外，还含有果糖、麦芽糖和糊精等碳水化合物，以及矿物质如钙、磷、钾、镁和锌等。

(三)葡萄酒

葡萄酒是果酒中最有代表性的一种，是以新鲜葡萄或葡萄汁为原料，经发酵而成的酒。葡萄酒的酒精含量一般大于 7%。葡萄酒的营养成分有酒精、有机酸、挥发酯、多酚及丹宁物质、丰富的氨基酸、糖和多种维生素，还有钾、钙、镁、铜、锌、铁等矿物质。

(四)黄酒

黄酒是中国最古老的饮料酒，它具有独特的风味和很高的营养价值。黄酒中含有碳水化合物、糊精、有机酸、维生素等营养成分，其氨基酸含量是发酵酒之首。黄酒在我国传统中医学中经常被用作药引，具有很好的补益增效的作用。黄酒中的营养成分极易被人体消化吸收。

酒类中的酒精可以提供较多的能量，特别是高度白酒。每克酒精含有约 27 kJ(6.45 kcal)的能量。不同酒中的酒精含量及能量见表 4-2。

表 4-2　不同酒中的酒精含量及能量

酒的名称	100 g 酒的酒精量/g	100 g 酒的能量/kJ	100 g 酒的能量/kcal
啤酒	3.4	159	38
葡萄酒	8.9	282	67
黄酒(均值)	10.2	266	64
38°白酒(剑南春)	31.6	929	222
52°白酒(五粮液)	44.4	1 301	311
56°白酒(二锅头)	48.2	1 413	338

二、茶叶的营养价值概述

我国是茶叶的故乡，《神农本草经》中记载了“神农尝百草，日遇七十二毒，得茶而解之”的传说。陆羽在《茶经》中称：“茶者，南方之嘉木也。一尺二尺，乃至数十尺，其巴山峡川有两人合抱者……”在公元 9 世纪，我国茶叶生产栽培技术最先传到日本，而后流行于世界。

(一)我国茶叶的种类

1. 绿茶

绿茶属于不发酵类茶，是我国产区最广、产量最高、品种最佳的一类茶叶，其产量占我国茶叶总产量的70%左右。

2. 红茶

红茶属于全发酵茶类。在国际茶叶市场上，红茶贸易量占世界茶叶总贸易量的90%以上。鲜茶叶通过发酵促使自身含有的多酚类物质发生生物氧化，产生茶红素、茶黄素等，形成红茶特有的色、香、味。

3. 乌龙茶

乌龙茶又名青茶，属于半发酵茶类。乌龙茶具有绿叶红镶边的特点，具有代表性的乌龙茶有铁观音、冻顶乌龙茶等。

4. 黄茶

黄茶属于微发酵茶类，其品质特点是黄叶、黄汤、香气清悦、滋味醇厚，如湖南的君山银针、四川的蒙顶黄芽、浙江的平阳黄汤、安徽的霍山黄芽和黄大茶等。

5. 白茶

白茶属于轻微发酵茶类，主产区为福建、广东等地，主销东南亚和欧洲。白茶分为芽茶和叶茶2类。

6. 黑茶

黑茶属于后发酵茶，主产区为四川、云南、湖北、湖南等地。黑茶压制成的砖茶、饼茶、沱茶等紧压茶，是少数民族不可缺少的饮品。

7. 再加工茶类

再加工茶类是以绿茶、红茶、乌龙茶等6大茶类为原料进行再加工而成的固态和液态茶，包括花茶、紧压茶、速溶茶、浓缩花茶、风味茶、保健茶及液态茶饮料等。

(二)茶叶的营养价值和保健成分

1. 茶叶的营养价值

(1)碳水化合物：包括单糖、双糖和多糖3类。碳水化合物的含量占干物质总量的20%～25%。单糖和双糖又称可溶性糖，易溶于水，是形成茶叶滋味的物质之一；多糖不溶于水，是衡量茶叶老嫩程度的重要指标。茶叶中的水溶性果胶是形成茶汤厚度和外形光泽度的重要成分之一。

(2)蛋白质与氨基酸：蛋白质的含量占干物质总量的20%～30%。能溶于水、直接被利用的蛋白质含量仅为1%～2%，这部分水溶性蛋白质是形成茶汤滋味的成分之一；大部分蛋白质不溶于水，最终存在于茶渣中而被废弃。茶叶中的氨基酸种类丰富，且含有婴儿生长发育所必需的组氨酸。氨基酸含量占茶叶干物质总量的1%～4%。

(3)脂类：包括脂肪、磷脂等，含量占干物质总量的8%左右，对茶叶的香气有着积极作用。

(4)维生素：茶叶中含有丰富的维生素，其含量占干物质总量的0.6%～1.0%。在各种维生素当中，维生素C的含量最高，100 g质量优异的绿茶中维生素C的含量可达250 mg左右。

(5)矿物质：茶叶中含有人体所需的多种矿物质。茶叶的含锌量高，尤其是绿茶，每克绿茶的平均含锌量达73 μg，有的茶叶品种甚至高达252 μg；每克红茶的平均含锌量较低，但也有32 μg。茶叶中铁的平均含量为每克干茶123 μg，每克红茶196 μg。

2. 茶叶的保健成分

(1)有机酸:茶叶中的有机酸种类很多,含量为干物质总量的 3%左右。茶叶中的有机酸多为游离的有机酸,有棕榈酸、亚油酸、乙烯酸等。有机酸也是茶叶香气的主要成分之一,现已发现茶叶香气中有机酸的种类达到 15 种。

(2)生物碱:包括咖啡因、可可碱和茶碱。其中,以咖啡因的含量最多,占 2%~5%;其他生物碱的含量甚微。因此,茶叶的生物碱含量常以咖啡因的含量为代表。咖啡因对人体有多种药理功效,如提神、利尿、促进血液循环、助消化等。

(3)色素:包括脂溶性色素和水溶性色素 2 部分,其含量仅占茶叶干物质总量的 1%左右。脂溶性色素不溶于水,有叶绿素、胡萝卜素等;水溶性色素有黄酮类物质、花青素及茶多酚氧化产物等。

(4)芳香物质:是茶叶中挥发性物质的总称。在茶叶化学成分的总含量中,芳香物质的含量并不高,一般鲜叶中含有 0.02%。鲜叶中的芳香物质以醇类化合物为主,成品绿茶的芳香物质则以醇类和吡嗪类物质居多。

(5)茶多酚:是茶叶中 30 多种酚类物质的总称,包括儿茶素、黄酮类、花青素等物质。茶多酚的含量占干物质总量的 20%~35%。在茶多酚的总量中,儿茶素约占 70%,它是决定茶叶色、香、味的重要成分,其氧化聚合产物如茶黄素、茶红素等,对红茶汤色的红艳度和滋味有决定性作用。黄酮类物质是形成红茶汤色的主要物质之一。

三、调味品的营养价值

调味品是指能调节食物色、香、味等感官性状的食品,包括鲜味剂、咸味剂、酸味剂等。调味品多来源于天然的植物花蕾、种子、皮、茎、叶等,有的来自天然的矿物性物质,还有的是人工酿造和提炼的产品。

(一)食盐的营养价值

食盐按照国家标准分为精制盐、粉碎洗涤盐和日晒盐。其中,精制盐占我国食盐总产量的 60%,氯化钠含量高达 99%以上,是家庭烹调用盐的主角;粉碎洗涤盐的氯化钠含量在 95%以上,适合于食品加工业;日晒盐产量低于前 2 个品种,占 15%左右,氯化钠含量在 93%以上,非常适合于传统的腌酱菜制作领域。

食盐的主要成分是氯化钠,粗盐中除氯化钠外,还有少量的碘、钙、镁和钾等。在酸、甜、苦、辣、咸五味当中,咸为“百味之主”,是绝大多数菜肴复合味的基础味。食盐是咸味的主要来源。食盐中的 Cl^- 和 Na^+ 能够调节机体溶液的渗透压,Cl^- 还是唾液淀粉酶的激活物质。日常生活中,100 g 食物的含盐量见表 4-3。

表 4-3 100 g 食物的含盐量 g

产品	含盐量	产品	含盐量	产品	含盐量
饮料	0.5~0.7	炖煮品	1.5~2.0	黄酱	12.0~15.0
面包	0.7	香肠类	2.4~4.9	酱油	12.0~18.0
汤菜	0.8~1.2	挂面	4.9~5.8	咸鱼	15.0~30.0
蛋黄酱	1.2~2.0	甜黄酱	6.0~7.0	腌菜	3.8~4.0

由表 4-3 可知，日常生活中，绝大多数的食物都含有食盐。为了避免摄取更多的食盐，在安排饮食生活时，要综合考虑食物的组成。

(二)酱油和酱的营养价值

酱油是我国传统的调味品，包括以豆类、面类、大米等为原料，经发酵而制成的液体或半固体状态的调味品。其中，酱的种类繁多，如以黄豆为原料制成的大豆酱、以蚕豆为原料制成的蚕豆酱、由豆类和面粉混合制成的黄酱和以面粉为原料制成的面酱等。原料在发酵过程中，其所含有的蛋白质会被分解成蛋白胨、肽和氨基酸等产物；淀粉会被分解成麦芽糖、单糖和有机酸等产物，有机酸进而发生反应生成酯类，从而赋予酱油独特的味道；氨基酸还可以和碳水化合物发生褐变生成黑褐色的物质，使酱油和酱类具有较深的颜色，能够引发人体强烈的食欲。

酱油和酱的鲜味主要来自发酵产物中的含氮化合物。优质酱油中含氮化合物的含量高，可达 1.8%左右，富含具有鲜味的谷氨酸和天冬氨酸。初制的酱油和酱中含有丰富的蛋白质、氨基酸、碳水化合物以及钙、磷和维生素 B_1 等营养成分。此外，酱油中还含有 2%左右的有机酸，从而给酱油带来特殊的风味；酱中的有机酸种类和数量更加丰富，富含柠檬酸、琥珀酸、乳酸等，从而使产品具有浓郁的酱香味。

(三)食醋的营养价值

食醋是以淀粉为主料，加上部分辅料，经过蒸煮、糖化、酒化，再进一步醋化而制成的调味品。与酱油相比，醋中蛋白质、脂肪和碳水化合物的含量都不高，但却含有较为丰富的钙和铁。醋含醋酸 3%～4%，有增进食欲、杀菌防腐等重要功效。

(四)味精和增鲜剂的营养价值

味精又叫谷氨酸钠，是谷氨酸的钠盐，多为白色晶体，稍有吸湿性，易溶于水。味精是咸味的增鲜剂，同时具有调和其他味道的功效。除味精外，目前市场上还有一些复合增鲜剂，如“鸡精”“牛肉精”“蔬之鲜”等，其主要成分是谷氨酸钠、肌苷酸钠、鸟苷酸钠等鲜味物质的混合物，因调味后能够赋予菜肴以浓郁的鲜味而深受消费者喜爱。此外，一些天然浸出物也可为菜肴增鲜，蚝油就是其中的代表。蚝油又称牡蛎油，不仅味道鲜美，而且含有比较丰富的氨基酸和铁、锌等微量元素。

(五)香辛料的营养价值

含有天然香辛料的植物分为烹调香草和香辛料。其中，烹调香草能够提供特殊的芳香物质，常见的有薄荷、百里香等；香辛料则主要用于烹调菜肴，常见的有茴香、豆蔻、砂仁、丁香、白芷、桂皮、花椒、大料、紫苏、大蒜、洋葱、姜等。通常香辛料并不被直接食用，且使用量较少，因此其营养价值对食品整体营养价值的影响不大。不过，绝大多数香辛料被国家卫生和计划生育委员会确定为既是食品又是中药材。传统中医学理论认为，香辛料对人体具有一定的保健作用。

思考练习

一、判断题

1. 我国居民的摄盐量普遍在 10 g/d 以下，少吃盐可使高血压患病率下降。（　　）

2. 经常饮用葡萄酒，不仅能为人体提供多种营养素和能量，还对预防肝病和心脏病有一定

的作用。（ ）

3. 过咸、过甜或油腻的食品，加醋或蘸醋吃，可以降低咸味、甜味，减少油腻感。（ ）

4. 体形肥胖者宜多饮红茶和花茶，体质瘦弱者宜多饮绿茶。（ ）

5. 酱油和酱中含有较多的食盐，因此高血压、心脏病患者应尽量少食酱油和酱类。（ ）

二、选择题

1. 我国根据制造方法的差异将酒划分为 3 类，即（ ）。（多选）

A. 蒸馏酒　B. 发酵酒　C. 配制酒　D. 啤酒

2. 过量饮酒对人体有害，严重的可造成（ ）中毒致死。

A. 钠　B. 酒精　C. 钾　D. 铅

3. 绿茶属于（ ）类茶，是我国产区最广、产量最高、品种最佳的一类茶叶，其产量占我国茶叶总产量的 70%左右。

A. 不发酵　B. 全发酵　C. 微发酵　D. 后发酵

4. 在酸、甜、苦、辣、咸五味当中，（ ）为“百味之主”，是绝大多数菜肴复合味形成的基础味。

A. 酸　B. 甜　C. 咸　D. 辣

5. 食醋是以（ ）为主料，加上部分辅料，经过蒸煮、糖化、酒化，再进一步醋化而制成的调味品。

A. 蛋白质　B. 脂肪　C. 淀粉　D. 纤维素

三、填空题

1. 通过调整饮料中天然营养素的成分和比例，以适应某些特殊人群营养需要的饮料为________饮料。

2. ________是茶叶中 30 多种酚类物质的总称，包括儿茶素、黄酮类、花青素等物质。

3. 夏季饮________茶，可清热、去火、降暑；秋冬季节最好饮________茶，以免引起胃寒、腹胀。

4. 在烹调菜肴的时候，如果已经添加了黄酱或者酱油，________就要酌情少加。

5. 蚝油又称牡蛎油，不仅味道鲜美，而且含有比较丰富的________、________、________等微量元素。

扫码查看答案

四、思考题

简述食醋在中式烹调时的重要作用。

实训　原料的营养价值评价

一、实训目的

（1）了解食物的营养成分及其价值，制订合理的饮食计划；

（2）了解食物能量密度和营养质量指数的概念；

（3）能利用食品标签及食物成分表的数据计算食物能量密度；

（4）能制订合理的饮食计划。

二、实训原理

食物的营养价值是指食物中所含能量和各类营养素满足人体营养需要的程度，其高低取决于所含有营养素的种类是否齐全、数量及相互比例是否适宜、是否易被人体消化吸收和利用。

1. 营养素密度

在评价各种食物的营养特点时，可以采用营养素密度进行评估。营养素密度即食物中的某营养素满足人体需要的程度。选用 100 g 食物为计量单位，营养素密度计算公式如下：

$$\text{营养素密度}=\frac{100\text{ g 某食物中的某营养素含量}}{\text{同量该食物所含能量}}\times 1\ 000$$

2. 营养质量指数

营养质量指数(index of nutrition quality，INQ)是一种结合能量和营养素对食物进行综合评价的方法，能够直观、综合地反映某食物提供的能量和营养素满足人体需求的情况，计算公式如下：

$$\text{INQ}=\frac{\text{某营养素密度}}{\text{能量密度}}=\frac{100\text{ g 某食物中的某营养素含量/该营养素的 RNI}}{100\text{ g 该食物所含能量/能量的 RNI}}$$

INQ=1，表示该食物营养素与能量的供给能力平衡，即营养素的供给能力与能量的供给能力相当，二者满足人体需要的程度相等，是“营养质量合格的食物”；

INQ>1，表示该食物营养素的供给能力超过能量的供给能力，也是“营养质量合格的食物”，该食物特别适合体重超重或肥胖的患者食用；

INQ<1，表示该食物营养素的供给能力低于能量的供给能力，为“营养价值低的食物”，长期食用该种食物，可能会发生该项营养素不足或供能过剩的危险。

三、实训准备

每个学生选取一种食物原料作为本次的实训对象，如大米、甘薯、小麦粉(富强粉)、燕麦片、馒头、黄豆、绿豆、芹菜叶、葡萄、葡萄干、花生仁、莲子、鸡蛋、猪瘦肉、猪肝、鸡胸脯肉、河虾等，选取一名本班同学作为食物的食用者，完成表 4-4。

表 4-4　选取食物及食用者

选取食物	食用者情况介绍

四、实训步骤

(1)根据食用者的年龄和性别查找其 RNI 或 AI 数值，填写表 4-5。

(2)计算每 100 g 该食物中能量及各营养素的含量。查食物成分表，确定每 100 g 食物中能量及各营养素的含量，并填写表 4-5。

(3)计算能量密度、营养素密度、INQ。

表 4-5 (　　)营养价值评价数据记录

能量/营养素	RNI/AI	每 100 g 食物中的含量	能量密度	营养素密度	INQ
能量/kcal					
蛋白质/g					
脂肪/g					
碳水化合物/g					
维生素 B_1/mg					
维生素 B_2/mg					
维生素 A/μg					
维生素 C/mg					
烟酸/mg					
维生素 E/mg					
钠/mg					
钙/mg					
磷/mg					

(4)根据表 4-5 中的填写内容，从营养素的含量、密度、INQ 和种类的角度评价该食物的营养价值，形成结论，完成表 4-6。

表 4-6 结论

营养素含量评价	营养素密度评价	营养素 INQ 评价	营养素种类评价

五、实训评价

按百分制记分，考核评分标准见表 4-7。

表 4-7 考核评分标准 分

考核内容	配分	配分标准	评分
营养素含量评价	15	评价内容是否全面和正确	
营养素密度评价	15	评价内容是否全面和正确	
营养素 INQ 评价	30	INQ 值计算结果是否正确,评价内容是否全面和正确	
营养素种类评价	10	评价内容是否全面和正确	
课堂表现	10	是否积极参与	
知识掌握	15	知识掌握是否牢固	
完成时间 100 min	5	是否按时完成	
总计	100		

资源拓展

酸性食品与碱性食品

食品的酸碱性与其本身的 pH 无关(味道是酸的食品不一定是酸性食品),主要是由食品经过消化、吸收、代谢后,最后在人体内变成酸性或碱性的物质来界定。产生酸性物质的食品被称为酸性食品,如动物的内脏、肌肉和植物种子(五谷类)等;产生碱性物质的食品被称为碱性食品,如蔬菜瓜豆类、茶类等。

长期食用酸性食品易使人体形成酸性体质,酸性体质对健康的影响如下:

(1)对循环系统的影响:体液偏酸使血液的黏稠度增高、血液循环减慢,血液中的脂类物质易沉积在血管壁上,导致早期动脉硬化、血栓或心脑血管疾病。

(2)对骨骼的影响:偏酸的体液可刺激甲状旁腺,使甲状旁腺激素分泌增多,骨骼释放到血液中的钙增多。钙虽然可以中和血液中的酸,但这样长期“借”钙会导致骨质疏松、骨质增生、骨骼变形及牙齿损害等。

(3)对眼睛的影响:体液偏酸使血液的黏稠度增高、血液循环减慢,对组织细胞的供氧量减少,易造成组织细胞衰老死亡,而眼底的血管又细又长,所以极易受累病变,使循环不畅,发生眼部疾病。

(4)对皮肤的影响:偏酸的体液使皮脂腺的微酸性状态受到破坏,失去了对细菌的抑制作用,易引发痤疮、毛囊炎、疖肿等感染性皮肤病。据调查,80%痤疮患者的体液偏酸。体液偏酸会使血液的黏稠度增高、血液循环减慢,黑色素及酸性产物在皮下淤积,出现色素斑、皮肤干燥以及皮肤弹性差、晦暗等问题。此时,皮肤还处于高敏感的状态,极易过敏。

(5)对免疫系统的影响:体液偏酸会使人的免疫力降低,易患感冒及其他感染性疾病。因此,体液的酸碱平衡对健康与美容起着很重要的作用。

“双创”小课堂

植物基乳制品的研究与开发

一、项目背景

随着人们健康和环保意识的增强，植物基乳制品成为市场上的新宠。相比传统的动物乳制品，植物基乳制品具有无乳制品过敏风险、环保可持续等优势，越来越受到消费者的青睐。然而，目前市场上植物基乳制品的品种和质量还有待提高。因此，“植物基乳制品的研究与开发”将是一个具有发展潜力的领域。

二、项目目的

(1)创新研发植物基乳制品，满足消费者对健康、环保食品的需求；

(2)推动乳制品行业的转型升级，促进植物基食品的发展；

(3)提高植物基乳制品的品质和口感，提升市场竞争力，开拓新的市场空间。

三、主要思路及步骤

1. 植物基原料的筛选与处理

(1)筛选适用于乳制品生产的植物基原料，如大豆、椰浆、杏仁等。

(2)进行原料处理，提取所需的蛋白质、膳食纤维等成分，并将其制成符合产品要求的原料。

2. 配方研发与工艺优化

(1)开展乳制品配方研发工作，确定植物基乳制品的配比及添加剂。

(2)优化生产工艺，确保产品口感、营养成分等符合消费者的需求。

3. 产品试制与品质评估

(1)进行小规模的植物基乳制品试制，评估产品的口感、外观、保存期限等品质指标。

(2)收集消费者的反馈意见，不断改进和完善产品，确保产品能够符合市场需求。

4. 包装设计与营销推广

(1)设计符合植物基乳制品特点的包装，以突出产品的健康、天然属性。

(2)开展产品的市场推广活动，提升产品知名度和市场占有率。

5. 建立供应链与销售渠道

(1)与植物基原料供应商建立稳定的合作关系，保障原料供应的质量和稳定性。

(2)拓展销售渠道，包括线下超市、电商平台等，让消费者更便捷地购买到植物基乳制品。

6. 倡导健康生活理念与社会责任

(1)弘扬健康饮食理念，倡导消费者适量食用植物基乳制品，关注健康生活。

(2)关注社会环保与可持续发展，积极推动绿色包装、循环利用等做法。

"思政"小课堂

工匠精神与大学生职业素养

工匠精神是指追求卓越、精益求精的态度和精神。工匠精神注重细节，追求完美。职业素养是指一个人在从事特定职业的过程中所需要具备的道德、品质、能力和知识等方面的素养。对于食品专业的学生来说，工匠精神和职业素养的培养尤为重要，因为食品行业直接关系到人们的生命健康和社会稳定。食品专业学生工匠精神和职业素养的培养离不开思想政治教育的引导。

通过培养工匠精神，可以帮助学生在食品加工和烹饪过程中注重每一个细节，严谨细致。他们会更加注重食材的选择、对加工过程的控制，确保食品的卫生安全和营养价值，从而为人们的健康提供保障，激发他们对食品营养价值和健康关注的兴趣。通过理论学习和实践操作，学生能够更深入地了解食品中营养成分的特点和作用，掌握营养搭配的原则，培养健康饮食的意识。他们会在学习过程中不断追求知识和技能的完美，提升自身的专业素养，在食品营养与健康领域进行创新和探索。学生可以通过设计和制作健康食品、开展研究项目、探索和推广健康饮食理念，为社会提供更多、更好的健康食品选择。他们在实践中不断追求卓越，推动食品行业的发展和健康中国建设。

食品行业是一个高度专业化和技术密集的行业，学生必须具备扎实的食品科学知识和相关技能，熟练掌握食品生产、加工、质量检测等方面的技术和方法。只有不断地学习和实践，不断地提升自己的职业素养，才能适应食品行业的发展需求。

工匠精神强调对产品质量的追求和精益求精的态度。在食品行业，追求卓越品质可以确保生产出安全、健康、优质的产品，满足消费者的需求，提升企业的竞争力和声誉。良好的职业素养包括遵守行业规范、严格执行卫生标准、注意食品安全问题。在食品行业，保障食品安全是至关重要的，只有遵守规章制度、严格把控生产流程，才能确保生产的产品符合标准，不会给消费者带来食品安全风险。

工匠精神强调注重细节、精益求精。在食品行业，细节决定成败，只有将每一个细节都做到位，才能生产出优质的产品。同时，良好的职业素养也包括团队协作精神，只有团队协作，才能将工作做得更加完美。工匠精神注重不断学习、不断提升自我，追求技术和知识的不断积累。在食品行业，持续学习新的技术、了解最新的食品安全标准和法规是非常重要的，只有不断学习，才能跟上行业的发展步伐。工匠精神强调传承和保护传统工艺和文化价值观。在食品行业，传承食品文化、保护传统工艺是非常重要的，只有传承传统文化，才能使食品行业繁荣发展。

作为食品行业的从业者，秉持工匠精神和具备良好的职业素养可以提升个人的素质和职业水平，同时也有助于推动食品行业的良性发展，更好地服务消费者，创造更多的社会价值。

项目五

保健食品与营养强化食品

【案例导入】

近日，四川自贡的代蕊（化名）向《法治日报》记者反映，她60岁的母亲在网上看到名为“长寿编码”的保健食品的相关宣传后，毫不犹豫地下了单，并对其疗效深信不疑，还要“拉着外婆一起吃”。

“吃了就能长寿？这种事一听就是假的，而且‘长寿编码’上的备案号在有关平台上也查不到。但我母亲却不这么认为，我们怎么劝也劝不住，目前她已经在这上面花了3万多元了。”代蕊说。

现实中，像代蕊母亲这样对保健商品功能天花乱坠的宣传深信不疑的老年人不在少数。此前，有媒体披露多起向老年人兜售“健康管理仪”进行欺诈的案例，黑心商家向老年人鼓吹一款按摩仪能“包治百病”，导致多位老年人花费15 900元购买该产品，甚至有人停用了医院建议服用的药物。而经市场监管部门调查，这款按摩仪只是一款普通的家用电器，出厂价为1 880元。

公开报道显示，近年来，类似“健康管理仪”等保健商品引发的涉老骗局层出不穷。一些不良商家精准拿捏了老年人对养生保健的需求，利用老年人获取信息渠道单一、对信息辨别能力不足、容易轻信他人的特点，忽悠老年人高价购买。

“包治百病”“对抗衰老”“只需半年，让你的身体从70岁回到60岁，60岁回到50岁”……这些看上去“一眼假”的宣传，为何老年人对此深信不疑？如何科学看待“保健食品”？如何才能根治虚假宣传售卖保健商品的乱象？

（案例来源：《法治日报》，作者陈磊、丁一，发表日期为2024年6月29日。）

任务一　保健食品与营养强化食品的定义与种类

◈ **知识目标：**

1. 了解营养强化食品的定义和种类；

2. 熟悉食品营养强化的意义及营养强化剂的使用要求；

3. 掌握保健食品的定义、种类和应当符合的基本要求。

◆ **技能目标：**

1. 能够分辨保健食品的真伪及其适宜人群；

2. 能够明晰营养强化剂的使用要求。

◆ **素质目标：**

培养依法、依规、按标准做事的职业素养。

一、保健食品的定义与种类

（一）保健食品的定义

《食品安全国家标准　保健食品》（GB 16740—2014）第 2.1 条将保健食品定义为："声称并具有特定保健功能或者以补充维生素、矿物质为目的的食品。即适用于特定人群食用，具有调节机体功能，不以治疗疾病为目的，并且对人体不产生任何急性、亚急性或慢性危害的食品。"保健食品属于特殊食品，而非药品，不能代替药物治疗疾病。

（二）保健食品的种类

保健食品可以分为 2 大类。

1. 营养素补充剂

这类保健食品主要是为了补充维生素和矿物质，其目的不在于提供能量，而是为了补充膳食营养素供给的不足，预防营养素缺乏，并降低发生某些慢性退行性疾病的危险性。常见的营养素补充剂有维生素类、矿物质类等。

2. 功能性保健食品

这类保健食品以调节人体机能为目的，具有特定的健康功能。根据国家规定的 24 种功能，功能性保健食品可以分为以下 11 类：

（1）有助于增强免疫力类：如免疫球蛋白、胶原蛋白、多种维生素和矿物质等。

（2）有助于维持血脂健康水平类：如深海鱼油、卵磷脂、茶多酚等。

（3）有助于维持血糖健康水平类：如苦瓜提取物、铬酵母、蜂胶等。

（4）有助于抗氧化类：如维生素 C、维生素 E、硒等。

（5）辅助改善记忆类：如鱼油、DHA 等。

（6）缓解视觉疲劳类：如叶黄素、维生素 A 等。

（7）促进排铅类：如蛋白质、维生素 C 等。

（8）清咽润喉类：如胖大海、菊花、陈皮等。

（9）有助于维持血压健康水平类：如芹菜籽提取物、葛根等。

（10）有助于改善睡眠类：如褪黑素、珍珠粉等。

（11）其他功能类：如改善痤疮、改善骨密度、辅助保护胃黏膜、改善缺铁性贫血、调节肠道菌群、促进消化、通便等。

（三）保健食品应当符合的基本要求

《中华人民共和国食品安全法》第七十五条规定，保健食品声称保健功能，应当具有科学依据，不得对人体产生急性、亚急性或者慢性危害。第七十八条规定，保健食品的标签、说明书不得涉及疾病预防、治疗功能，内容应当真实，与注册或者备案的内容相一致，载明适宜人群、不适宜人群、功效成分或者标志性成分及其含量等，并声明“本品不能代替药物”。保健食品的功能和成分应当与标签、说明书相一致。

保健食品应当符合以下基本要求：

(1)经必要的动物和/或人群功能试验，证明其具有明确、稳定的保健作用。

(2)各种原料及其产品必须符合食品卫生要求，对人体不产生任何急性、亚急性或慢性危害。

(3)配方的组成及用量必须具有科学依据，具有明确的功效成分。如在现有技术条件下不能明确功能成分，应确定与保健功能有关的主要原料名称。

(4)标签、说明书及广告不得宣传疗效作用。

二、营养强化食品的定义与种类

(一)营养强化食品的定义

根据不同人群的需要，为保持食品原有的营养成分，或者为了补充食品中所缺乏的营养素，向食品中添加一定量的营养强化剂，以提高其营养价值，这样的食品称为营养强化食品。

(二)营养强化食品的种类

1. 按营养强化目的分类

根据不同的强化目的，可将营养强化食品分为以下5类：

(1)营养素强化食品：添加原来含量不足的营养素的食品，如向谷物类食品中添加赖氨酸。

(2)营养素恢复食品：补充加工中损失的营养素的食品，如向橙汁中添加维生素C等。

(3)营养素标准化食品：尽可能满足食用者全面的营养需要而加入各种营养素的食品。

(4)维生素化食品：向原来不含某种维生素的食品中添加该种维生素的食品。

(5)功能化食品：食品的功能因子强化，向原来不含某种或某些功能因子的食物中添加该功能因子，使强化后的食品具有一定生理调节功能的食品，如向谷物类食品中添加膳食纤维。

2. 按强化食品种类分类

(1)强化谷类食品：谷类食品的品种很多，但人们食用的主要是小麦和大米。谷类籽粒内营养素的分布很不均匀，在碾磨过程中，特别是在精制时，很多营养素易损失。从营养的角度看，糊粉层非常重要，但它却容易在碾磨加工时受到损失，碾磨得越精，其损失越多。因此，许多国家或地区对面粉、面包、大米等谷类食品进行营养强化。

(2)强化副食品：主要包括强化食用油脂，如强化人造奶油；强化调味料，如强化食盐(碘强化食盐、铁强化食盐、低钠盐、维生素B_2营养盐等)、强化酱油(铁强化酱油、锌强化酱油、高钙低盐酱油等)、强化醋(钙铁锌复合强化醋、维生素复合强化醋等)、维生素强化饮料、强化罐头、强化乳制品等。

(3)强化婴幼儿食品:通常是将婴幼儿时期需要的营养素经过详细计算后,全部添加到一种主食品中制成强化婴幼儿食品。强化婴幼儿食品主要包括母乳化乳粉和育儿乳粉,分为乳基婴儿配方食品、豆基婴儿配方食品、较大婴儿和幼儿配方食品3类。

(4)强化军粮:是出现得最早,也是要求较高的强化食品。为了适应严酷的战争环境,军粮既要营养全面,又要便于携带、易于烹煮、便于开启和食用。平时的军粮可以和一般民用粮食相仿,到了战时,则必须采用强化食品。为了携带方便,强化军粮以高能压缩食品为主,即将几种不同的食品混合置于一个包装盒内。这些食品按照有关的能量及营养素含量计算而定,并配成一餐的供应量。根据不同军粮的特点,增补适当的营养强化剂。

(5)混合型营养强化食品:将各种不同营养特点的天然食物互相混合,取长补短,以提高食物营养价值的强化食品称为混合型营养强化食品。混合型营养强化食品的营养学意义在于发挥各种食物中营养素的互补作用,大多是在主食物中混入一定量的其他食物,以弥补主食物中营养素的不足。混合型营养强化食品主要补充蛋白质的不足,或增补主食物中的某种限制氨基酸,其他则为补充维生素、矿物质等。作为增补蛋白质、氨基酸用的天然食物主要有乳粉、鱼粉、大豆浓缩蛋白、大豆分离蛋白、各种豆类,以及可可、芝麻、花生、向日葵等榨油后富含蛋白质的副产品等。我国在利用天然食物及其制品进行食品营养强化方面有着悠久的历史。例如,我国北方地区的"杂合面"以及各地的谷豆混食等早已被应用。

(6)其他强化食品:食品营养强化已经有100多年的历史,强化食品的种类繁多,不胜枚举,而且还在不断增加。除前面介绍的强化食品外,近年来,市场上出现了很多强化水溶性维生素及钙、铁、锌等营养素的饮料、糖果及罐头类强化食品。此外,还有适应各种特殊人群和不同职业营养需要的强化食品以及疗效食品等。

3.按添加的营养强化剂种类分类

有用维生素类营养强化剂、氨基酸类营养强化剂、矿物质类营养强化剂及脂肪酸类营养强化剂等强化的营养强化食品,还有用若干富含营养素的天然食物作为强化剂的混合型强化食品等。较多的营养强化食品是强化谷类食品和强化乳粉。

4.按产品形态分类

按产品形态,营养强化食品有药品剂型和食品型2大类。其中,药品剂型营养强化食品有胶囊剂、片剂、颗粒剂、散剂、口服液或糖浆剂、蜜膏、露剂、鲜汁、茶剂等;食品型营养强化食品有饮料、乳制品、保健酒、饼干、蛋白粉等。

三、食品营养强化的意义及营养强化剂的使用要求

(一)食品营养强化的意义

1.弥补天然食物的营养缺陷

自然界中除母乳以外,没有一种天然食物能满足人体的各种营养素需要。有针对性地进行食品营养强化、增补天然食物缺少的营养素,可有效提高人们的营养和健康水平。

2.补充食品在加工、储存及运输过程中营养素的损失

食品在加工、储存及运输过程中受到机械、化学、生物等因素的影响,均会引起部分营养素的损失。为了弥补营养素的损失,在食品中适当增补一些营养素是很有意义的。

3.简化膳食处理，方便摄食

天然的单一食物难以含有人体所需的全部营养素，人们必须同时进食多种食物。例如，婴儿在6个月以后，需增加辅助食品。若在其乳制品中强化多种维生素和矿物质元素等，可以满足婴儿的营养需要。

4.适应不同人群的营养需要

对于不同年龄、性别、工作性质以及处于不同生理、病理状况的人来说，他们所需要的营养是不同的，对食品进行不同的营养强化可分别满足他们的需要。

5.预防或减少营养缺乏症的发生

营养强化是营养干预的主要措施之一，在改善人群的营养状况方面发挥着巨大的作用。例如，对缺碘地区居民的食盐加碘可大大降低甲状腺肿的发病率，用维生素 B_1 防治以精米为主食地区的脚气病等。营养强化食品对于改善营养缺乏不仅效果良好，而且价格低廉，适于大面积推广。

（二）营养强化剂的使用要求

营养强化剂是指为了增加食品的营养价值而被加入食品中的天然或人工合成的营养素和其他营养成分。营养强化剂的使用应满足以下要求：

（1）营养强化剂的使用不应导致人群食用后营养素和其他营养成分摄入过量或不均衡，不应导致任何营养素及其他营养成分的代谢异常。

（2）营养强化剂的使用不应鼓励和引导与国家营养政策相悖的食品消费模式。

（3）添加到食品中的营养强化剂应能在特定的储存、运输和使用条件下保持质量的稳定。

（4）添加到食品中的营养强化剂不应导致食品一般特性，如色泽、滋味、气味、烹调特性等发生明显不良改变。

（5）不应通过使用营养强化剂夸大食品中某一营养成分的含量或作用，误导和欺骗消费者。

（6）营养强化剂在食品中的使用范围、使用量应严格遵守《食品安全国家标准 食品营养强化剂使用标准》（GB 14880—2012）中的要求。营养强化剂的产品质量应严格遵守对应国家标准中对该类营养强化剂的要求。上述标准中允许使用的营养强化剂有：维生素A、β-胡萝卜素、维生素D、维生素E、维生素K、维生素 B_1、维生素 B_2、维生素 B_6、维生素 B_{12}、维生素C、烟酸、叶酸、泛酸、生物素、胆碱、肌醇、铁、钙、锌、硒、镁、铜、锰、钾、磷、*L*-赖氨酸、牛磺酸、左旋肉碱（*L*-肉碱）、γ-亚麻酸、叶黄素、低聚果糖、1，3-二油酸 2-棕榈酸甘油三酯、花生四烯酸、DHA、乳铁蛋白、酪蛋白钙肽、酪蛋白磷酸肽。

思考练习

一、判断题

1.所有人大体上的营养需求是一样的，营养强化的内容也应该是一样的。（ ）

2.对营养强化剂的产品质量没什么要求，能起到强化作用就好。（ ）

3.使用营养强化剂不应鼓励和引导与国家营养政策相悖的食品消费模式。（ ）

4.强化副食品主要包括强化食用油脂，如强化人造奶油、强化调味料。（ ）

5.天然的单一食品中大多含有人体所需的全部营养，只有少部分食品需要进行营养强化。（ ）

二、选择题

1. 混合型营养强化食品的营养学意义在于发挥各种食物中营养素的(　　)。
A. 加合作用　　B. 互补作用
C. 协同作用　　D. 拮抗作用

2. 从营养的角度看，最适合人食用的是(　　)。
A. 精米　　B. 抛光米　　C. 糙米　　D. 糯米

3. 自然界中除(　　)以外，没有一种天然食品能满足人体的各种营养素需要。
A. 母乳　　B. 牛乳　　C. 小米粥　　D. 鸡蛋

4. 食品营养强化主要是为了(　　)和简化膳食处理，方便摄食。(多选)
A. 弥补天然食物的营养缺陷
B. 补充食品在加工、储存及运输过程中营养素的损失
C. 适应不同人群的营养需要
D. 预防营养缺乏

5. 补充蛋白质、氨基酸可以用的天然食物有(　　)、豆类，以及可可、芝麻、花生、向日葵等榨油后富含蛋白质的副产品等。(多选)
A. 乳粉　　B. 鱼粉
C. 大豆浓缩蛋白　　D. 大豆分离蛋白

三、填空题

1. 军粮既要____________，还要便于携带、易于烹煮、便于开启和食用。

2. 保健食品按产品形态可分为____________型和____________型 2 大类。

3. 营养强化剂在食品中的____________、____________应严格遵守《食品安全国家标准 食品营养强化剂使用标准》(GB 14880—2012)的要求。

4. 对缺碘地区居民的食盐加碘可大大降低____________的发病率，用____________防治食米地区的脚气病等。

5. 婴儿在 6 个月以后，需增加辅助食品。若在其乳制品中强化多种____________和____________等，可以方便地满足婴儿的营养需要。

扫码查看答案

四、思考题

功能性食品、保健食品和营养强化食品有什么区别与联系？

任务二　保健食品的营养与健康要求

◈ **知识目标：**

1. 了解保健食品的功能性营养成分；
2. 熟悉保健食品原料应满足的法律法规要求；
3. 掌握保健食品的标签标志要求。

◈ **技能目标：**

1. 能够正确认识保健食品的营养价值、保健功能；
2. 能够根据人群需求正确挑选并使用保健食品。

◉ **素质目标：**

1. 培养依法、依规做事的职业素养；
2. 激发开拓创新、明辨求真的科学精神。

一、保健食品的功能性营养成分

保健食品除含有普通食品中的常规碳水化合物、蛋白质、脂肪、维生素、矿物质外，还可能含有其他功能性营养成分。

（一）功能性碳水化合物

1. 膳食纤维

膳食纤维是一种具有一定生理功能的多糖。根据是否溶解于水，可将膳食纤维分为2大类：可溶性膳食纤维和不可溶性膳食纤维。可溶性膳食纤维来源于果胶、藻胶、魔芋等。可溶性膳食纤维在胃肠道内和淀粉等碳水化合物交织在一起，并延缓后者的吸收，因此可以起到降低餐后血糖的作用。不可溶性膳食纤维的最佳来源是全谷类粮食，包括麦麸、麦片、全麦粉、糙米、燕麦、全谷类食物等。不可溶性膳食纤维可以促进胃肠道蠕动，加快食物通过胃肠道的速度，减少吸收；另外它在大肠中吸收水分软化大便，可以起到防治便秘的作用。

2. 功能性低聚糖

功能性低聚糖又称为非消化性低聚糖，包括水苏糖、棉籽糖、异麦芽酮糖、乳酮糖、低聚果糖、低聚木糖、低聚半乳糖、低聚异麦芽糖、低聚异麦芽酮糖、低聚龙胆糖、大豆低聚糖、低聚壳聚糖等。

3. 活性多糖

活性多糖是指具有某种特殊生理活性的多糖化合物，如灵芝多糖、枸杞多糖、香菇多糖、黑木耳多糖、海带多糖、松花粉多糖等，具有双向调节人体生理节奏的功能。

（二）氨基酸、活性肽和活性蛋白质

1. 氨基酸

保健食品除含有人体必需的8种必需氨基酸外，可能还含有牛磺酸、精氨酸、谷氨酰胺、半胱氨酸等。

2. 活性肽

活性肽是1 000多种肽的总称（如大豆肽、深海鱼皮肽、海参肽等）。活性肽对人体的生理周期有调节作用，常见的有谷胱甘肽、大豆低聚肽等。

3. 活性蛋白质

活性蛋白质是指除具有一般蛋白质的营养作用外，还具有某些特殊生理功能的一类蛋白质，如乳铁蛋白、免疫球蛋白、超氧化物歧化酶、溶菌酶、大豆蛋白等。

（三）功能性脂类

保健食品中常见的功能性脂类包括亚油酸、亚麻酸、花生四烯酸、EPA、DHA、磷脂等。

（四）植物活性成分

保健食品中可能还含有其他生物活性成分，如有机硫化合物、有机醇化合物（植物甾醇和

六磷酸肌醇)、有机酸、类胡萝卜素、原花青素和花色苷、皂苷和萜类化合物等。

二、保健食品的健康要求

(一)以中草药、中草药提取物为原料的保健食品的健康要求

以中草药或中草药提取物为原料生产的保健食品应考虑到中草药、中草药提取物本身的内源性毒性，毒性本身与中草药的种类、生长环境、中草药提取物的浓度有直接关系，一般建议选取安全性较高的中草药原料品种。以中草药提取物为原料生产的保健食品还应充分考虑到提取物的浓度和纯度对产品安全性的影响。

(二)保健食品原料及保健食品生产、贮藏期间的外源性污染

(1)以动植物为原料的保健食品，应充分考虑原料生产环节的农药、化肥、土壤环境、灌溉水源、抗生素、激素、病原菌等外源性污染对原料安全方面的影响。

(2)保健食品在加工、运输、贮藏环节应充分考虑腐败变质、厂区和容器卫生环境等外源性污染造成的产品安全问题。

三、保健食品的原料要求

(一)保健食品的原料种类

(1)根茎类保健食品原料：人参、甘草、葛根、大蒜、白芷、肉桂、姜类、百合、薤白、山药等。

(2)叶类保健食品原料：茶、银杏、芦荟、桑叶、荷叶、紫苏等。

(3)果类保健食品原料：沙棘、枸杞子、山楂、栀子等。

(4)种子类保健食品原料：枣类(大枣、酸枣仁)、豆类(刀豆、白扁豆)、苦杏仁、薏苡仁、决明子、胖大海等。

(5)花草类保健食品原料：花粉、金银花、红花、菊花、丁香、鱼腥草、蒲公英、薄荷、藿香等。

(6)真菌类保健食品原料：虫草、灵芝、蜜环菌、茯苓等。

(7)藻类保健食品原料：螺旋藻、小球藻、杜氏藻、海藻等。

(8)动物类保健食品原料：昆虫、蛇、蜂蜜、蜂王浆、蜂胶、海洋动物、鸡内金等。

(二)保健食品原料应满足的法律法规要求

(1)《保健食品原料目录》和《允许保健食品声称的保健功能目录》，由国家市场监督管理总局会同国家卫生健康委员会、国家中医药管理局制定、调整并公布。

(2)《保健食品原料目录》应当包括原料名称、用量及其对应的功效；列入《保健食品原料目录》的原料只能用于保健食品生产，不得用于其他食品生产。

(3)使用《保健食品原料目录》以外原料的保健食品和首次进口的保健食品应当经国家市场监督管理总局注册。但是，首次进口的保健食品中属于补充维生素、矿物质等营养物质的，应当报国家市场监督管理总局备案。其他保健食品应当报省、自治区、直辖市人民政府市场监督管理部门备案。

(4)进口的保健食品应当是出口国(地区)主管部门准许上市销售的产品。

（三）药食同源保健食品原料的功效性

属于药食同源的保健食品原料应按照要求在国家规定的药食同源名录范围内，功效说明可参考《本草纲目》和2020年版《中华人民共和国药典》第一部中对这类原料的性味归经和功能与主治的描述。同时应考虑，即使是同一种或同一大类原料，它作为食品原料和药品原料的原料验收要求和标准不同；其种养殖管理、种养殖环境的不同，导致各成分占比存在较大差异，营养价值和功效性也会存在较大的差异。

（四）挑选、使用保健食品的注意事项

1. 谨防购买假冒伪劣产品

假冒产品是指使用不真实的厂名、厂址、商标、产品名称、产品标志等，从而使客户、消费者误以为该产品就是正版的产品。伪劣产品是指质量低劣或者失去使用性能的产品。

科学购买保健食品，要做到"一看二查三辨"：一要查看销售场所资质。到证照齐全的正规场所购买保健食品，特别要注意有没有营业执照和食品经营许可证（或食品销售备案编号）。网上购买时，要选择资质齐全、信誉度高的自营、专卖等店铺，并保留好交易记录和相关凭证。二要查验外包装和说明书。选购产品时，要仔细查看外包装标签标志和产品相关信息，认准保健食品"蓝帽子"。三要辨别广告和宣传内容。保健食品不能代替药物，也不能代替日常饮食，要坚持平衡膳食。营养素补充剂类的保健食品，还要注意不要与同类营养素补充剂同时食用。

2. 谨防标签、说明书的夸大和虚假宣传

依据我国法律规定，国家对保健食品进行严格的监督管理，并要求使用保健食品原料目录以外原料生产的保健食品和进口的保健食品应当申请保健食品注册。应当注册的保健食品，注册时应当提交保健食品的研发报告、产品配方、生产工艺、安全性和保健功能评价、标签、说明书等材料及样品，并提供相关证明文件。为防止夸大和虚假宣传，对功能声称、标签、说明书的内容也有明确的法律要求，同时相关部门会对注册产品组织技术评审。监管部门会对保健食品生产企业依照法定程序、条件和要求进行管理，同时将表明产品安全性、保健功能和质量可控性的材料提交至市场监督管理部门进行存档、公开、备查。依法应当备案的保健食品，备案时应当提交产品配方、生产工艺、标签、说明书，以及表明产品安全性和保健功能的材料。同时，相关部门会对符合规定的企业和产品颁发证书。

大部分正规的保健食品厂家为了规避自身的企业风险，在标签和说明书的内容上会非常谨慎。但受很多因素的影响，目前仍然有不少厂家会利用噱头和消费者的消费心理对自家产品进行夸大宣传，蒙蔽消费者。

3. 谨防保健食品进行广告虚假宣传

保健食品虚假宣传的情况主要包括以下几类：

（1）以新闻报道形式发布广告；通过渲染、夸大某种健康状况或者疾病，或通过描述某种疾病容易导致的身体危害，使公众对自身健康产生担忧、恐惧、误解，误认为不使用这些保健食品会患某种疾病或导致身体健康状况恶化。

（2）用公众难以理解的专业化术语、神秘化语言等描述产品的作用特征和机理。

（3）利用或出现国家机关及相关事业单位、医疗机构、学术机构、行业组织的名义和形象，或以专家、医务人员和消费者等的名义和形象为产品功效做证明。

(4)含有无法证实的所谓“科学或研究发现”“实验或数据证明”等方面的内容,或与其他保健食品或者药品、医疗器械等产品进行对比,贬低其他产品的情形。

(5)利用封建迷信进行保健食品宣传、宣称产品为家传秘方、含有“安全”“无毒副作用”“无依赖性”等承诺、含有“最新技术”“最高科学”“最先进制法”等绝对化的用语和表述等,均属于保健食品夸大和虚假宣传。

4. 科学合理地使用保健食品

科学合理地使用保健食品非常重要,保健食品针对适宜人群能起到一定的保健作用,但对不适宜人群或使用不恰当时,可能会适得其反。保健功能及适宜人群与不适宜人群见表 5-1。

表 5-1　保健功能及适宜人群与不适宜人群

保健功能	适宜人群	不适宜人群
有助于增强免疫力	免疫力低下者	
有助于抗氧化	中老年人	少年儿童
辅助改善记忆	需要改善记忆者	
缓解视觉疲劳	视觉易疲劳者	
清咽润喉	咽部不适者	
有助于改善睡眠	睡眠状况不佳者	少年儿童
缓解体力疲劳	易疲劳者	少年儿童
耐缺氧	处于缺氧环境者	
有助于控制体内脂肪	单纯性肥胖人群	妊娠期及哺乳期妇女
有助于改善骨密度	中老年人	
改善缺铁性贫血	营养性贫血者	
有助于改善痤疮	有痤疮者	儿童
有助于改善黄褐斑	有黄褐斑者	儿童
有助于改善皮肤水分状况	皮肤干燥者	
有助于调节肠道菌群	肠道功能紊乱者	
有助于消化	消化不良者	
有助于润肠通便	便秘者	
辅助保护胃黏膜	轻度胃黏膜损伤者	
有助于维持血脂(胆固醇/甘油三酯)健康水平	血脂异常者	少年儿童
有助于维持血糖健康水平	血糖异常者	少年儿童
有助于维持血压健康水平	血压异常者	少年儿童
对化学性肝损伤有辅助保护作用	有化学性肝损伤危险者	

续表 5-1

保健功能	适宜人群	不适宜人群
对电离辐射危害有辅助保护作用	接触电离辐射者	
有助于排铅	接触铅污染环境者	

四、保健食品的标签标志要求

(一)《保健食品标志规范标注指南》和《中华人民共和国食品安全法》中的具体要求

2023 年 12 月,市场监管总局发布《保健食品标志规范标注指南》(以下简称《指南》),指导保健食品生产经营者进一步规范标注保健食品标志,正确引导消费,营造更加公平有序的市场秩序。保健食品标志的图案、颜色应与《指南》保持一致,明确了保健食品标志的框架、图形比例等内容。

(二)主体内容和营养标识方面的具体要求

1. 基本内容标签标示规范

保健食品基本内容标示应当遵守《食品安全国家标准　预包装食品标签通则》(GB 7718—2011)中的相关规定。直接向消费者提供的预包装食品标签标示应包括食品名称、配料表、净含量和规格、生产者和(或)经销者的名称、地址和联系方式、生产日期和保质期、贮存条件、食品生产许可证编号、产品标准代号及其他需要标示的内容。

2. 营养标签标示规范

保健食品虽属于食品中的一类,但《食品安全国家标准　预包装食品营养标签通则》(GB 28050—2011)中明确说明"本标准不适用于保健食品及预包装特殊膳食用食品的营养标签标示"。

思考练习

一、判断题

1. 凡是食品包装上有"保健食品"字样的都属于保健食品。 (　　)
2. 所有的包装食品都属于预包装食品。 (　　)
3. 保健食品的标签、说明书不得涉及疾病预防、治疗功能,内容应当真实,与注册或者备案的内容相一致,载明适宜人群、不适宜人群。 (　　)
4. 功能性食品和保健食品是有区别的。 (　　)
5. 保健食品对皮肤没有任何功能。 (　　)

二、选择题

1. 保健食品是指(　　)。

A. 能够治疗疾病的食品　　B. 能够提供充足营养的食品

C. 能够预防疾病并增进健康的食品　　D. 能够增加食欲的食品

2. 购买保健食品时,消费者应注意(　　)。

A. 产品的保质期　　B. 产品的生产厂家

C. 产品的功效与适用人群　　　　D. 以上都是

3.（　　）是生产保健食品可以不用遵守的法律法规和标准。

A.《中华人民共和国食品安全法》

B.《食品安全国家标准　预包装食品标签通则》(GB 7718—2011)

C.《食品安全国家标准　预包装食品营养标签通则》(GB 28050—2011)

D.《保健食品标志规范标注指南》

4. 抗氧化保健食品的适宜人群是（　　）。

A. 孕妇　　　　B. 更年期妇女

C. 青少年和儿童　　　　D. 老年人

5. 下列说法错误的是（　　）。

A. 科学购买保健食品，要做到“一看二查三辨”

B. 保健食品不是药品，因此可以随意购买和食用

C. 营养强化在人群营养中有重要作用

D. 很多保健食品都有一定的功能性

三、填空题

1. 保健食品原料主要有____________、____________、____________、____________、花草类、真菌类和动物类保健食品原料。

2. 保健食品的____________、____________及____________不得宣传疗效作用。

3. 保健食品原料目录应当包括____________、____________及其对应的____________。

4. 假冒产品是指使用不真实的____________等，从而使客户、消费者误以为该产品就是正版的产品。

扫码查看答案

四、思考题

如何辨别保健食品保健功能的真实性？

任务三　营养强化食品的营养与健康要求

◈ 知识目标：

1. 了解营养强化剂的使用原则；
2. 熟悉营养强化食品的标签要求；
3. 掌握营养强化的方法和注意事项。

◈ 技能目标：

1. 能够根据食品特点选择合适的食品营养强化方法；
2. 能够设计营养强化食品的营养成分标签。

◈ 素质目标：

1. 树立依法、依规做事的职业素养；
2. 激发创新思维，培养开拓创新的精神。

一、营养强化剂的使用原则

（一）使用对象

允许在食品中强化的营养素必须根据我国历年营养调查的情况和某些地区已暴露出来的与营养缺乏有关的健康问题，或满足特殊人群对某些营养素供给量需要的原则来确定。

（二）使用范围和用量

（1）营养强化剂的使用范围和用量必须根据应用的对象和地区、营养素的需要量、载体的性质和工艺等特点来决定。

（2）所强化的食品应为食用对象的日常食品。营养强化剂必须以营养素供给量标准为依据，保证食用对象能从每日食物中摄取一定的有效剂量，即以达到供给量的 1/2～2/3 为依据，制定出营养强化剂量的上下限。特别是对一些脂溶性营养素，要保证人体长期食用而不会引起蓄积性毒副作用。

（3）食品原有成分中某种物质的含量已达到营养强化剂最低标准 1/2 者，不应再进行强化。

（三）使用要求

（1）在食品强化过程中，营养强化剂不应转化成其他物质，或其性质不应受到影响。经强化的食品应能在一定时期内不变质，保持有效作用。

（2）添加营养强化剂后，应不影响该食品中的其他成分及该食品的色、香、味等感官性状。

（3）添加的营养强化剂应易被人体吸收利用，需要强化的食品应具有使人体对该营养强化剂充分吸收利用的条件。

（4）所使用的营养强化剂应符合质量卫生标准，包括物理性状、杂质限度、纯度及相应的检测方法。

（5）经营养强化的食品，不能夸大宣传，应符合质量标准，经审查批准后才能投放市场。

二、可强化食品类别的选择要求

应选择目标人群普遍消费且容易获得的食品进行强化。作为营养强化载体的食品的消费量应相对稳定。我国居民膳食指南中提倡减少食用的食品不宜作为营养强化的载体。

三、营养强化的方法

选择营养强化的方法时，以最有利于所加入的食品营养强化剂的保存为原则。营养强化食品因强化的目的、内容及食品本身性质的不同，其强化的方法也不同。

（一）在原料或必需食品中添加

有些国家将制成的营养强化米按一定的比例混入一般米中出售。西方国家一般将需补充的营养素预先添加到面粉中，以保证制成的面包中含有这些营养素。

（二）在加工过程中添加

食品加工无法避免与光、热、氧气和金属的接触，这就会使某些营养强化剂受到损失，如赖氨酸、维生素C等对光、热比较敏感，在面包烘焙过程中赖氨酸的损失率为9%～24%，一般维生素经高温加热后损失率达50%以上，因此应予以注意。

(三)在成品中混入

对于调制乳粉、母乳化乳粉等婴幼儿食品，大多数营养强化剂是用喷雾法混入成品的，应保证混入的营养强化剂是均匀的。

(四)物理化学强化方法

物理化学强化方法是将存在于食品中的某些物质转化成所需营养素的方法，如牛乳经紫外线照射，其中的维生素D骤然增加。此外，食物蛋白质经过初步的水解后有利于机体的消化吸收。

(五)生物强化方法

生物强化方法是利用生物作用将食品中原有的成分转变成人体所需要营养成分的方法。如大豆经发酵后，不但其中的蛋白质受微生物的作用分解，而且还产生一定量的B族维生素，尤其是产生植物性食物中所缺少的维生素B_2，因而营养价值大大提高。

四、营养强化的注意事项

(一)有明确的针对性

进行营养强化前，必须对本国、本地区的食物种类及人们的营养状况进行全面细致的调查研究，从中分析缺少哪种营养成分，然后选择需要进行强化的食物载体以及营养强化剂的种类和用量。

(二)符合营养学原理

人体所需的各种营养素在数量之间有一定的比例关系，应注意保持各营养素之间的平衡。尽量选用易于被人体吸收和利用的营养素作为营养强化剂。

(三)符合国家标准

营养强化剂的使用应符合《食品安全国家标准　食品营养强化剂使用标准》(GB 14880—2012)等的要求。

(四)尽量减少营养强化剂的损失

通过改善强化工艺和储藏条件等措施，减少营养强化剂在生产过程中遇光、热和氧气等引起的分解和破坏。

(五)保证食品原有的色、香、味等感官性状

营养强化的过程不应损害食品的原有感官性状而影响消费者的接受度。

(六)经济合理、有利于推广

食品的营养强化需要增加一定的生产成本，但应注意使营养强化食品在经济上合理和便于推广。

五、营养强化食品的标签要求

(一)主体内容标签的具体要求

营养强化食品标签的主体内容要符合《食品安全国家标准　预包装食品标签通则》(GB 7718—2011)中的相关规定。这里的具体要求与保健食品类似。

(二)营养方面标签的具体要求

营养强化食品在营养标示方面应当遵守《食品安全国家标准　预包装食品营养标签通则》(GB 28050—2011)中的相关规定。

1. 预包装食品的强制标示内容

所有预包装食品营养标签强制标示的内容包括能量、核心营养素的含量值及其占营养素参考值(NRV)的百分比。当标示其他成分时,应采取适当形式使能量和核心营养素的标示更加醒目。对除能量和核心营养素外的其他营养成分进行营养声称或营养成分功能声称时,在营养成分表中还应标示出该营养成分的含量及其占营养素参考值的百分比。食品配料含有或生产过程中使用了氢化和(或)部分氢化油脂时,在营养成分表中还应标示出反式脂肪(酸)的含量。上述未规定营养素参考值的营养成分仅需标示含量。

2. 营养强化食品的强制标示内容

使用了营养强化剂的预包装食品,除应满足强制标示的要求外,在营养成分表中还应标示强化后食品中该营养成分的含量值及其占营养素参考值的百分比。

思考练习

一、判断题

1. 食品配料中含有或生产过程中使用了氢化和(或)部分氢化油脂时,在营养成分表中还应标示出反式脂肪(酸)的含量。(　　)

2. 每日的健康饮食可以满足人体所有必需的营养需求,因此没有必要购买营养强化食品。(　　)

3. 为提高食品的营养价值,应加大食品营养强化力度,让食品都添加营养强化剂。(　　)

4. 各个地区和国家的营养现状和居民的营养习惯不同,所以食品营养强化的品种和侧重点也会有所不同。(　　)

5. 出于营养健康需求,营养强化剂可以被随意添加进食品中。(　　)

二、选择题

1. 下列不属于营养强化注意事项的是(　　)。

A. 有明确的针对性　　B. 符合国家的卫生标准

C. 尽量减少营养强化剂的添加　　D. 符合营养学原理

2. 为尽量减少营养强化剂的损失,可通过改善强化(　　)等措施减少营养强化剂在生产过程中遇光、热和氧气等引起的分解和破坏。

A. 添加量　　B. 工艺条件和贮藏条件

C. 品种　　D. 设施条件

3. 下列不适合作为营养强化食品的是（　　）。

A. 主食　　B. 辅食

C. 我国居民膳食指南中提倡减少食用的食品　　D. 调味品

4. 营养强化剂必须有（　　）特点。

A. 成分单一　　B. 易于被人体吸收

C. 必须从天然食物中获得　　D. 有一定的功能性

5.（　　）适合作为普通人群的营养强化食品。

A. 优质的食品　　B. 特殊人群专供的食品

C. 多数民族食用的食品　　D. 居民普遍消费的食品

三、填空题

1. 营养强化剂的使用范围和使用量，必须根据应用的____________、____________、____________、载体的性质和工艺等特点来决定。

2. 营养强化的方法主要有____________、在加工过程中添加、在成品中混入、物理化学强化方法和生物强化方法。

3. 食品加工无法避免与____________、____________、____________和金属的接触，这就会使某些营养强化剂受到损失。

4. 预包装食品营养标签强制标示的内容包括____________、____________及其占营养素参考值____________的百分比。

5. 进行食品营养强化前，必须对本国、本地区的食物种类及人们的____________进行全面细致的调查研究，从中分析缺少哪种营养成分，然后选择需要进行强化的食物载体及营养强化剂的种类和用量。

扫码查看答案

四、思考题

在日常生活中，应该如何挑选营养强化食品？

实训　营养强化食品营养标签数据合规性判断

一、实训目的

（1）熟悉食品营养标签；

（2）掌握食品营养成分表核心要素的数据来源；

（3）能够根据产品配方对食品营养标签进行合规性判断。

二、实训原理

食品营养标签是食品标签的重要内容。营养标签是指向消费者提供食品营养成分信息和特性的说明，包括营养成分表、营养声称和营养成分功能声称。国家鼓励食品企业对其生产的产品标示营养标签。

营养成分的含量标示使用每 100 g、每 100 mL 食品或每份食用量作为单位，营养成分的含量用具体数值表示，同时标示该营养成分含量占营养素参考值的百分比。

营养标签上的营养成分表是标有食品营养成分名称、含量和占营养素参考值百分比的表格。

三、实训步骤及结果分析

(1)课前学生选取一种预包装营养强化食品。

(2)食品营养成分表及营养声称见表 5-2。

表 5-2 食品营养成分表及营养声称

项目	每 100 g 食物中营养成分的含量	占营养素参考值的百分比/%
营养声称		

(3)根据食品加工的知识,查询该类型产品的典型配方(主要原辅料,不包括水),填写表 5-3(可根据产品配方的特点填写)。

表 5-3 产品典型配方

序号	主要原辅料名称	比例/%
1		
2		
3		
4		
5		

(4)查询每一种原辅料的营养成分表,填写每 100 g 食品的含能量及各营养素的含量。主要原辅料的营养成分见表 5-4。

表 5-4 主要原辅料的营养成分

项目	每 100 g 原辅料中的含量				
能量/kcal					
蛋白质/g					
脂肪/g					

续表 5-4

项目	每 100 g 原辅料中的含量				
碳水化合物/g					
钠/mg					

(5)根据配方计算营养成分表。利用原辅料的营养成分含量数据，根据原辅料配方计算碳水化合物、蛋白质、脂肪、钠的含量，填写表 5-5。

根据蛋白质、脂肪、碳水化合物含量的计算结果计算能量：能量＝(蛋白质×4＋脂肪×9＋碳水化合物×4)kcal。

计算某营养素占营养素参考值的百分比，填写表 5-5。某营养素占营养素参考值的百分比＝(某营养素含量×单位质量)/该营养素的营养素参考值×100%。

表 5-5 ( )营养成分

项目	每 100 g 原辅料中的含量	占营养素参考值的百分比/%
能量/kcal		
蛋白质/g		
脂肪/g		
碳水化合物/g		
钠/mg		

(6)营养标签比较验证：将产品标签和计算得到的营养成分表进行核心营养素比较验证，根据食品营养声称和营养成分功能声称的相关标准判断其误差是否符合国家规定。营养成分表比较验证见表 5-6。

表 5-6 营养成分表比较验证

项目	产品标签	计算结果	误差/%	是否合规
能量/kcal				
蛋白质/g				
脂肪/g				
碳水化合物/g				
钠/mg				

(7)如果出现不合规的选项，请分析不合规的原因。

资源拓展

保健食品商标“小蓝帽”的查询方法

一、保健食品商标“小蓝帽”的含义

保健食品商标“小蓝帽”，又称为“蓝帽子标志”，是保健食品的专用标志。它代表该产品已经通过市场监督管理部门的审批，并获得保健食品批准证书。在购买保健食品时，看到“小蓝帽”标志意味着产品经过了严格的审核和检验，具有一定的安全性和保健功效。

二、保健食品商标“小蓝帽”的查询步骤

(1)进入国家市场监督管理总局官网，进入服务平台，选择“食品”进行查询。

(2)输入保健食品的批准文号，点击“查询”。

(3)查询结果将显示该保健食品的详细信息，包括产品名称、生产厂家、批准文号等。

(4)消费者可根据自己的需求，对比不同产品的成分、功效以及价格等信息，选择最适合自己的保健食品。

三、保健食品商标“小蓝帽”查询的注意事项

(1)注意批准文号的有效性：在查询过程中，要注意批准文号是否在有效期内，过期或无效的批准文号可能代表该产品未通过国家审批。

(2)了解产品成分和功效：消费者在查询过程中，应了解产品的成分和功效，以便与自身需求相匹配。

(3)认准正规渠道购买：消费者应选择正规渠道购买保健食品，避免购买假冒伪劣的产品。

(4)注意身体反应：在服用保健食品期间，如果出现身体不适，应及时停止服用，并向医生咨询。

总之，查询保健食品商标“小蓝帽”对于消费者来说非常重要。通过本文的介绍，消费者可以了解查询步骤和注意事项，从而更加安全、明智地选择保健食品。

“双创”小课堂

烘焙食品营养强化研究

一、项目背景

当前市场上流行的烘焙食品大多存在高糖、高脂的特点，而蛋白质、维生素和矿物质等营养素的含量偏低，导致消费者在享受美味的同时，营养摄入不均衡。

二、项目目的

(1)开发具有高蛋白、富含维生素和矿物质的营养强化烘焙食品,提升消费者的营养摄入水平。

(2)推动烘焙行业的发展,促进烘焙食品的营养强化和健康化。

(3)提升烘焙食品的市场竞争力,开拓新的市场空间,满足消费者对健康食品的需求。

三、主要思路及步骤

1. 营养成分的评估与提升

对常见的烘焙食品进行营养成分分析,找出其中缺乏的营养素,设计研发新型烘焙食品配方,增加蛋白质来源(如杏仁粉、大豆蛋白粉等),添加富含维生素和矿物质的天然配料(如水果、坚果等)。

2. 食材选择与加工

筛选优质的食材,确保营养成分的来源和品质。优化食材加工工艺,保留原料中的营养物质,减少热损失,不影响烘焙食品的口感。

3. 技术创新与工艺优化

开展新型烘焙食品的技术研发,探索烘焙过程中的营养保存技术。优化烘焙工艺,确保产品的口感和质地符合消费者的口味,提高产品的营养吸收率。

4. 产品试制与品质评估

进行小规模试制,生产高营养价值的烘焙食品样品。进行品质评估,包括口感、外观、营养成分等指标,根据市场反馈进行持续改进。

5. 包装设计与营销推广

设计符合高营养烘焙食品特点的包装,突出产品的健康营养属性。开展产品的市场推广活动,提升品牌知名度,吸引更多消费者。

6. 建立供应链与销售渠道

与食材供应商建立稳定的合作关系,确保原料质量和供应的可靠性。

7. 拓展销售渠道

拓展销售渠道(包括线上、线下渠道),以增加产品的曝光度和销售量。

"思政"小课堂

法治意识与职业道德:保健食品和营养强化食品行业的双引擎

保健食品和营养强化食品作为健康产业的重要组成部分,其健康发展直接关系到公众福祉。在这一领域,法治意识与职业道德犹如双引擎,共同驱动行业规范前行。

法治意识是行业发展的基石。国家通过《中华人民共和国食品安全法》《保健食品监督管理条例》等法律法规,构建了严格的监管体系。企业须依法进行产品注册备案,确保产品的功效成分经得起科学验证;广告宣传需恪守"真实、不夸大"的原则,避免误导消费者。《中华人民共和国反不正当竞争法》的修订,更是对虚假宣传亮剑,使违法成本大幅提升。法治不是束缚,而是对行业的保护——它规范了市场秩序，让真正有技术实力的企业脱颖而出。

职业道德则是守护公众健康的无形盾牌。从业者需秉持“食药同源”的敬畏之心，将消费者的健康置于首位。这意味着研发人员要严谨地验证产品的功效，不盲目追求“神效”而添加违禁成分；营销人员需客观地介绍产品，不进行夸大、虚假宣传。

当法治与道德同频共振，保健食品和营养强化食品才能真正成为健康中国的助力器。企业需将法律条文转化为行动准则；从业者则需以“医者仁心”守护产品的质量，让每一份产品都成为传递健康的使者。唯有如此，才能在健康赛道上行稳致远，让公众吃得安心、用得放心。

项目六

各类人群的营养及膳食指导

【案例导入】

健康生活方式是指个体或群体为实现全生命周期的最佳健康目标而采取的行为模式，具有明显的时代性、地域性和人群特征，是人类生存的基础、健康的基石。

2023 年 9 月 26 日，全民健康生活方式行动国家行动办公室在北京举行 2023 年健康生活方式核心要点解读会，发布了孕妇、乳母、婴幼儿、儿童青少年、老年人及职业人群的健康生活方式核心要点，引导公众从我做起，成为健康生活方式的实践者和受益者。国家行动办围绕我国不同人群当前存在的健康问题，制定发布了健康生活方式核心要点(2023)，6 类人群共计 43 条核心要点，从合理饮食、规律运动、戒烟限酒、心理平衡、良好睡眠、积极社交、主动学习等方面，对不同人群的健康生活方式给出了相应的指导，引导各类人群积极践行文明健康的生活方式，推动"做自己健康第一责任人"理念落实。

北京协和医院妇产科主任医师马良坤、首都医科大学附属北京妇产医院主任医师游川等专家，分别对孕妇、乳母、婴幼儿、儿童青少年、职业人群、老年人等人群健康生活方式核心要点进行了专业解读。那么不同年龄、不同职业人群的生理特点、营养需要和膳食指导的具体内容有哪些呢？

(案例来源：新华网，作者刘映，发表日期为 2023 年 9 月 27 日。)

任务一　孕妇的营养与膳食指导

◈ **知识目标：**

1. 了解孕妇的生理特点；
2. 熟悉营养不良对母体及其胎儿的影响；
3. 掌握孕妇不同时期的营养需要。

◈ **技能目标：**

1. 能根据孕妇的营养需要合理选择食物；

2. 能对孕妇的膳食进行评估和调整。

◈ **素质目标：**

1. 关爱特殊人群，践行社会主义核心价值观；
2. 做到知行合一、学以致用。

一、孕妇的生理特点

妊娠是一个复杂的生理过程，足月妊娠为 280 d，妊娠 0～12 周为妊娠早期，13～27 周为妊娠中期，28 周至出生为妊娠晚期。妊娠期妇女的生理状态和代谢有较大的改变。

（一）妊娠早期

0～12 周为妊娠早期，此时与妊娠相关的激素水平发生改变，常会出现不同程度的妊娠反应，表现为恶心、呕吐、挑食、厌食、厌油、头晕、乏力、嗜酸等。妊娠早期胎儿生长缓慢，体重约增加 1 g/d。妊娠早期是胎儿组织器官分化期，各种致畸因素都可能对胎儿产生不良影响。

（二）妊娠中期

13～27 周为孕中期，此时胎儿的各器官迅速生长并建立功能，体重约增加 10 g/d。胎儿的大脑发育出现第一个高峰（第二个高峰是出生后的 3 个月），脑细胞的数量、体积和突触的生长情况将直接影响胎儿未来的智力。若孕妇营养缺乏，特别是蛋白质摄入不足，会影响细胞增殖，造成胎儿脑细胞数量减少。妊娠 5 个月后，胎儿骨骼生长加快，孕妇需要适当补充维生素 D 和钙，防止胎儿出现先天性佝偻病和孕妇软骨病。由于血容量增加，孕妇血液中的血红蛋白浓度、红细胞的容积呈下降趋势，此时需要适当补充富含铁的食物，防止孕妇出现缺铁性贫血。

（三）妊娠晚期

28 周至出生为妊娠晚期，该阶段是胎儿生长发育最快的时期，也是胎儿脑细胞和脂肪细胞增殖的“敏感期”。与妊娠前相比，大多数孕妇的体重增加 11.0～12.5 kg，血液容量增加 40%～45%，红细胞数量增加 15%～20%。由于血浆比红细胞增加得多，血液被稀释，容易出现生理性贫血。此外，妊娠晚期时孕妇肾脏的负担加重。

二、孕妇的营养需要

孕妇在多种激素的影响下，易出现以下特征：体重增加；孕育胎儿使心脏超负荷工作；基础代谢水平升高；消化液的分泌及肠蠕动减少；肾血浆流量加大，尿量增多。这些生理变化对能量及各种营养素的需求会随着妊娠期的不同而发生变化。

孕妇的能量不仅要供应自身的基础代谢、食物的特殊动力作用及日常活动，还要供给胎儿合成新组织、新器官及其功能活动，因而总能量需求是增加的。但是，各个妊娠时期所需能量并不呈现均匀增加的特点，妊娠早期时胎儿的生长发育较慢，基础代谢与未妊娠时相差不大，所需能量基本不变或稍有提高，而妊娠中、晚期能量则增加得较快。

根据中国营养学会发布的《中国居民膳食营养素参考摄入量（2023 版）》，孕妇的额外能量需求基于体重的增加和组织增长，按照妊娠期体重增加总计约 11 kg 计算，妊娠早期不额外增加能量，妊娠中期和妊娠晚期能量的额外增加推荐值分别为 250 kcal/d 和 400 kcal/d。

(一)蛋白质

妊娠期蛋白质的总需要量约增加 910 g,其中 400～500 g 用于胎儿的生长发育。这些增加的蛋白质必须持续地从食物中获取,否则就会对胎儿的正常生长发育造成很大影响。

根据中国营养学会的《中国居民膳食营养素参考摄入量(2023 版)》,我国体质指数(BMI)处于正常范围(18.5 kg/m^2≤BMI<24.0 kg/m^2)、在妊娠期体重增长量为建议值(11 kg)的妇女,在妊娠早、中、晚期的蛋白质 RNI 应分别增加 0、15、30 g/d。

(二)脂类

妊娠晚期至胎儿临分娩时,胎儿体内的脂类占其体重的 5%～15%,这些脂类物质对于胎儿神经系统的形成与发育至关重要,占胎儿脑固有成分干重的 50%～60%。因此,在整个妊娠期,母体所摄取的脂类物质必须能够满足自身及胎儿的需要。一般认为,妊娠全过程中脂类物质提供的能量以占一日摄入总能量的 20%～30%为最佳,脂类物质的平均增加值为 2～4 kg(约 60 g/d 的增量),包括饱和脂肪酸、单不饱和脂肪酸与多不饱和脂肪酸。其中,应提供 3～6 g 必需脂肪酸以及适量的磷脂和胆固醇等。

(三)碳水化合物

碳水化合物不仅是母体能量的主要提供者,还是胎盘与胎儿代谢所必需的物质,如果供应不足,母体势必动用其他的供能物质(如脂类)来供能。这样极易出现酮症酸中毒,并影响胚胎脑及神经系统的发育。建议妊娠早期和妊娠中期碳水化合物 EAR 分别增加 10 g/d 和 20 g/d,妊娠晚期碳水化合物 EAR 增加 35 g/d。

目前,建议孕妇每日摄取 150～200 g 碳水化合物,其提供的能量以占总能量的 50%～60%为最佳。此外,因孕妇极易便秘,膳食纤维也应适量多摄取。

(四)矿物质

由于妊娠期特殊的生理变化,孕妇极易缺乏的矿物质为铁、锌、碘等。中国营养学会推荐孕妇妊娠期在比相应年龄阶段的成人女性需要量的基础上增加各阶段矿物质的摄入量,见表 6-1。

表 6-1　孕妇膳食矿物质 RNI 的增加情况

阶段	钙/(mg/d)	磷/(mg/d)	镁/(mg/d)	铁/(mg/d)	碘/(μg/d)	锌/(mg/d)	硒/(μg/d)	铜/(mg/d)	钼/(μg/d)
妊娠早期	+0	+0	+40	+0	+110	+2	+5	+0.1	+0
妊娠中期	+0	+0	+40	+7	+110	+2	+5	+0.1	+0
妊娠晚期	+0	+0	+40	+11	+110	+2	+5	+0.1	+0

(五)维生素

由于妊娠期神经内分泌的生理调节,孕妇体内多种维生素的含量都较低,妊娠期尤其要注意维生素的膳食供给。孕妇膳食维生素 RNI 的增加情况见表 6-2。

表 6-2 孕妇膳食维生素 RNI 的增加情况

阶段	维生素 A/(μgRAE/d)	维生素 D/(μg/d)	维生素 B_1/(mg/d)	维生素 B_2/(mg/d)	烟酸/(mgNE/d)	维生素 B_6/(mg/d)	叶酸/(μgDFE/d)	维生素 B_{12}/(μg/d)	维生素 C/(mg/d)
妊娠早期	+0	+0	+0.0	+0.0	+0	+0.8	+200	+0.5	+0
妊娠中期	+70	+0	+0.2	+0.1	+0	+0.8	+200	+0.5	+15
妊娠晚期	+70	+0	+0.3	+0.2	+0	+0.8	+200	+0.5	+15

三、孕妇的膳食指导

(一)妊娠早期孕妇的膳食指导

在一般人群膳食指南的基础上,妊娠早期孕妇膳食指南还应补充以下内容:

(1)膳食清淡适口:可根据孕妇的喜好进行安排,使孕妇尽可能多地摄取食物,以能促进食欲、易于消化、减轻早孕反应的饮食为主,满足其营养需要。

(2)少食多餐:部分孕妇早孕反应较重,可采用少食多餐的方法,以保证进食量为主。可口服少量 B 族维生素,以减轻早孕反应,随症状减轻后逐步过渡到平衡膳食。

(3)多摄入富含叶酸的食物并适当补充叶酸,叶酸的良好来源为动物肝肾、鸡蛋、豆类、绿叶蔬菜、水果等。准备妊娠前 3 个月开始补充叶酸,补充量为 400 μg/d。

(二)妊娠中期孕妇的膳食指导

在一般人群 10 条膳食指南的基础上,妊娠中期孕妇膳食指南还应补充以下内容:

(1)适当增加鱼、禽、蛋、瘦肉、海产品的摄入量,其中鱼类可提供多不饱和脂肪酸,蛋类是卵磷脂、维生素 A 和维生素 B_2 的良好来源。建议妊娠中期孕妇增加 50～100 g/d 的鱼、禽、蛋、瘦肉的摄入量。

(2)适当增加乳类的摄入量,乳和乳制品中富含优质蛋白质和钙。

(3)常吃含铁丰富的食物。为预防孕妇缺铁性贫血及满足胎儿铁储备的需要,建议孕妇摄入含铁丰富的食物,同时注意多摄入富含维生素 C 的蔬菜和水果,以促进铁的吸收和利用。

(4)禁烟、禁酒,少吃辛辣刺激性食物。

(三)妊娠晚期孕妇的膳食指导

妊娠晚期孕妇膳食指南与妊娠中期大体相同,在此基础上,妊娠晚期还需注意以下事项:

(1)少食多餐:妊娠晚期,孕妇的子宫明显增大,压迫胃肠,容易感觉饥饿,因此应少食多餐。

(2)常吃有利于通便的食物,预防和治疗便秘:妊娠晚期妇女胃肠受压迫,消化功能减弱,易出现便秘。孕妇应适当多摄入水分含量高或膳食纤维含量丰富的食物,有助于排便。

(3)有水肿的孕妇要控制食盐的摄入量:孕妇在妊娠晚期因激素、代谢等多种变化而易出现浮肿,需要控制饮食中食盐的摄入量。

四、妊娠期营养不良

(一)妊娠期营养不良对母体的影响

1. 营养性贫血

在妊娠期,孕妇受到一些生理因素的影响(如妊娠期孕妇血容量平均增加 50%、妊娠早期呕吐、食欲不振等),可使血液中的血红蛋白降低或因铁、叶酸、维生素等营养物质摄入不足引起血红蛋白不足。当孕妇的血红蛋白低于一定数值时即会出现贫血。妊娠期营养性贫血是孕妇最常见的营养缺乏症之一。造成营养性贫血的主要原因是蛋白质、铁、叶酸等的缺乏。有大量数据显示,妊娠早期铁缺乏与早产和低出生体重有关。孕妇贫血还会使胎儿铁储备不足,造成婴儿贫血。

2. 骨质软化症

膳食钙摄入不足、体内维生素 D 缺乏会造成孕妇血液的钙浓度下降。为了满足生长发育,胎儿必须动用母体的骨骼钙,从而导致孕妇骨骼钙不足,引起脊柱、骨盆等的骨质软化。

3. 营养不良性水肿

膳食蛋白质摄入严重不足可导致营养不良性水肿,表现为下肢水肿,严重者出现全身浮肿。

(二)妊娠期营养不良对胎儿的影响

1. 先天畸形

若胚胎在器官分化形成初期受到影响胚胎发育因素的干扰,就会导致胎儿器官、组织或身体某个部位发育不全或不发育,使胎儿出现畸形。营养不良是引起胎儿畸形的因素之一,如维生素 A 缺乏或过多可导致无眼、小头等畸形,叶酸缺乏可导致胎儿神经管畸形。

2. 脑发育受损

妊娠中期至出生后 3 个月,胎儿的脑细胞数量快速增长,在此之后,脑细胞以体积增大为主。胚胎期是脑细胞生长发育的关键时期,如果孕妇营养失调,蛋白质、多不饱和脂肪酸和能量摄入不足,对胎儿大脑发育、智力均有可能造成不良影响。

3. 低出生体重和巨大儿

低出生体重是指新生儿出生体重小于 2 500 g。低出生体重婴儿的围生期死亡率为正常婴儿的 4～6 倍,而且影响其儿童期和青春期的体能和智力发育。

巨大儿是指新生儿出生体重大于 4 000 g。巨大儿可能是孕妇盲目摄入过多的能量或营养素造成的。巨大儿不仅分娩困难,而且容易造成产伤,还与胎儿成年后的慢性病,如肥胖、高血压等的发生密切相关。

思考练习

一、判断题

1. 孕妇在妊娠早期时需额外增加 250 kcal/d 的能量。(　　)
2. 孕妇如果碳水化合物供应不足,有可能需要动用体内的脂肪,从而引起酮症酸中毒。(　　)
3. 在整个妊娠期,孕妇都要比平常增加对叶酸的补充。(　　)

4. 若孕妇盲目摄入过多的能量或营养素，有可能生产出巨大儿。（　　）

5. 妊娠早期的膳食宜清淡适口，少食多餐。（　　）

二、选择题

1. 为预防胎儿神经管畸形的发生，叶酸补充最好从（　　）开始。

A. 计划妊娠或可能妊娠前开始　　B. 妊娠早期

C. 妊娠中期　　D. 妊娠晚期

2. 妊娠期营养不良对胎儿的影响可能有（　　）。（多选）

A. 宫内发育迟缓　　B. 生长停滞

C. 早产　　D. 新生儿低出生体重

E. 先天畸形

3.《中国居民膳食营养素参考摄入量（2023 版）》建议孕妇膳食脂肪供能应占总能量的（　　）。

A. 10%～20%　　B. 15%～30%

C. 20%～30%　　D. 30%～40%

4. 妊娠中期，蛋白质的 RNI 增加推荐值为（　　）g/d。

A. 1.1　　B. 8.5　　C. 10.9　　D. 15

5. 孕妇能量消耗的方式有（　　）。（多选）

A. 母体生殖器官变化　　B. 胎儿生长发育

C. 基础代谢、体力活动　　D. 食物热效应

E. 脂肪储备

三、填空题

1. 妊娠期营养不良，母体可能会患____________、____________、____________、____________、____________等疾病。

2. 妊娠期营养不均衡，胎体可能会导致____________、____________、____________、____________等疾病。

3. 建议孕妇在妊娠早、中、晚期碳水化合物应分别增加____________、____________、____________。

4.《中国居民膳食营养素参考摄入量（2023 版）》推荐，建议孕妇在妊娠早、中、晚期蛋白质额外增加推荐值分别为____________、____________、____________。

5.《中国居民膳食营养素参考摄入量（2023 版）》推荐，建议孕妇在妊娠早、中、晚期能量额外增加推荐值分别为____________、____________、____________。

四、思考题

请简述孕妇的生理特点和营养需要、孕妇的营养状况对胎儿的影响。

扫码查看答案

任务二　乳母的营养与膳食指导

◈ **知识目标：**

1. 了解乳母的生理特点；

2. 熟悉乳母的营养状况对乳汁分泌的影响；

3. 掌握乳母的营养需要。

◈ **技能目标：**

1. 能根据乳母的营养需要合理选择食物；
2. 能对乳母的膳食进行评估和调整。

◈ **素质目标：**

1. 关爱特殊人群，践行社会主义核心价值观；
2. 做到知行合一、学以致用。

一、乳母的生理特点

在正常情况下，新生儿在出生 8 h 后应该开始进行母乳喂哺，即进入哺乳期。因此，一个产妇从孕妇变为乳母的过渡时间是比较短的。产后 1 个月也称"产褥期"。

乳母在哺乳期内生理上的主要改变如下：

(1)血中激素水平急剧降低：胎盘生乳素在 1 d 之内，雌激素、孕激素在 1 星期之内降到妊娠之前的正常水平。

(2)基础代谢率提高：一般基础代谢率比未哺乳妇女高 20%，以保证自身机体的恢复和哺乳的顺利完成。为保证分泌优质的乳汁，母体对能量和各种营养素的需求量均相应增加。

(3)母体的子宫及其附件将逐渐恢复至妊娠前状态，除了乳房；哺乳有利于产后妇女性器官和机体有关部分更快地恢复。在妊娠期间，母体在正常条件下可储备约 6 kg 的体脂，在哺乳过程中逐步消耗，因此一部分母亲在哺乳一年后可恢复至妊娠前的体重，甚至有些还可因哺乳而体重降低。

(4)乳腺分泌乳汁：分娩后，母体垂体分泌的催产素持续升高，不断刺激乳汁分泌。此外，婴儿对乳头的吮吸刺激和婴儿的存在与活动对母体的刺激等，都能引起母体的催乳反应。由于分泌乳汁，乳母消耗的能量及各种营养素较多，须及时给予补充。

二、乳母的营养状况对乳汁分泌的影响

1. 乳母的营养状况对泌乳量的影响

正常营养状况的乳母前 6 个月的泌乳量为 750～850 mL/d。乳母营养不良将会影响乳汁的分泌量和泌乳期的长短。营养较差的乳母前 6 个月的泌乳量为 500～700 mL/d，后 6 个月的泌乳量为 400～600 mL/d。当乳母营养不良、能量摄入不足时，泌乳量可能减少 40%～50%。

2. 乳母的营养状况对乳汁成分的影响

乳汁的成分因母体分娩后时间的长短、母体健康和营养状况的不同而有所差异。一般在分娩后的初期，乳汁较少、较淡；随着婴儿的生长，乳汁的分泌量渐增，其营养成分也渐多。乳母营养不良对乳汁中的营养素含量影响很大，特别是严重营养不良时，会显著降低矿物质、维生素等微量营养素的含量。

三、乳母的营养需要

在我国目前普遍提倡母乳喂养的情况下，建议乳母至少要提供给婴儿 6 个月的母乳。中

国营养学会制定的《中国居民膳食营养素参考摄入量(2023版)》以中国母乳成分数据中的母乳能量值为基础,估算分泌乳汁的能量需要,推荐乳母额外增加的能量为400 kcal/d。

1. 蛋白质

每100 mL母乳的蛋白质平均含量高达1.2 g,正常情况下乳母的乳汁分泌量为800 mL/d,乳汁中排出的蛋白质约10 g/d,因此乳母需要增加蛋白质的摄入量。考虑到膳食蛋白质的吸收利用率、母体蛋白质转化为乳汁蛋白的效率等因素,中国营养学会建议乳母蛋白质摄入量应在原有妊娠前供给量的基础上增加25 g/d,且强调供应更多的优质蛋白质。

2. 脂肪

乳母膳食中的脂肪含量与脂肪酸的组成可以影响乳汁中脂肪的含量与组成。脂类与婴儿的大脑发育有着密切的关系,尤其是不饱和脂肪酸,其对大脑神经的发育特别重要。因此,乳母应适当增加多不饱和脂肪酸的摄入。脂肪提供的能量以占总能量的20%~30%为宜。

3. 碳水化合物

膳食中碳水化合物提供的能量占总能量的50%~65%即可满足乳母及乳汁分泌的需求。哺乳期对能量的需求量增加,对碳水化合物的需求量也相应增加。建议乳母在原有妊娠前供给量的基础上增加50 g/d。

4. 矿物质

与妊娠期一样,哺乳期也要注意钾、铁、锌、碘等矿物质元素的摄取,中国营养学会推荐的乳母膳食矿物质RNI的增加情况见表6-3。

表6-3 乳母膳食矿物质RNI的增加情况

阶段	钙/(mg/d)	磷/(mg/d)	钾/(mg/d)	镁/(mg/d)	铁/(mg/d)	碘/(μg/d)	锌/(mg/d)	硒/(μg/d)	铜/(mg/d)	钼/(μg/d)
乳母	+0	+0	+400	+0	+6	+120	+4.5	+18	+0.7	+5

5. 维生素

乳母对多种维生素的需求量都在增加,尤其是维生素A、维生素D及多种水溶性维生素。中国营养学会推荐的乳母膳食维生素RNI的增加情况见表6-4。

表6-4 乳母膳食维生素RNI的增加情况

阶段	维生素A/(μgRAE/d)	维生素D/(μg/d)	维生素B_1/(mg/d)	维生素B_2/(mg/d)	烟酸/(mgNE/d)	维生素B_6/(mg/d)	叶酸/(μgDFE/d)	维生素B_{12}/(μg/d)	维生素C/(mg/d)
乳母	+600	+0	+0.3	+0.5	+4	+0.3	+150	+0.8	+50

6. 水

与孕妇不同,乳母尤其要注意对水的需求,因为乳汁中的含水量大,若母体水分少,会影响乳汁的分泌量。中国营养学会推荐乳母需多饮水600 mL/d,包括食物在内所获得的总水量比普通成人女性多 1 100 mL/d。

四、乳母的膳食指导

合理的营养有助于乳母身体的恢复，而且是乳汁质量与分泌量的保证，因此，乳母应保证营养丰富、数量充足、搭配合理的膳食结构。根据《中国居民膳食指南(2022)》，在一般人群膳食指南的基础上，乳母膳食指南还应补充以下内容：

(1)产褥期食物多样、不过量，坚持整个哺乳期营养均衡。

(2)适量增加富含优质蛋白质及维生素 A 的动物性食物和海产品，选用碘盐，合理补充维生素 D。

(3)家庭支持，心情愉悦，睡眠充足，坚持母乳喂养。

(4)增加身体活动，促进产后恢复健康体重。

(5)多喝汤和水，限制浓茶和咖啡，忌烟酒。

思考练习

一、判断题

1. 乳母营养状况的好坏将直接影响乳汁中营养素的含量。（　）

2. 中国营养学会建议乳母每日膳食能量摄入量在非妊娠妇女的基础上增加 500 kJ/d。（　）

3. 不饱和脂肪酸对婴儿大脑神经的发育特别重要。因此，乳母膳食应适当增加多不饱和脂肪酸的摄入。（　）

4. 中国营养学会推荐乳母需多饮水 600 mL/d，包括食物在内所获得的总水量比普通成人女性多 1 100 mL/d。（　）

5. 每 100 mL 母乳的蛋白质平均含量高达 1.2 g。（　）

二、选择题

1. 母乳中含量最低的营养素是(　　)。

A. 钙和维生素 D　　B. 钙和维生素 A

C. 铁和维生素 A　　D. 铁和维生素 D

2. 中国营养学会推荐乳母铁的 RNI 增加(　　)。

A. 0 mg/d　　B. 7 mg/d

C. 6 mg/d　　D. 11 mg/d

3. 乳母需要比相应年龄阶段非妊娠非哺乳的成人女性增加维生素 A 的量为(　　) mg/d。

A. 400　　B. 600

C. 800　　D. 1 000

4. 对于乳母来讲，脂肪每日提供的能量应该占总能量的(　　)。

A. 10%～20%　　B. 20%～30%

C. 30%～40%　　D. 40%～50%

三、填空题

1. 在我国目前普遍提倡母乳喂养的情况下，建议乳母至少要提供给乳儿__________的母乳。

2. 中国营养学会制定的《中国居民膳食营养素参考摄入量(2023 版)》以中国母乳成分数据中的母乳能量值为基础，估算分泌乳汁的能量需要，乳母额外增加能量推荐值为________________。

3.《中国居民膳食营养素参考摄入量(2023 版)》建议乳母的蛋白质摄入量应在原有妊娠前供给量的基础上增加____________，且强调供应更多的优质蛋白质。

扫码查看答案

四、思考题

请简述乳母的生理特点和营养需要、乳母营养状况对乳汁的分泌及母体健康状况的影响。

任务三　婴幼儿的营养与膳食指导

◈ **知识目标：**

1. 了解婴幼儿的生理特点；
2. 熟悉婴幼儿的膳食指导；
3. 掌握婴幼儿的营养需要。

◈ **技能目标：**

1. 能根据婴幼儿的营养需要合理选择食物；
2. 能对婴幼儿的膳食进行评估和调整。

◈ **素质目标：**

1. 关爱特殊人群，践行社会主义核心价值观；
2. 做到知行合一、学以致用。

一般情况下，孕妇孕育胎儿约 280 d 即可分娩，出生至满月的小儿称为新生儿，满月至1 周岁的称为婴儿，1～3 周岁的称为幼儿。婴幼儿期是人类生长发育的一个高峰期，因此要对他们的营养需求进行全面、正确的评估与指导，方可促进婴幼儿生长发育的正常进行。

婴儿期是人类生长发育的第一个高峰期，且为最重要的一个时期。该时期婴儿生长迅速，有如下表现：体重、身高增长快，正常新生儿出生体重平均为 3.2 kg，前 6 个月的婴儿体重平均每月增长 0.6 kg，后 6 个月平均每月增长 0.5 kg，1 周岁时达到或超过出生时的 3 倍(大于 9 kg)；足月新生儿平均身长为 50 cm，在 1 周岁时增长约 50%，达 75 cm；头围、胸围变化大，婴儿期平均每月增长 1 cm。各器官及系统处于发育中，但功能不成熟，3～4 个月时唾液腺才逐渐发育完善；胃肠道的淀粉酶活力差；正常足月新生儿的胃容量为 25～50 mL，出生后第 10 天时可增加到约 100 mL，6 个月约为 200 mL，1 岁时达 300～500 mL；肾等其他脏器的结构与功能也不成熟。鉴于这些生理特征，一方面需要给婴儿提供足够的能量及各种营养素，以满足其生长发育的需求；另一方面也要考虑其各个脏器，尤其是消化功能不完善的特性，从而为婴儿提供易消化吸收的合理膳食。

一、婴儿的生理特点

(一)婴儿期是从母体内到母体外的过渡期

胎儿在母体内通过脐带获取营养,新生儿以流质食物作为营养来源,几乎完全依赖母乳中的营养。婴儿期的食物中逐渐增加非乳品和固态食物,因此婴儿期是人类从依赖母乳到摄入母乳外食物的营养过渡期。

(二)生长发育迅速

1. 身体发育

婴儿期是人类生长发育的第一高峰期,尤其是出生后的前 6 个月。婴儿出生 12 个月后,平均体重增加 2 倍,身高增加 0.5 倍。大脑质量达 0.9～1.0 kg,因此婴儿对营养素的需求很高。

2. 脑与神经发育

婴儿期是人类大脑发育的关键时期,大脑是全身所有器官中发育最快的。婴儿出生时的脑容量仅有 390 cm^3,9 个月就达 660 cm^3,1 岁时达到 800 cm^3,相当于成人脑容量的 2/3。婴儿期大脑质量的增加主要是神经细胞体积的增大、神经突触数量和长度的增加。

(三)消化系统发育

婴儿的消化系统尚处于发育阶段,胃容量小,消化液分泌量少,咀嚼能力极弱,因此消化吸收功能有限。特别是新生儿的胃呈水平位,入口处(贲门括约肌)松弛而幽门括约肌发育良好,食管较松弛,因此新生儿容易发生溢乳。

二、婴儿的营养需要

婴儿除基础代谢、体力活动和食物特殊动力作用需要能量外,其生长发育也需要能量。人体每增加 1 g 新组织,约需消耗 20 kJ 能量。《中国居民膳食营养素参考摄入量(2023 版)》中推荐,0～6 月龄婴儿的 EER 为 90 kcal/(kg·d),7～12 月龄婴儿的 EER 为 75 kcal/(kg·d)。

(一)蛋白质

婴儿生长迅速,与成人相比,需要更多的优质蛋白质。除成人的 8 种必需氨基酸外,婴儿还需要组氨酸、半胱氨酸、酪氨酸及牛磺酸。由于婴儿的肾脏和消化器官尚未完全发育,过高的蛋白质摄入也会对婴儿产生不利影响。0～6 月龄婴儿蛋白质的 AI 为 9 g/d,7～12 月龄婴儿蛋白质的 AI 为 17 g/d。

(二)脂肪

母乳脂肪约占乳汁总能量的 47%,其中含有的必需脂肪酸、DHA、花生四烯酸等对婴儿神经、智力发育有促进作用。0～6 月龄的婴儿脂肪供能占总能量的 48%;7～12 月龄的婴儿添加一些辅助食品,但仍以乳制品类食品为主,推荐脂肪供能占总能量的比例为 40%。

(三)碳水化合物

0～6 月龄的婴儿摄入碳水化合物的 EAR 为 60 g/d,7～12 月龄的婴儿摄入碳水化合物的 EAR 为 80 g/d,且主要为乳糖,供能比例约为 37%。4 个月以下的婴儿消化淀粉的能力尚未成熟，但乳糖酶的活性比成人高，能够消化乳糖、蔗糖和葡萄糖。

对于0～6月龄的婴儿而言，母乳被认为是最佳食物来源，能够满足婴儿最初几个月的全部营养需要。母乳中的碳水化合物以乳糖为主，还有少量葡萄糖、半乳糖和低聚糖等。乳糖易被婴儿的肠道系统消化吸收，在小肠中分解为葡萄糖和半乳糖，通过肝门静脉进入循环系统。

（四）矿物质

婴儿生长发育快，需要多种矿物质，最重要的是钙、磷、铜、钾、钠、锌等元素，较容易缺乏的矿物质有钙、铁、锌、碘等。

1. 钙

0～6月龄婴儿钙的AI为200 mg/d，6～12月龄为350 mg/d。母乳每日约提供300 mg钙，且吸收率高，0～6月龄全母乳喂养的婴儿不易出现明显的缺钙现象。牛乳中钙的含量是母乳的2～3倍，但钙磷比不适合婴儿需要，且吸收率相对较低。

2. 铁

0～6月龄婴儿铁的AI为0.3 mg/d，6～12月龄婴儿铁的RNI为10 mg/d。足月新生儿在6月龄后容易出现缺铁性贫血。母乳中铁的含量低，因此婴儿在6月龄后需要从膳食中补充铁，可选择强化铁的配方乳、米粉、肝泥等。

3. 锌

0～6月龄婴儿锌的AI为1.5 mg/d，6～12月龄为3.2 mg/d。母乳喂养的婴儿在前6个月内可以利用体内储存的锌而不会缺锌，但在6月龄后需要从膳食中补充。肝泥、蛋黄、婴儿配方食品是较好的锌来源。

4. 碘

0～6月龄婴儿碘的AI为85 μg/d，6～12月龄为115 μg/d。如果孕妇和乳母碘摄入不足，新生儿及婴儿较容易出现碘缺乏病。婴儿期碘的缺乏可能会引起智力低下、体格发育迟缓。

（五）维生素

母乳中的维生素，尤其是水溶性维生素的含量易受乳母的膳食和营养状态的影响。膳食均衡的乳母，其乳汁中的维生素一般能够满足婴儿的需要。

1. 维生素A

0～6月龄婴儿维生素A的AI为300 μgRE/d，6～12月龄为350 μgRE/d。婴儿维生素A摄入不足会影响体重增长，出现上皮组织角化等缺乏症状。母乳中含有较丰富的维生素A，用母乳喂养的婴儿一般不需要额外补充。用鱼肝油补充维生素A时应适量，过量补充会导致中毒。

2. 维生素D

婴儿维生素D的AI为10 μg/d。母乳中的维生素D含量较低，母乳喂养的婴儿从出生2星期后应添加维生素D。富含维生素D的食物较少，因此需给婴儿适量补充鱼肝油及晒太阳，可预防佝偻病。

3. 维生素K

新生儿肠道内的正常菌群尚未建立，易发生维生素K缺乏性出血症。新生儿，尤其是早产儿出生初期，可注射补充维生素 K。

4. 维生素 C

婴儿维生素 C 的 AI 为 40 mg/d，母乳喂养的婴儿可从乳汁中获得足量的维生素 C。

（六）水

0～6 月龄婴儿水的 AI 为 700 mL/d，6～12 月龄为 900 mL/d。水的需要量与代谢率高低、饮食、机体的状况等有关。蛋白质及盐摄入量增多，水的摄入量也要相应增多，因此人工喂养的婴儿应在喂奶间歇适当补充一定量的水分。

三、婴儿的膳食指导

（一）0～6 月龄婴儿膳食指导

1. 纯母乳

世界卫生组织（WHO）、联合国儿童基金会及全球许多专家组都多次强调，纯母乳喂养是正常足月产婴儿 6 月龄之内最完美的喂养方法。

2. 初乳

初乳对婴儿防御感染和免疫系统的建立十分重要，产后 30 min 即可哺乳。

3. 关注维生素 D 的补充

婴儿维生素 D 的 AI 为 10 μg/d。母乳中维生素 D 的含量较低，婴儿应在出生 2 星期后增加户外活动，因为日光照射可促进皮肤合成维生素 D，也可适当补充维生素 D 制剂。

4. 关注维生素 K 的补充

为了预防与维生素 K 缺乏相关的出血性疾病，可在医生指导下补充维生素 K。

5. 关注铁元素的补充

《中国居民膳食营养素参考摄入量（2023 版）》推荐 0～6 月龄婴儿铁元素的摄入量为 0.3 mg/d。建议纯母乳喂养的 4～6 月龄婴儿可以考虑按照 1 mg/(kg・d)的预防剂量服用铁剂，即 1 kg 体重每天补充 1 mg 铁元素，以预防缺铁性贫血。

6. 不能用纯母乳喂养时，可进行人工喂养或混合喂养

建议首选 0～6 月龄婴儿配方乳粉喂养婴儿，不宜直接用普通液态乳、成人乳粉、蛋白粉等喂养婴儿。

（二）7～12 月龄婴儿膳食指导

7～12 月龄婴儿逐渐由纯母乳向固体食物过渡，并开始接受母乳以外的辅助食品。

1. 乳类

可继续母乳喂养，如母乳不足可使用婴儿配方乳，以保证婴儿正常的体格和智力发育。从 7 月龄起需逐渐给婴儿补充一些非乳类食品，如果汁、菜汁等液体食物，米粉、果泥等泥糊状食物以及软饭、烂面，切成小块的水果、蔬菜等食物。

2. 婴儿辅助食品的添加

婴儿辅助食品又称断乳食品，主要是指给婴儿补充的母乳以外的食品。辅助食品添加的时间有一定的个体差异，需要根据婴儿的具体发育状况决定。营养良好的乳母能够满足 0～6 月龄婴儿的全面营养需要。《中国居民膳食指南（2022）》推荐纯母乳喂养应坚持至婴儿满 6 个月。结合生活实际，在 4～6 月龄也可根据婴儿的实际需要添加辅助食品，而对 7～12 月龄的婴儿，

由于婴儿对营养的需要量增加，母乳仅能满足需要量的 80%，此时必须及时添加辅助食品。

(1)添加辅助食品的原则：应根据婴儿的实际需要和消化系统的成熟程度，遵照循序渐进的原则添加辅助食品。

①从单纯到混合　先添加的辅助食品一般是米粉类，因为大米蛋白质很少引起过敏，然后添加新的食物，如婴儿出现消化不良应暂停该种辅助食品，待恢复正常后，再从开始量或更小量喂起。需要注意的是，一种辅助食品应经过 5～7 d 的适应期，再添加另一种食物，适应后再由一种食物到多种食物混合食用。婴儿患病时，应暂缓添加新品种的食物。

②质地　由稀到稠、由细到粗。即从流质开始，到半流质，再到固体，由稀到稠，由细到粗。

③量　由少到多。

④不能强迫进食　当婴儿不愿意吃某种食品时，可以改变进食方式。

⑤因人而异，单独制作　婴儿的辅助食品要单独制作，应少用盐或不用盐。添加的食物应该注意食品安全和卫生。

(2)添加辅助食品的顺序、种类和方法如下：

①婴儿满 6 月龄时，必须添加辅助食品。可添加含铁配方米粉或铁强化谷类食物，还可添加菜泥，如青菜、马铃薯等，植物油也应及时添加。要坚持多用小勺喂，训练婴儿的咀嚼吞咽能力。

②婴儿 7～9 月龄时，乳牙已萌出，应及时添加饼干、面包、馒头片等固体食物，以促进牙齿生长，并训练咀嚼能力，同时训练学习使用杯及碗，逐渐减少哺乳次数。乳类总量不超过 800 mL/d。由于消化功能进一步成熟，可添加烂粥、烂面、碎菜、肉末、鱼泥、肝泥、全蛋等食品，使食谱丰富多彩、菜肴形式多样，以增进食欲。该时期是婴儿咀嚼和进食学习的灵敏时期，应逐渐过渡到三餐食用谷类和 2～3 次哺乳。

③婴儿 10～12 月龄时，因消化功能进一步完善，可在上述食谱的基础上添加瘦肉，将瘦肉剁成碎末加入粥或面条内同煮，以利于消化吸收。另外，1 周岁前应该尽量避免含盐量或调味品多的家庭膳食。

由此可见，添加辅助食品的顺序应为：首先添加谷类食物(如婴儿营养米粉)，其次添加蔬菜汁(蔬菜泥)、水果汁(水果泥)、动物性食物(如蛋羹、鱼、禽、畜肉泥/肉松等)。建议动物性食物添加的顺序为蛋黄泥、鱼泥(剔净骨和刺)、全蛋(如蒸蛋羹)、肉末。

四、幼儿的生理特点、营养需要与膳食指导

(一)幼儿的生理特点

1. 体格发育

幼儿期体重每年增加约 2 kg；身长第二年增长 11～13 cm，第三年增长 8～9 cm；头围约以每年 1 cm 的速度增长。

2. 脑和神经系统的发育

进入幼儿期后，大脑发育速度已显著减慢，但发育并未结束。在幼儿期，神经细胞间的联系也逐渐复杂起来，而在神经纤维外层起绝缘作用的髓鞘，则在出生后 4 年才完全发育成熟。

3. 消化系统发育

幼儿18月龄胃蛋白酶的分泌已达到成人水平，1岁后胰蛋白酶、糜蛋白酶、羧肽酶和脂酶的活性接近成人水平。幼儿的牙齿还处于生长过程中，因此咀嚼功能尚未发育完善，这个时期的幼儿容易发生消化不良及某些营养缺乏病。

4. 心智发育

幼儿期大脑皮质的功能进一步完善，语言表达能力也逐渐丰富，模仿性增强，智能发育快，要求增多，能独立行走、活动，见识范围迅速扩大，接触事物增多，但仍缺乏自我识别能力，是性格的形成阶段。

(二)幼儿的营养需要

由于幼儿仍处于生长发育的旺盛时期，他们对蛋白质、脂肪、碳水化合物及其他各营养素的需要量相对高于成人。

由于幼儿的体表面积相对较大，他们的基础代谢率高于成人，但男、女孩之间的差别不大。1、2和3岁的EER：男孩分别为900、1 100和1 250 kcal/d，女孩分别为800、1 000和1 500 kcal/d。

1. 蛋白质

幼儿对蛋白质不仅需要量相对比成人多，而且质量要求也比成人高。一般要求蛋白质的供能量应占膳食总能量的15%，其中有一半应是优质蛋白质。

2. 脂肪

对于1～3岁的幼儿，由脂肪提供的能量为35%较为适宜，其中必需脂肪酸应占总能量的1%，才能保证正常生长，预防发生脱屑性皮炎。在必需脂肪酸中，亚油酸富含于所有植物中，较少出现缺乏；而含α-亚麻酸的油仅限于大豆油等少数的油，应注意补充，补充时还应注意二者的适宜比例。

3. 碳水化合物

幼儿每千克体重需要的碳水化合物比成人多。一般2岁以上幼儿碳水化合物的EAR为120 g/d，要逐渐增加来自淀粉类食物的能量，供能为总能量的50%～55%。由于过高的膳食纤维和植酸盐对营养素吸收利用的影响，应该尽量避免选择含有太多膳食纤维和植酸盐的食物。

4. 矿物质

幼儿生长发育所需的矿物质与婴儿类似。

1～3岁幼儿钙的RNI为500 mg/d。幼儿期平均需要10 mg/d的铁，但因我国儿童(尤其是农村)的膳食铁以植物性铁为主，吸收率低，幼儿期缺铁性贫血已成为常见病和多发病。1～3岁幼儿铁的RNI为10 mg/d，膳食中铁的良好食物来源是动物肝脏和血。1～3岁幼儿锌的RNI为4.0 mg/d，锌最好的食物来源是蛤贝类，如牡蛎、扇贝等，每100 g可含10 mg以上的锌；其次是动物的内脏(尤其是肝)、蘑菇、坚果类(如花生、核桃、松子等)和豆类，肉类和蛋中也含有一定量的锌；其他食物含锌量低。碘对婴幼儿的生长发育影响很大，幼儿期缺碘会影响生长发育，1～3岁幼儿碘的RNI为90 μg/d。

5. 维生素

1～3岁幼儿维生素A的RNI为330～340 μgRE/d。维生素A可在肝脏内蓄积，过量时可出现中毒。幼儿也是特别容易发生维生素D缺乏的人群，维生素D主要是进行户外活动时经紫外线照射皮肤，由7-脱氢胆固醇转变而成。我国1～3岁幼儿维生素D的RNI为10 μg/d，幼儿也可适量补充含维生素D的鱼肝油。水溶性维生素在体内的储存量极少，需每日从膳食中及时补充。

（三）幼儿膳食指导

幼儿膳食应包括种类齐全的食物。

1. 谷类食品

一般以标准米、面为宜，可加入适量的杂粮和薯类。谷类食品的参考摄入量为50～125 g/d。

2. 乳类食品

继续母乳喂养，建议母乳摄入量为350～600 mL/d。

3. 蔬菜、水果类

蔬菜、水果类不仅可提供营养素，而且还可促进幼儿的食欲，防治便秘。推荐蔬菜、水果类各摄入50～200 g/d。

4. 鱼、肉、禽、蛋及豆类食品

鱼、肉、禽、蛋类及豆制品（以干豆计）的摄入量为80～140 g/d。

5. 油、盐等调味品

植物油的摄入量为5～20 g/d，盐的摄入量为0～2 g/d。

思考练习

一、判断题

1. 对于由于种种原因不能用母乳喂养的婴儿，用非婴儿配方（乳）粉或液态乳直接喂养即可。（　　）

2. WHO、联合国儿童基金会及全球许多专家组都多次强调，纯母乳喂养是正常足月产婴儿6月龄之内最完美的喂养方法。（　　）

3. 婴儿膳食中碳水化合物的主要来源为乳糖。（　　）

4. 母乳中维生素D的含量较高，纯母乳喂养的婴儿不必担心患佝偻病。（　　）

5. 建议纯母乳喂养的4～6月龄的婴儿可以考虑适当服用铁剂，以预防缺铁性贫血。（　　）

二、选择题

1. 婴儿辅助食品应先强化矿物质（　　）。

A. 铁　　B. 锌　　C. 钙　　D. 碘

2. 一般而言，最早给婴儿添加辅助食品的时间为（　　）。

A. 1月龄　　B. 2月龄　　C. 4月龄　　D. 12月龄

3. 中国营养学会推荐0～6月龄婴儿的脂肪摄入量应占总能量的（　　）。

A. 0～20%　　B. 20%～40%

C. 40%～60%　　D. 60%～80%

4. 下列关于婴幼儿的生理特点，错误的是（　　）。

A. 生长发育迅速

B. 消化与吸收能力强

C. 消化与吸收能力弱

D. 婴幼儿期是人类从依赖母乳到摄入母乳外食物的营养过渡期

5. 添加婴儿辅助食品时，应优先添加的是（　　）。

A. 米粉糊　　B. 豆制品　　C. 肉泥　　D. 蒸鸡蛋

三、填空题

1. 婴儿维生素 C 的 AI 为____________。

2. 婴儿水的 AI：0～6 月龄为____________，6～12 月龄为____________。

3. 婴儿每日维生素 D 的 RNI 为____________。

4. 对于 7～12 月龄的婴儿，推荐膳食摄入脂肪量占总能量的比例为____________。

5. 除成人的 8 种必需氨基酸外，____________也是婴儿的必需氨基酸。

扫码查看答案

四、思考题

简述婴儿添加辅助食品的时间和理由。

任务四　儿童与青少年的营养与膳食指导

◈ 知识目标：

1. 了解学龄前儿童、学龄儿童和青少年的生理特点；
2. 熟悉学龄前儿童、学龄儿童和青少年的膳食指导；
3. 掌握学龄前儿童、学龄儿童和青少年的营养需要。

◈ 技能目标：

1. 能指导学龄前儿童、学龄儿童和青少年人群科学饮食；
2. 能对学龄前儿童、学龄儿童和青少年的膳食进行评估和调整。

◈ 素质目标：

1. 体会健康生活理念，做到知行合一、学以致用；
2. 关爱特殊人群，践行社会主义核心价值观。

一、学龄前儿童的营养需要与膳食指导

满 3 岁后到入小学前（6～7 岁）的时期称为学龄前期。学龄前儿童是指 3～6 岁的儿童。

（一）学龄前儿童的生理特点

1. 体格的发育特点

与婴儿期相比，学龄前儿童的体格发育速度减慢，每年体重增加约 2 kg，身高每年增长 5～7 cm。

2. 脑和神经系统的发育特点

学龄前儿童的脑组织进一步发育，已达到成人脑重的 86%～90%。3 岁以后，随着神经纤维髓鞘化的完成，神经冲动传导的速度加快，从而改变了婴幼儿期各种刺激引起的易于泛化、疲劳而易进入睡眠的状态。

3. 消化系统的发育特点

儿童在3岁时,20颗乳牙已经出齐。3岁儿童的胃容量为400～600 mL,5岁儿童的胃容量为700～850 mL。3～6岁儿童的咀嚼能力尚有限,仅达到成人的40%,消化能力仍低于成人,因此要注意烹调方法,制作质地柔软、营养丰富的食物。

(二)学龄前儿童的营养需要

3～6岁学龄前儿童能量的供给量为1 150～1 400 kcal/d,其中男孩稍高于女孩。蛋白质、脂肪、碳水化合物的供能比分别为8%～20%、20%～30%和50%～65%。

1. 蛋白质

学龄前儿童蛋白质的RNI为30 g/d,其中优质蛋白质应占50%以上。

2. 矿物质

(1)钙:4～6岁儿童钙的RNI为600 mg/d。乳类的摄入量应不低于300 mL/d,也不宜超过600 mL/d。

(2)铁:缺铁性贫血是儿童最常见的疾病,学龄前儿童铁的RNI为10 mg/d,UL为30 mg/d。

(3)碘:3～6岁儿童碘的RNI为90 μg/d。

3. 维生素

(1)维生素A:4～6岁学龄前女童和男童维生素A的RNI分别为380、390 μgRE/d。可考虑每周摄入1次动物肝脏,另外每日需摄入一定量的蛋黄、牛乳。

(2)维生素C:4～6岁学龄前儿童维生素C的RNI为50 mg/d。

(三)学龄前儿童的膳食指导

1. 食物多样,以谷类为主

谷类食物是人体能量的主要来源,学龄前儿童应该以谷类食物为主,并注意粗细粮的搭配。

2. 多吃新鲜蔬菜和水果

蔬菜和水果不能相互替代,还要注意蔬菜和水果的品种、颜色和口味的变化,以增加儿童的兴趣。

3. 经常吃适量的鱼、禽、蛋、瘦肉

动物性食物是优质蛋白质、脂溶性维生素和矿物质的良好来源,建议常吃。

4. 每日饮乳,常吃大豆及其制品

乳类是营养价值很高的天然食品,大豆是我国的传统食品,含丰富的优质蛋白质,建议常吃。

5. 膳食清淡、少盐,正确选择零食,少喝含糖量高的饮料

学龄前儿童食用的食物应尽可能保持原汁、原味,这有利于保护儿童较敏感的消化系统,预防偏食和挑食;应予以科学认识,合理选择零食,不宜过多饮用含糖饮料。

6. 平衡食量与体力活动,保证体重的正常增长

儿童需保持饮食与能量消耗之间的平衡,维持正常的体重增长。

7. 不挑食、不偏食,培养良好的饮食习惯

学龄前儿童有一定的独立性活动,可能会出现饮食不规律的现象,所以要特别注意培养良

好的饮食习惯。

8. 吃清洁卫生、未变质的食物

注意儿童的进餐卫生，包括进餐环境、餐具和供餐者的健康；幼儿园集体用餐提倡分餐制；不吃被污染、变质、不卫生的食物。

二、学龄儿童的营养需要与膳食指导

学龄儿童是指年龄为 7～11 岁的儿童，一般是指在小学就读的小学生。

（一）学龄儿童的生理特点

1. 体格的发育特点

学龄儿童生长发育迅速，每年可增加体重 2.0～2.5 kg，身高可增加 4.0～7.5 cm，但器官组织远不如成人成熟。

2. 脑和神经系统的发育特点

在小学阶段，儿童神经系统的发育基本完成，分析综合能力明显增强，智力发育较学龄前期有明显进步。

3. 消化系统的发育特点

儿童的消化能力随着年龄的增长逐渐增强，11 岁儿童的消化能力比 6 岁时大得多。但与成人相比，学龄儿童的胃容量仍较小，消化食物的能力也较弱。

（二）学龄儿童的营养需要

学龄儿童生长发育旺盛，活泼好动，需要的能量较多。

1. 蛋白质

学龄儿童正值生长发育期，肌肉发育较快，需要的蛋白质最多，对各种氨基酸的需要量按单位体重计算较成人高。一般来说，蛋白质的供给量应占总能量的 10%～20%。7～9 岁儿童的蛋白质 RNI 为 40 g/d，9～10 岁为 45 g/d，10～11 岁为 50 g/d。

2. 矿物质

(1)钙：我国 7～9 岁儿童钙的 RNI 为 800 mg/d，9～11 岁为 1 000 mg/d，钙磷比为 1∶1。

(2)铁：我国 7～9 岁儿童铁的 RNI 为 12 mg/d，9～11 岁为 16 mg/d，补充铁吸收利用率高的动物性食物，如动物血、肝等。

(3)锌：我国 7～11 岁儿童锌的 RNI 为 7 mg/d。食物中以动物肝脏、牡蛎、肉、鱼的含锌量较高，植物中以花生和玉米的含锌量高。

(4)碘：儿童缺碘会造成生长迟缓、智力低下，我国 7～11 岁儿童碘的 RNI 为 90 μg/d，可通过食用碘盐、海带、紫菜等补充碘。

3. 维生素

7～11 岁儿童维生素 D 的 RNI 为 10 μg/d；7～9 岁儿童维生素 C 的 RNI 为 60 mg/d，9～11 岁为 75 mg/d。

（三）学龄儿童的膳食指导

学龄儿童的膳食在一般人群膳食指南的基础上要补充以下几点：

(1)保证吃好早餐：早餐食量宜相当于一日食量的 1/3，注重优质蛋白质的补充。

(2)少吃零食，饮用清淡饮料，控制食糖摄入：应让学龄儿童饮用清淡而充足的饮料，控制含糖饮料和糖果的摄入，养成少吃零食的习惯。吃过多的糖果和甜食易引起龋齿。

(3)重视户外活动：家长应督促孩子积极参加体育锻炼及户外活动。小学生每日户外活动的时间不得少于 1 h，要积极参加做操、打球、游泳、划船、爬山等运动。

三、青少年的营养需要与膳食指导

一般认为，青少年是指年龄在 12～18 岁的人群，这个年龄段的人群正处于少年期或青年期。

(一)青少年的生理特点

青春期是人生第二个快速成长的阶段，这一时期的青少年会经历一段快速成长的过程。身高、体重的突增是其重要特征，身高每年增长 5～7 cm，体重每年增加 4～5 kg。在此时期，青少年的生殖系统迅速发育，第二性征逐渐明显，各个器官逐渐发育成熟，对能量和营养素的需求量均超过成人。

(二)青少年的营养需要

青春期生长突增开始后，男性和女性的营养需要出现较大的差异。

生长发育中的青少年的能量处于正平衡状态，其 EER 与生长速度成正比，EER 为 1 950～3 300 kcal/d。相同年龄女性的 EER 少于男性。碳水化合物、脂肪、蛋白质的供能比例分别为 50%～65%、20%～30%和 10%～20%。

1. 蛋白质

青少年膳食蛋白质的 RNI 为 60～75 g/d。生长发育的机体对必需氨基酸的要求较高，因此供给的优质蛋白质应占 50%以上。

2. 矿物质

(1)钙：青春期是生长突增高峰期，为满足此时青少年骨骼迅速生长发育的需要，12～18 岁青少年钙的 RNI 为 1 000 mg/d。

(2)铁：铁缺乏除引起贫血外，还会降低学习能力和机体免疫力。青春期铁的 RNI：男性为 16 mg/d，女性为 18 mg/d。

(3)碘：碘缺乏在青春期表现为甲状腺功能亢进，尤其是青春期甲状腺肿的发病率较高。青春期膳食碘的 RNI 为 110～120 μg/d。

3. 维生素

(1)维生素 A：青少年维生素 A 的 RNI 为 670～810 μgRE/g。应合理摄入动物肝脏及深绿色或红黄色的蔬菜和水果。

(2)B 族维生素：B 族维生素的需要量随年龄增长而增加，尤其对于男孩来说，能量代谢的增长和肌肉组织的发展需要大量的 B 族维生素。青春期膳食维生素 B_1、维生素 B_2 的 RNI 均为 1.2～1.6 mg/d。

(3)维生素 C：青春期膳食维生素 C 的 RNI 为 95～100 mg/d，应保证各年龄段青少年新鲜水果的供应。

(三)青少年的膳食指导

(1)三餐定时、定量：保证吃好早餐，避免盲目节食。

(2)吃富含铁和维生素 C 的食物：为预防贫血，青少年应注意饮食多样化，经常吃含铁丰富的食物，并且每日摄入富含维生素 C 的食物，以促进铁的吸收。

(3)每日进行充足的户外活动：户外活动能够增强体质，保持健康体重。

(4)不抽烟、不饮酒：抽烟、饮酒对青少年的危害远远超过成人。

思考练习

一、判断题

1. 牛乳作为学龄前儿童钙的最佳来源，每日饮用越多越好。（　　）

2. 3～6 岁儿童的咀嚼能力尚有限，消化能力仍低于成人，因此要注意烹调方法，专门给其制作质地柔软、营养丰富的食物。（　　）

3. 青春期是人生第二个快速成长的阶段，这一时期的青少年会经历一段快速成长的过程，各个器官逐渐发育成熟，对能量和营养素的需求量均超过成人。（　　）

4. 对于青少年来说，男、女需要铁的 RNI 是一样的。（　　）

5. 青少年的能量处于正平衡状态，对能量的需要量与生长速度成正比。（　　）

二、选择题

1. 3～6 岁学龄前儿童能量的参考摄入量为（　　）kcal/d。

A. 500～800　　B. 800～1 100　　C. 1 150～1 400　　D. 1 400～1 700

2. 学龄前儿童每日碳水化合物的供能占总能量的（　　）。

A. 5%～20%　　B. 20%～35%　　C. 35%～50%　　D. 50%～65%

3. 学龄前儿童蛋白质的 RNI 为（　　）g/d。

A. 30　　B. 35　　C. 45　　D. 55

4. 青少年每日蛋白质的供能占总能量的（　　）。

A. 10%～20%　　B. 20%～30%　　C. 30%～40%　　D. 40%～50%

5. 儿童期和青春期碘缺乏的主要表现是（　　）。

A. 脚气病　　B. “3D”症状

C. 甲状腺肿　　D. 高碘性甲状腺肿

三、填空题

1. 儿童缺____________造成生长迟缓、智力低下，我国 7～11 岁儿童碘的 RNI 为 90 μg/d，可通过食用海带、紫菜等补充碘。

2. ____________生长发育迅速，每年可增加体重 2.0～2.5 kg，身高可增加 4.0～7.5 cm，但器官组织远不如成人成熟。

3. 青春期及青春前期是生长发育的另一个高峰，因此青少年钙的 RNI 应是____________mg/d。

4. 对于青少年而言，碳水化合物、脂肪、蛋白质的供能比例分别为____________、____________、____________。

5. ____________缺乏除引起贫血外，也会降低学习能力和机体免疫力。

四、思考题

根据所学的知识，你认为学龄前儿童存在的主要营养问题是什么？

扫码查看答案

任务五　老年人的营养与膳食指导

◆ **知识目标：**

1. 了解老年人的生理特点；
2. 熟悉老年人的膳食指导；
3. 掌握老年人的营养需要。

◆ **技能目标：**

1. 能根据老年人的营养需要指导老年人科学饮食，使其合理选择食物；
2. 能对老年人的膳食进行评估和调整。

◆ **素质目标：**

1. 关心老年人，关爱特殊群体；
2. 将专业知识学以致用，提升职业自豪感。

老年人是指年龄在 65 岁以上的人群。国家卫生健康委员会预计，到 2035 年左右，我国 60 岁及以上老年人口将突破 4 亿，在总人口中的占比将超过 30%，进入重度老龄化阶段。膳食营养是保证老年人健康的基石，与老年人的生活质量、家庭、社会经济和医疗负担都有密切的关系。与青年和中年人相比，老年人的身体功能会出现不同程度的衰退，对营养素的消化、吸收和利用能力下降。

一、老年人的生理特点

（一）代谢功能减退

人体的基础代谢率随年龄增加而降低；老年人消化腺体萎缩，消化液分泌量减少，消化能力下降；胰岛素分泌减少，对葡萄糖的耐量减少。

（二）身体成分改变

在老年人机体组成成分中，代谢不活跃的部分的比例增加，而瘦体组织量减少。与 20 岁相比，65 岁老年人体脂多出的部分可达体重的 10%～20%；细胞内的水分随年龄的增长呈减少趋势，出现肌肉组织和脏器萎缩；骨骼中矿物质的含量增加，而钙含量减少；骨骼的弹性和韧性降低，脆性增加，易出现骨质疏松症，极易发生骨折。

（三）器官功能改变

老年人器官功能减退，尤其是消化吸收功能、代谢功能、排泄功能及循环功能减退。如心肌萎缩，发生纤维样变化，使心肌及心内膜硬化，导致心脏泵血效率下降，血流速度减慢，对氧的利用率下降；肝细胞数目减少，纤维组织增多，因此解毒能力和合成蛋白质的能力下降；肾脏萎缩，肾小球滤过率及肾小管重吸收能力下降，导致肾功能减退；神经细胞数量逐渐减少，脑重减轻等。

（四）体内氧化损伤加重

随着年龄的增加，人体抗氧化酶的活性降低，因此自由基得不到及时清除，造成人体内脂类过氧化产物，如丙二醛、脂褐素等明显增加并沉积在细胞中，导致老年人出现老年斑和神经功能改变。

(五)免疫功能下降

老年人出现胸腺萎缩、T淋巴细胞数量减少等现象。

二、老年人的营养需要

由于基础代谢率下降、各种体力活动减少、饮食量相对少、食物的特殊动力作用减弱,老年人对能量的需求量随年龄增加而呈现递减的趋势,尤其是女性。60～70岁的老年人较青壮年减少约20%的能量需求,70岁以后减少约30%。《中国居民膳食营养素参考摄入量(2023版)》推荐老年人膳食EER:65～75岁的轻体力活动者,男性为1 900 kcal/d,女性为1 550 kcal/d;75岁以后的轻体力活动者,男性为1 800 kcal/d,女性为1 500 kcal/d。

(一)蛋白质

老年人体内的蛋白质呈负氮平衡,以分解代谢为主,对蛋白质的需求量是增加的,但同时组织器官对蛋白质的吸收率、利用代谢率下降,因此对蛋白质的摄入量也不能过多。《中国居民膳食营养素参考摄入量(2023版)》推荐老年人蛋白质的摄入量占能量的15%～20%,蛋白质的RNI为男性72 g/d、女性62 g/d。其中,应多供应一些优质蛋白质,约占50%。

(二)脂肪

老年人体内的脂肪含量是增高的,尤其血清中的胆固醇、三酰甘油等较青壮年高,再加上老年人对脂肪的消化能力差,因而不宜过多地摄入脂肪。一般每日膳食中脂肪供能以占总能量的20%～30%为宜,不宜过多进食动物性脂肪、高胆固醇食物,以摄取富含多不饱和脂肪酸的植物油为主。

(三)碳水化合物

老年人的糖耐量降低,胰岛素的分泌量有所减少,对血糖的调节能力变差,易患高血糖而诱发糖尿病,血液黏稠易导致动脉粥样硬化而出现冠心病、高血压等老年性常见病。所以,老年人碳水化合物的供应量要适宜,碳水化合物供能一般以占总能量的50%～65%为宜。此外,老年人膳食中还应供给富含膳食纤维的食物,以促进老年人肠道的蠕动,预防便秘。

(四)维生素

老年期是一个不断走向衰老、机体对疾病的抵抗力减弱、各方面功能下降的时期,因此应适当增加维生素的摄入量,其中需要额外注意维生素D及维生素B_6的补充。《中国居民膳食营养素参考摄入量(2023版)》中推荐老年人维生素D的RNI为15 μg/d,维生素B_6的RNI为1.6 mg/d,其他维生素的供给量基本同青壮年一致。

(五)矿物质

老年人骨质疏松的发生率较高,也易骨折,老年人对钙的吸收、利用等能力也在下降。因此,应保证老年人摄取足够的钙。钙的RNI为800 mg/d,钙磷比要适宜,约为1.0∶1.5;老年人对铁的吸收、利用能力也在下降,易发生缺铁性贫血,应供给足量的铁,铁的RNI为男性12 mg/d、女性10 mg/d;硒具有抗氧化、抗癌症及增强免疫力的功能,老年人应至少摄入60 μg/d;其他矿物质,如锌、镁、碘、铜等也很重要,都应按标准进行补充。

三、老年人的膳食指导

相对青壮年来讲，老年人对能量及各种营养素的需求量是下降的，这就要求为老年人提供符合其生理需求的平衡膳食。例如，膳食种类应多样化，以谷类为主，粗细搭配；多吃蔬菜和水果，摄取丰富的维生素与无机盐；少吃肥肉等动物性脂肪，少吃含胆固醇高的动物内脏，摄取适量的多不饱和脂肪酸食品；清淡少盐，食盐少于 5 g/d；食物加工应软硬度适中、易消化，还要注意食物的色、香、味、形状等。

根据《中国老年人膳食指南(2022)》，在一般人群膳食指南的基础上，针对老年人的特点提出了以下几点补充建议：

(一)一般老年人膳食指南(适用于 65～79 岁人群)

(1)食物品种丰富，动物性食物充足，常吃大豆制品。

(2)鼓励共同进餐，保持良好食欲，享受食物美味。

(3)积极参加户外活动，延缓肌肉衰减，保持适宜体重。

(4)定期进行健康体检，测评营养状况，预防营养缺乏。

(二)高龄老年人膳食指南(适用于 80 岁及以上人群)

(1)食物多样，鼓励多种方式进食。

(2)选择质地细软，能量和营养素密度高的食物。

(3)多吃鱼、禽、肉、蛋、乳和豆制品，适量蔬菜配水果。

(4)关注体重丢失，定期进行营养筛查评估，预防营养不良。

(5)适时合理地补充营养，提高生活质量。

(6)坚持参加健身与益智活动，促进身心健康。

思考练习

一、判断题

1. 老年人蛋白质的 RNI 应维持在 62～72 g/d，优质蛋白质的比例最好能达到 50%，并均衡地分配到一日三餐中。 (　　)

2. 老年人保证充足的维生素 E 供给量是为了增强机体的抗氧化功能。 (　　)

3. 老年人的吸收能力差，所有营养素都要多补充一些。 (　　)

4. 中国营养学会推荐老年人蛋白质的摄入量占总能量的 15%～20%，蛋白质的 RNI 为男性 72 g/d，女性 62 g/d。 (　　)

5. 老年人碳水化合物的供应量要适宜，碳水化合物供能一般以占总能量的 20%～30% 为宜。 (　　)

二、选择题

1. 老年人膳食中的胆固醇含量不宜多于(　　)mg/d。

A. 100　　B. 200　　C. 300　　D. 400

2. 预防骨质疏松症的主要措施有(　　)。(多选)

A. 合理的膳食营养　　B. 经常性运动

C. 良好的生活方式　　D. 预防性使用药物

E. 避免服用促骨质丢失的药品

3. 影响老年人骨质疏松症的因素包括(　　)。(多选)

A. 雌激素缺乏　　B. 缺乏维生素 D

C. 钙摄入量不足　　D. 低磷和低钠饮食

E. 过量饮酒

4. 与老年人容易发生的腰背酸痛有较密切关系的营养素最有可能是(　　)。

A. 钠　　B. 钙

C. 铜　　D. 维生素 A

5. 老年人饮食应注意(　　)。(多选)

A. 蛋白质充足而质优

B. 控制碳水化合物的摄入,应以蔗糖为主

C. 脂肪摄入不宜过多

D. 增加饱和脂肪酸的摄入

三、填空题

1. 人体的基础代谢率随年龄增加而________。

2. 老年人可以适当食用一定量富含________的食物,以促进老年人肠道的蠕动,防止便秘及肠道癌症。

3. 对于 65～75 岁的轻体力活动老年人,推荐的能量摄入量为男性________ kcal/d,女性________ kcal/d。

4. 老年人钙的 RNI 是________。

四、思考题

简述老年人的膳食安排原则。

扫码查看答案

实训　特殊人群的膳食调查

一、实训目的

(1)了解膳食调查的目的、意义和方法;

(2)了解特殊人群的营养健康状况,能够有针对性地提出营养学的指导建议。

二、实训要求

(1)调查内容主要包括:调查期间每人每日所吃的食物品种、数量;过去的膳食情况、饮食习惯等以及调查对象的生理状况,特别是慢性病的影响等;注意饮食制度、餐次分配是否合理。

(2)调查对象和时间:调查对象为特殊人群,包括老年人、儿童、孕妇、婴幼儿、慢性病人群等;调查期限为 3 d,应在每日膳食变化不大的情况下开展调查。

(3)调查工具:食品营养成分表。

(4)调查方法

调查采用询问法,学生可根据调查对象的实际情况进行选择。

询问法：询问被调查对象在过去 24 h 内各类食物的摄入量。

三、实训结果计算及分析

(1)将摄取食物的餐次、种类、数量记录于表 6-5 中。

表 6-5 膳食调查食物摄入量

编号： 调查对象： 日期： g

餐次	第一天		第二天		第三天	
	食物名称	质量	食物名称	质量	食物名称	质量
早餐						
午餐						
晚餐						
加餐						
特殊饮食或生理情况记录						

调查结束后，将调查期间的各类食物相加，除以调查天数即得出平均每日各类食物的摄入量。按食物成分表计算出每种食物所供给的能量和各种营养素的含量。

(2)查食物成分表，计算摄入不同种类食物的能量和营养素的含量，将结果填入表 6-6 中。注意，食物成分表通常是每 100 g 食物中的营养含量。

表 6-6　食物营养成分计算表

餐次	食物名称	质量/g	蛋白质/g	脂肪/g	碳水化合物/g	热能/kJ	钙/mg	铁/mg	维生素 A/μg	维生素 B_1/mg	维生素 B_2/mg
早餐											
中餐											
晚餐											
加餐											
合计											

(3)能量、蛋白质与脂肪的食物来源：从能量、蛋白质与脂肪的食物来源分布，可以初步了解被调查对象的基本膳食结构。能量的食物来源可分为谷类、豆类、薯类、其他植物性食物、动物性食物及纯能量食物 6 组。蛋白质的食物来源分为谷类、豆类、动物性食物和其他食物 4 组。脂肪的食物来源可分为动物性食物和植物性食物 2 组。能量的营养素来源分为蛋白质、脂肪和碳水化合物 3 组。完成表 6-7、表 6-8 和表 6-9。

表 6-7　能量的食物来源分布

来源	食物种类	摄入量/g	占总能量摄入量的比例/%
能量的食物来源	谷类		
	豆类		
	薯类		
	其他植物性食物		
	动物性食物		
	纯能量食物		
能量的营养素来源	蛋白质		
	脂肪		
	碳水化合物		

表 6-8 蛋白质的食物来源分布

来源	食物种类	蛋白质摄入量/g	占总蛋白质摄入量的比例/%
蛋白质的食物来源	谷类		
	豆类		
	动物性食物		
	其他食物		

表 6-9 脂肪的食物来源分布

来源	食物种类	脂肪摄入量/g	占总脂肪摄入量的比例/%
脂肪的食物来源	动物性食物		
	植物性食物		

我国推荐的膳食目标要求:来自谷类的供能比为 60%,动物性食物的供能比为 14%,脂肪的供能比为 25%～30%;蛋白质摄入量为 70 g/d,来自动物性食物和豆类的蛋白质应占蛋白质摄入量的 30%～40%。

(4)结合调查对象的特点,根据特定人群的营养需求,给出营养膳食建议。

资源拓展

素食人群膳食指南

素食人群是指以不食畜禽肉、水产品等动物性食物为饮食方式的人群,主要包括全素人群和蛋奶素人群。

素食人群更应认真设计自己的膳食,合理利用食物,搭配恰当,以确保满足营养需要和促进健康。对于素食人群的膳食建议如下:

(1)建议素食人群尽量选择蛋奶素。

(2)所有素食者都应该做到食物多样化,确保每星期食用的食物种类在 25 种以上;谷类是素食者膳食能量的主要来源,全谷类、薯类和杂豆可以提供更多的蛋白质、维生素、矿物质、膳食纤维和其他膳食成分,因此应每日食用;大豆及其制品是素食人群的重要食物,含有丰富的蛋白质、不饱和脂肪酸和钙;发酵豆制品中还含有维生素 B_{12},建议素食人群应比一般人摄入更多大豆及其制品,特别是发酵豆制品;蔬菜、水果中含有丰富的维生素 C、β-胡萝卜素、膳食纤维、矿物质及植物性化学物质,应足量摄入;藻类(特别是微藻)含有 ω-3 多不饱和脂肪酸及多种矿物质,菌菇、坚果也应当经常适量食用;选择多种植物油,特别是亚麻籽油、紫苏油、核桃油,以满足素食者对 ω-3 多不饱和脂肪酸的需要。

(3)定期监测营养状况,及时发现和预防营养缺乏。

“双创”小课堂

不同人群烘焙食品定制化研究

一、项目背景

在当今社会，随着人们对健康和营养的关注度日益增加，烘焙食品已不仅仅是满足味蕾需求的食品，更是许多人日常饮食中的重要组成部分。然而，不同人群由于年龄、性别、生理状况及生活习惯的差异，对营养素的需求也各不相同。例如，儿童需要丰富的蛋白质、钙和维生素D，以促进生长发育；老年人则更需要关注膳食纤维、维生素和矿物质的摄入，以维持身体健康和预防慢性病。因此，烘焙食品市场的定制化需求日益凸显。如何根据不同人群的营养需求，开发出具有针对性的烘焙食品，成为当前烘焙行业一个重要的研究课题。

二、项目目的

本项目旨在通过深入研究不同人群的营养需求，结合烘焙食品的制作工艺和原料选择，开发出一系列针对不同人群需求的定制化烘焙食品。

(1)提高烘焙食品的营养价值，满足不同人群对营养素的特定需求。

(2)增加烘焙食品的市场竞争力，满足消费者对健康、美味、个性化的追求。

(3)推广健康饮食理念，引导消费者形成科学、合理的膳食结构。

三、主要思路及步骤

(1)市场调研：先通过问卷调查、访谈等方式，深入了解不同人群(如儿童、青少年、成人、老年人等)的营养需求、饮食习惯及对烘焙食品的消费偏好。同时，关注国内外烘焙食品市场的最新动态和趋势，为项目研发提供数据支持。

(2)营养需求分析：根据市场调研结果，结合营养学知识，对不同人群的营养需求进行深入分析，明确各人群对蛋白质、碳水化合物、脂肪、维生素、矿物质等营养素的具体需求量和比例。

(3)产品研发：根据营养需求分析结果，设计并研发出针对不同人群的定制化烘焙食品。在原料选择上，注重选用优质、健康的食材，如全麦面粉、低糖或无糖替代品、天然香料等。在制作工艺上，结合现代烘焙技术，确保产品口感细腻、营养丰富。

(4)产品测试与优化：组织不同人群进行产品试吃和反馈收集，根据试吃者的意见和建议对产品进行不断优化和改进。同时，进行营养成分检测，确保产品符合目标人群的营养需求。

(5)市场推广：通过线上、线下相结合的方式，对定制化烘焙食品进行市场推广。在线上，利用社交媒体、电商平台等渠道进行宣传和销售；在线下，与超市、烘焙店等合作，拓展销售渠道。同时，开展健康饮食讲座、烘焙体验活动等，提高消费者对产品的认知度和好感度。

(6)持续改进与创新：持续关注市场反馈和消费者的需求变化，对产品进行持续改进和创新。不断研发新口味、新款式、新功能的烘焙食品，以满足消费者日益增长的多元化需求。

“思政”小课堂

不同年龄阶段和职业人群世界观、价值观和人生观的塑造

人的世界观、价值观和人生观构成了个体思想观念的核心，影响着人们的行为、选择和生活方式。这些观念在不同年龄阶段和不同职业的人群中扮演着至关重要的角色，塑造着他们的个人发展、社会交往和生活意义。以下将结合不同年龄阶段和不同职业的人群，探讨人的世界观、价值观和人生观的重要性。

在幼儿阶段，人的世界观、价值观和人生观正在逐渐形成。家庭和学校是幼儿最主要的社会化场所，他们从家庭和学校中接收到的信息和教育将深刻地影响他们未来的思想观念。在这个阶段，培养积极向上的世界观和价值观尤为重要，这可以帮助幼儿建立正确的人生观，奠定健康成长的基础。

青少年阶段是人生中最为关键的成长时期之一。在这个阶段，人的世界观、价值观和人生观受到来自社会、学校、家庭等多方面的影响。青少年需要建立自己的独立思考能力，审视和选择适合自己的世界观和价值观，塑造积极健康的人生观，这将对他们未来的发展和成就产生深远的影响。

在成人阶段，人们通常已经建立了相对稳定的世界观、价值观和人生观，这些观念将指导他们在职场、家庭和社会中的行为和决策。在职业发展中，个人的世界观和价值观将影响他们对工作的态度和对目标的追求，塑造他们的职业生涯和事业成就。

不同职业的人群在工作中也会受到自身世界观、价值观和人生观的影响。例如，医生可能将生命救助看作最高价值，而商人可能更注重经济利益和商业成功。不同职业的人群拥有不同的职业观念和职业道德，这些职业观念和职业道德受其世界观和价值观的影响，塑造着他们在工作中的行为和决策。

总的来说，人的世界观、价值观和人生观是个体思想观念的核心，对个体的成长、社会交往和生活意义具有重要影响。无论是在不同年龄阶段还是不同职业的人群中，培养积极向上的世界观和价值观、建立正确的人生观，对个体的发展和社会的进步都具有重要意义，为自己和他人带来更多的正能量和幸福。

项目七

营养、膳食与慢性病

【案例导入】

国家卫生健康委、国家发展改革委等14部门针对我国心脑血管疾病频发现状，日前联合印发《健康中国行动——心脑血管疾病防治行动实施方案(2023—2030年)》(以下简称《方案》)。方案提出，到2030年，建立覆盖全国的心脑血管疾病综合防控和早诊早治体系，进一步改善各级医疗卫生机构心脑血管疾病防治能力和质量，有效控制心脑血管疾病发病率及危险因素上升趋势，将心脑血管疾病死亡率下降到190.7/10万以下。

《经济参考报》记者近期在多家医院调研发现，心肌梗死、脑卒中等过去被视为"老年病"的心脑血管疾病，现在也悄悄"盯"上了年轻人。"心脑血管疾病发病年轻化的趋势确实存在，抛开一些猝死的个案不谈，我们在急性心肌梗死、脑卒中发病患者的调查中发现，首次发病的年龄有下降的趋势。"国家心血管病中心主任、中国工程院院士胡盛寿说。

《中国中青年心脑血管健康白皮书》显示，受调查人群中(20～59岁)，20～39岁的患病/高风险人群占比为44.3%，其中，20～29岁患病/高风险人群占比已达15.3%，心脑血管疾病风险正在逼近年轻人。

对于心脑血管疾病发病年轻化的原因，胡盛寿认为，近些年来我国居民膳食中，全谷物和豆类的比例持续下降，而脂肪摄入和供能占比不断上升。与之相伴的是，居民主动运动锻炼整体不足。同时，工作相关的体力活动水平有明显下降的趋势，久坐的比例变得越来越高。此外，年轻人还面临心理压力和睡眠不足的问题。首都医科大学宣武医院神经内科主任医师宋珏娴表示，临床上有许多年轻患者，没有控制好高血压、糖尿病、吸烟、肥胖等危险因素，来就诊时已经有多发脑动脉狭窄，出现相应的短暂性脑缺血发作症状(麻木、无力)甚至是发生卒中。

中国中医科学院广安门医院心血管科主任李军表示，心脑血管疾病防重于治，高危人群要做好血压、血脂、血糖等危险因素监测，遵从医嘱积极控制达标。同时，养成良好的生活方式也很重要，包括节制饮食、科学运动、戒烟戒酒等。

在我国，常见的慢性病有哪些？常见慢性病患者的营养需求有哪些？如何对他们进行膳食指导呢？

(案例来源:《经济参考报》，作者梁倩、邓婕，发表日期为2023年11月22日。)

任务一　概　　述

◈ **知识目标：**

1. 了解饮食、慢性病与健康的关系；
2. 熟悉三级预防策略；
3. 掌握第一级预防的主要内容。

◈ **技能目标：**

1. 能够针对个人的健康状况，初步实施第一级和第二级预防策略；
2. 能够面向不同人群进行饮食、慢性病和健康状况的问卷设计并开展调查分析。

◈ **素质目标：**

1. 培养"疾病重在预防"的意识；
2. 牢固树立珍惜生命、珍爱健康的观念。

一、饮食、慢性病与健康的关系

饮食、慢性病和健康之间存在着密切的关系。合理、均衡的饮食习惯不仅能促进身体健康，还能在众多慢性病的预防及康复管理过程中起到重要作用。

不健康的饮食习惯，如高脂肪、高糖、高盐的饮食，会增加患心脑血管疾病、2 型糖尿病、高血压等慢性病的风险；相反，富含蔬果、全谷类和低钠的饮食则能有效降低这些疾病的发病率。

慢性病的发展也会反过来影响个人的饮食习惯。很多慢性病，如糖尿病、高血压等，都需要患者进行特定的饮食管理。例如，糖尿病患者需要控制碳水化合物的摄入，高血压患者则需要限制钠盐的摄入量。合理的饮食疗法能有效改善这些疾病的症状，延缓并发症的发生。同时，一些慢性病，如肾脏病、胃肠道疾病等，也会导致患者营养摄入受限，从而加重病情。因此，饮食的调整对慢性病的预防和管理至关重要。

健康的生活方式也会影响饮食习惯。一些研究发现，缺乏运动、过度饮酒、吸烟等不健康的行为模式，都会导致人们倾向于选择高能量、高脂肪的不健康食物；相反，规律的运动、戒烟、限酒等行为，会促进人们养成更加健康的饮食习惯。因此，综合的生活方式管理也是预防慢性病的关键所在。

饮食、慢性病和健康之间是一个复杂的动态关系。个人的遗传因素、社会经济地位、文化背景等都会在一定程度上影响人们的饮食选择和疾病患病风险。我们需要从多角度出发，制订针对性的干预措施，才能真正实现健康的饮食和生活方式。

二、三级预防策略

疾病的预防除健康的生活方式和良好的饮食习惯外，还要积极采取和实施疾病预防策略。根据疾病的发生、发展过程以及健康影响因素的作用规律，通常将疾病预防策略按等级分类，称为三级预防策略。

（一）第一级预防

第一级预防又称病因学预防，包括根本性预防措施、针对个体和群体的预防措施、针对社会和环境的预防措施。

1. 根本性预防措施

根本性预防措施是指从全球性预防战略和各国政府策略及政策的角度考虑，建立和健全社会法规、经济、文化等方面的措施。如为了保障人民健康，从国家角度以法令或法规的形式，颁布一系列的法律或条例（如《中华人民共和国食品安全法》），以预防有害健康的因素进入公众的生活环境，进而达到疾病预防的最终目的。

2. 针对个体和群体的预防措施

针对个体和群体的预防措施包括特异性措施（如婚姻及生育咨询）和非特异性措施（如免疫接种）。

特异性措施针对特定的个体或群体，针对其特定的风险因素或健康问题进行预防性干预。例如，针对高风险人群进行遗传咨询、婚姻及生育咨询、癌症筛查等，目的是针对个体或群体的具体健康需求进行预防。这类措施更加具有针对性和个性化，可以更有效地降低特定人群的健康风险。

非特异性措施通常适用于整个人群，不针对特定的个体或群体。例如，全民免疫接种、健康教育宣传、改善环境卫生等措施可以降低整个人群的健康风险，具有广泛适用性。这类措施通常成本较低，实施范围更广，但相对来说针对性不如特异性措施强。

针对个体和群体的预防措施主要包括以下几方面：

①开展健康教育，培养良好的行为与生活方式，注意合理营养和加强体育锻炼；

②提高人群免疫水平，预防疾病，有组织地进行预防接种；

③预防遗传性疾病，做好婚前检查工作和禁止近亲结婚；

④做好妊娠期和儿童期的卫生保健工作；

⑤对某些疾病的高危个体，通过服用药物预防疾病的发生，慎重使用医疗措施和药品，预防医源性致病因素的危害。

3. 针对社会和环境的预防措施

针对社会和环境的预防措施包括通过各种法规、卫生标准和有益于健康的公共政策的制定，提供清洁、安全的饮用水和食品，采取针对大气、水源、土壤的环境保护措施，公共场所禁止吸烟，利用各种媒体开展健康教育，提高公众健康意识，防止致病因素危害公众健康，创造并维护有利于健康的自然条件和社会条件，减少致病因素对人群健康的影响。

（二）第二级预防

第二级预防又称临床前期预防，即在疾病的临床前期做好早发现、早诊断、早治疗的“三早”预防工作，以控制疾病的发展。

慢性病多是由致病因素经过长期作用引起的，而且疾病的发展过程较长。对于某些处于临床前期有可能逆转的疾病，早期检测和预防性体检就显得更为重要。

早期发现疾病的方式包括普查、筛检、周期性健康检查、高危人群重点项目检查等。实施“三早”预防工作的关键是提高医务人员的诊断水平和建立灵敏而又可靠的疾病筛检工作指南。

（三）第三级预防

第三级预防又称临床期预防，对已患病者采取及时、有效的治疗措施，防止病情恶化，预防并发症和伤残；对已丧失劳动力或残废者，提供适宜的康复治疗，及时进行功能恢复、心理康复，使患者尽量恢复生活和劳动能力，并能参加社会活动及延长寿命。

对不同类型的疾病，三级预防策略不同。就大多数疾病而言，不论其病因是否明确，都应强调第一级预防。当病因尚未确定时，综合性的第一级预防是有效的，如恶性肿瘤应强调第一级预防和第二级预防；对有些病因明确且是人为因素造成的疾病，采取第一级预防较易见效，如职业因素所致的疾病、医源性疾病；有些疾病的病因是多因素的，则要按其特点，通过筛检、早期诊断和治疗来改善、预防，如心脑血管疾病、糖尿病，除针对其危险因素开展第一级预防外，同时还应兼顾第二级预防和第三级预防。

近年来，有学者提出，在致病因子或机制尚不明确或尚未出现之前，尽可能地保持健康体魄而采取的各种措施，称为"零级预防"或"原级预防"，其采取的预防措施比第一级预防更超前。

思考练习

一、判断题

1. 随着社会经济文化的发展和人民生活水平的提高，人体慢性病的发生、发展与人们的营养状况和膳食选择行为存在密切的关系。（　　）

2. 个人的遗传因素、社会经济地位、文化背景等都不会影响人们的饮食选择和疾病患病风险。（　　）

3. 慢性病与不良的生活方式息息相关。（　　）

4. 针对个体和群体的预防措施包括特异性措施（如婚姻及生育咨询）和非特异性措施（如免疫接种）。（　　）

5. 对不同类型的疾病，有着相同的三级预防策略。（　　）

二、选择题

1. "三早"预防工作是指（　　）。（多选）

A. 早发现　　B. 早诊断　　C. 早治疗　　D. 早住院

2. 下列不属于第一级预防的是（　　）。

A. 国家层面法律或法规的颁布

B. 健康科普教育

C. 针对大气、水源和土壤的环保措施

D. 健康体检

3. 针对个体和群体的预防措施主要包括（　　）。（多选）

A. 开展健康教育，培养良好的行为与生活方式，注意合理营养和加强体育锻炼

B. 提高人群免疫水平，预防疾病，有组织地进行预防接种

C. 预防遗传性疾病，做好婚前检查工作和禁止近亲结婚；做好妊娠期和儿童期的卫生保健工作

D. 对某些疾病的高危个体，通过服用药物预防疾病的发生，慎重使用医疗措施和药品，预防医源性致病因素的危害

4. 在针对个体和群体的预防措施中，下列不属于特异性措施的是（　　）。

A. 针对高风险人群进行遗传咨询

B. 癌症筛查

C. 全民免疫接种

D. 婚姻及生育咨询

5. 在针对个体和群体的预防措施中，下列属于非特异性措施的是(　　)。(多选)

A. 婚姻生育咨询　　B. 健康教育宣传

C. 全民免疫接种　　D. 改善环境卫生

三、填空题

1. 第一级预防又称____________，包括根本性预防措施、针对社会和环境的预防措施、针对个体和群体的预防措施。

2. 第二级预防又称____________。

3. 第三级预防又称____________，对已患病者采取及时、有效的治疗措施，防止病情恶化，预防并发症和伤残。

4. 就大多数疾病而言，不论其病因是否明确，都应强调____________。

5. 疾病的预防除健康的生活方式和良好的饮食习惯外，还要积极采取和实施____________。

四、思考题

请简单阐述三级预防策略。

扫码查看答案

任务二　营养、膳食与肥胖

◈ 知识目标：

1. 了解肥胖的原因、危害；
2. 熟悉肥胖的分类、判定和治疗；
3. 掌握肥胖的含义和预防措施。

◈ 技能目标：

1. 能够运用多种方法判定是否肥胖；
2. 能够制订并落实一般减肥策略。

◈ 素质目标：

1. 树立正确的体重控制和健康意识；
2. 提高对营养、膳食和肥胖的认知水平；
3. 牢固树立珍惜生命、珍爱健康的观念。

一、肥胖的含义

肥胖是指人体脂肪的过量储存，表现为脂肪细胞增多和(或)细胞体积增大，即全身脂肪组织增大，与其他组织失去正常比例的一种状态，属于一种由多种因素引起的慢性代谢性疾病。

肥胖既是一个独立的疾病，又会在一定程度上增加 2 型糖尿病、心血管疾病、高血压、脑卒中和多种癌症的患病风险。

二、肥胖的分类

肥胖按发病机制及病因主要分为2大类，即原发性肥胖和继发性肥胖。

（一）原发性肥胖

原发性肥胖包括单纯性肥胖和特发性肥胖。

1.单纯性肥胖

该类型的肥胖无明显神经、内分泌系统形态和功能的改变，但伴有脂肪、糖代谢调节过程障碍。该类型的肥胖最为常见，单纯性肥胖患者约占肥胖症总人数的95%以上。

单纯性肥胖包括体质性肥胖和营养性肥胖。体质性肥胖多数有家族遗传史；营养性肥胖又称获得性（外源性）肥胖或膳食性肥胖，多由饮食摄入相对或绝对过量引起，摄入的能量长期超过身体正常所需，能量在体内过多储存形成脂肪堆积，或因某种原因需长期处于低体力活动水平，能量消耗过少而引起肥胖。

2.特发性肥胖

该类型的肥胖多见于生殖期及更年期女性。特发性肥胖的发生可能与雌激素增加所导致的毛细血管通透性增高、醛固酮分泌增加及静脉回流减慢等因素有关。

（二）继发性肥胖

继发性肥胖是以某种疾病为原发病的症状性肥胖，临床上少见或罕见，仅占肥胖患者的5%以下。继发性肥胖以某种疾病作为原发病，它们的肥胖只是原发病的表现之一，非该病的主要表现，更不是该病的唯一表现。通过对原发病的治疗，肥胖多可治愈。

常见的继发性肥胖的原因包括：内分泌疾病，如库欣综合征、甲状腺功能减退等；神经系统疾病，如垂体肿瘤、颅脑损伤等；某些药物的使用，如类固醇、某些精神科药物等的使用。

常见的继发性肥胖主要有垂体性肥胖、甲状腺性肥胖、肾上腺性肥胖、胰岛性肥胖，以及由外伤引起的内分泌障碍而导致的肥胖等。

三、肥胖的判定

目前，判定肥胖常用的方法有3种：人体测量法、化学分析法以及物理测量法。

（一）人体测量法

人体测量法包括身高、体重、胸围、腰围、臀围、肢体的围度和皮褶厚度等参数的测定。人体测量法主要包括体质指数（BMI）法、身高标准体重法和皮褶厚度法3种方法。

（1）BMI法

$$\text{BMI}=\text{体重(kg)}/[\text{身高(m)}]^2$$

在中国，BMI在18.5～23.9 kg/m^2 为正常，在24～28 kg/m^2 为超重，≥28 kg/m^2 时为肥胖。

（2）身高标准体重法

肥胖度=[实际体重（kg）－身高标准体重（kg）]/身高标准体重（kg）×100%。这是WHO推荐的肥胖衡量方法，其判断标准如下：肥胖度>10%为超重，20%～29%为轻度肥胖，30%～49%为中度肥胖，≥50%为重度肥胖。

身高标准体重法和 BMI 法用于评价肥胖程度时有一定的缺陷，如肌肉组织和（或）骨骼特别发达者，也可能超过标准体重或肥胖标准，这种情况可以结合腰围和臀围比进行综合评价，以判定其是否肥胖。

(3)皮褶厚度法

测量仪器为皮褶厚度测量仪或皮褶计。测量部位有肩胛下角部、上臂肱三头肌、腹部、脐旁 1 cm 处、髂骨上嵴等。其中前 3 个部位可分别代表个体肢体、躯干和腰腹等部位的皮下脂肪的堆积情况。

皮褶厚度法一般需要与身高标准体重法结合起来判定个体是否肥胖。判定方法如下：凡肥胖度≥20%，两处的皮褶厚度≥80%，或其中一处的皮褶厚度≥95%者可判定为肥胖；凡肥胖度<10%，无论两处的皮褶厚度如何，均为正常体重。

(二)化学分析法

化学分析法的理论依据是中性脂肪不结合水和电解质，因此机体的组织成分可以用无脂的成分作为基础来计算。该方法有一个前提，即假设人体去脂体质的成分是恒定的，那么通过分析其中一种组分（如水、钾或钠）的质量，就可以估算去脂体质的质量，然后用体重减去去脂体质的质量就得到体脂的质量。化学测定法包括稀释法、40 K 计数法、尿肌酐测定法。

体脂测定结果的判定：男性体脂含量>25%、女性体脂含量>30%可诊断为肥胖。

(三)物理测量法

物理测量法是指根据物理学原理测量人体成分，进而推算出体脂含量的测量方法。这类方法包括全身电传导、生物电阻抗分析、双能 X 线吸收、计算机控制的断层扫描和核磁共振扫描。其中后 3 种方法的费用相当高，但可测量骨骼质量及体脂在体内和皮下的分布。

四、肥胖的原因

导致肥胖的原因有很多，主要包括遗传因素、膳食结构及饮食习惯、缺乏体力活动、社会环境因素、疾病因素和心理因素等。

(一)遗传因素

研究表明，遗传因素在肥胖的发生中扮演了重要角色。遗传因素会影响一个人的基础代谢率和脂肪分解能力，从而影响体重的控制和维持。

肥胖不但具有一定的遗传性，而且脂肪的分布位置及骨骼状态也有一定的遗传性。但需要说明的是，遗传变异是非常缓慢的过程，肥胖症发生率的快速增长不是遗传基因发生显著变异的结果，而主要是由饮食及生活环境转变所致。

(二)膳食结构及饮食习惯

肥胖和膳食结构、饮食习惯之间有着密切的关系。不良的膳食结构和不健康的饮食习惯是导致肥胖的主要原因之一。发达国家的肥胖症患病率远远高于不发达国家，其原因之一是发达国家人群膳食结构中的能量和脂肪摄入量，特别是饱和脂肪酸的摄入量远远高于不发达国家。

饮食习惯也是影响肥胖症发生的重要因素。不吃早餐常常导致其午餐和晚餐摄入的食物较多，而且一日的食物总量增加；晚上吃得过多而运动较少，会使多余的能量在体内转化为脂肪而储存起来，更易导致肥胖。随着人们生活节奏的加快，速食和快餐消费日益普遍，但快餐食品中往往含有高脂肪和高能量，而且膳食结构比较单一，经常食用会导致肥胖，甚至有引起某些营养素缺乏的可能。另外，如经常性暴饮暴食、夜间加餐、喜欢吃零食等饮食习惯也是许多人发生肥胖的重要原因。此外，进食速度与肥胖之间也有一定的关系，进食速度过快往往导致食物摄入过量，容易引发肥胖。

（三）缺乏体力活动

适宜的体力活动可以在增加能量消耗和维持机体能量平衡的同时提高身体素质。随着经济和技术的发展，生活的便利性大大提高，人们处于静态生活的时间比以前大为增加，人们缺乏体力活动的情况较为普遍，能量消耗相对减少。另外，某些因素（如疾病等）也会使体力活动水平被动降低。

（四）社会环境因素

社会环境因素对肥胖的影响是多方面的。在城市中心地区，便利店、快餐店等高能量、高脂肪的食品店铺比较多，这会诱使人们选择不健康的食物，增加肥胖的风险；竞争激烈、工作及生活节奏加快等因素也会增加人们的压力，导致不健康的饮食和生活方式，从而增加肥胖的风险；社会环境中的广告宣传普遍存在，很多广告宣传高糖、高脂肪食品，容易影响人们的饮食选择，导致人们摄入过多的能量，从而增加肥胖的风险。

随着经济社会的发展和食品生产、加工、运输及储藏技术水平的改善和提高，市场上为消费者提供的食物种类的丰富程度大大提高，人们对食物的购买能力和购买便利程度也大幅提高，增加了人们能量摄入超标的风险。

（五）疾病因素

肥胖常与一些疾病伴发，比如甲状腺功能减退患者即便正常饮食，但代谢功能减弱、代谢速度减慢等，也较容易形成肥胖；高胰岛素血症患者较容易反复出现饥饿的感觉，常会因过量进食而导致肥胖。

（六）心理因素

多种心理因素可能会导致肥胖或加重肥胖状况。研究表明，情绪低落、焦虑、愤怒、忧郁或压力大时，都会刺激人对食物的欲望。摄食对某些特定心理的人群来说成为一种慰藉。

五、肥胖的危害

现有研究表明，肥胖是引发多种慢性病的危险因素之一。肥胖会引起血脂和血压异常，并与心血管疾病密切相关，会造成心、脑、肾的一些疾病，例如脑卒中、肾动脉硬化、肾萎缩等，严重的可以危及生命。肥胖不仅会影响身体健康，也会影响心理健康和生活质量。要及时调整饮食习惯，增加运动量，保持健康的体重。

（一）肥胖与血脂异常

肥胖与血脂之间存在着密切的关系。肥胖者通常会出现血脂异常，包括高胆固醇、高甘油三酯和低密度脂蛋白（LDL）水平升高，同时高密度脂蛋白（HDL）水平下降。这种血脂异常状态容易导致动脉粥样硬化的形成，增加患心血管疾病（包括心肌梗死、脑卒中等）的风险。

肥胖患者的高脂血症检出率为23%～40%。根据我国人群调查数据，BMI≥24 kg/m^2 者的血脂异常（每100 mL血液中，甘油三酯≥200 mg）检出率为BMI＜24 kg/m^2 者的2.5倍，

BMI≥28 kg/m² 者的血脂异常检出率为 BMI 在 24 kg/m² 以下者的 3.0 倍。腰围超标者高甘油三酯血症的检出率为腰围正常者的 2.5 倍。肥胖患者会影响体内高密度脂蛋白胆固醇的水平，BMI≥24 kg/m² 和 BMI≥28 kg/m² 者的高密度脂蛋白胆固醇降低(每 100 mL 血液中的高密度脂蛋白胆固醇含量＜35 mg)的检出率分别为 BMI＜24 kg/m² 者的 1.8 倍和 2.1 倍，腰围超标者高密度脂蛋白胆固醇降低的检出率为腰围正常者的 1.8 倍。

控制体重、保持健康的饮食和运动习惯，是预防肥胖和血脂异常的关键。

(二)肥胖与高血压

超重、肥胖是引发高血压的重要危险因素之一，60％以上的高血压患者伴有肥胖或超重。肥胖持续时间越长，发生高血压的风险就越高(女性尤为明显)。有研究显示，40％左右的肥胖人群经过 15 年后可发展为高血压。

BMI 与血压呈明显的正相关，即使在 BMI 正常的人群中，血压水平也随 BMI 的增加而升高。

对我国 24 万人群的资料分析显示，BMI≥24 kg/m² 者的高血压患病率是 BMI＜24 kg/m² 者的 3 倍左右；BMI≥28 kg/m² 者的高血压患病率是 BMI 在 24 kg/m² 以下者的 4 倍左右。当通过控制饮食和加强运动使体重降低后，血容量、心排血量和交感神经活动水平下降，血压也随之降低。体重减轻 9.2 kg 可使收缩压降低 6.3 mmHg，舒张压降低 3.1 mmHg。

(三)肥胖与 2 型糖尿病

肥胖是引发 2 型糖尿病最主要的危险因素之一。肥胖导致细胞对胰岛素的敏感性下降，促使胰岛素分泌增加；肥胖患者也更容易患有其他伴随病症，如高血压、高血脂等，这些因素也会加剧 2 型糖尿病的发展。

在中国 2 型糖尿病患者中，肥胖发病率为 24.3％。体重每增加 1 kg，糖尿病的发病风险升高 9％。在 2 型糖尿病患者中，90％为合并肥胖或超重。肥胖持续的时间越长，发生 2 型糖尿病的风险就越高。中心型脂肪分布比全身型脂肪分布的人群患糖尿病的概率更大。

我国人群调查数据显示，BMI≥24 kg/m² 者的 2 型糖尿病的患病率是 BMI＜24 kg/m² 者的2 倍，BMI≥28 kg/m² 者的 2 型糖尿病的患病率为 BMI＜24 kg/m² 者的 3 倍。当男性和女性腰围分别≥85 cm 和≥80 cm 时，糖尿病的患病率分别为腰围正常者的 2.0～2.5 倍。另外，儿童青少年时期开始肥胖、18 岁后体重持续增加和腹部脂肪堆积者患 2 型糖尿病的概率更大。

(四)肥胖与脑卒中

肥胖是引发脑卒中的独立危险因素之一，肥胖患者患脑卒中的风险明显增加。肥胖患者是脑卒中的易患人群，尤其是腹部过胖者患脑卒中的概率会直线上升。

相关数据显示，在肥胖程度相同的情况下，腹部肥胖患者发生脑卒中的概率增加 3～5 倍；体重比标准体重增加 11～19 kg 时，发生缺血性脑卒中的概率增加 1.7 倍；体重比标准体重增加 20 kg 以上时，脑卒中发病率增加 2.5 倍。脑动脉粥样硬化是缺血性脑卒中的病理基础，其发病的危险因素与冠心病相似。超重或肥胖导致的危险因素聚集是导致缺血性脑卒中发病率升高的原因之一。

肥胖不仅可以导致脑卒中的发生，而且发病后若不及时减肥，还会严重影响脑卒中的康复效果。

（五）肥胖与癌症

肥胖本身会导致人体内分泌失调、代谢功能紊乱，继而诱发多种疾病甚至癌症的发生。长期的流行病学研究显示，肥胖与十几种癌症的发病率存在正相关，其中肥胖病人与乳腺癌、结肠癌、直肠癌及胰腺癌的发病率有较密切的关系。此外，小肠癌、胆囊癌、喉癌、膀胱癌、子宫颈癌、卵巢癌、脑瘤、淋巴瘤等与肥胖也有一定的关系。

肥胖患者所摄入的食物本身也有可能诱导癌症的产生。例如，一般来说，肥胖患者日常饮食中所摄入的能量和脂肪较多，而富含脂肪的肉类经过高温煎、炸、烤等处理，会产生多种致癌物质，从而增加肥胖患者的患癌风险。

（六）肥胖与呼吸系统疾病

肥胖患者胸壁和腹部脂肪组织堆积，使膈肌运动受限，进而影响肺部的功能。肥胖会对呼吸系统造成多方面的影响，肥胖患者最严重的肺部问题是阻塞性睡眠呼吸暂停和肥胖性低通气量综合征。肥胖还能增加哮喘的发病率和严重程度。

（七）肥胖与其他疾病

肥胖还与其他多种疾病有关，如内分泌及代谢紊乱、免疫系统受损、胆囊疾病、脂肪肝、骨关节病、痛风及生殖系统疾病等的发生都与肥胖有一定的关系。

六、肥胖的预防措施

肥胖的防治应以限制和调节饮食为基础，并适当提高体力活动水平。当只限制饮食而不合理增加体力活动或不采取其他措施时，减重的程度和持续效果均不易令人满意。需要特别指出的是，短时快速减重同样会对身体健康产生危害。

（一）提高对食物、疾病和健康的认知水平

认知水平是指个体对于外界事物的感知、理解和判断能力，认知水平直接决定个体动机和行为的产生、执行的力度和效果。个体如果对食物、疾病和健康的认知水平低，会更倾向于过多关注食物的色、香、味，而降低对食物安全与营养的重视程度；个体如果对食物、疾病和健康的认知水平低，会更倾向于固执己见、墨守成规，从而拒绝饮食结构和生活习惯的调整和优化。

提高对食物、疾病和健康的认知水平是后续控制体重和预防肥胖的先决条件。

（二）合理安排膳食

合理安排膳食包括改善膳食的结构和控制进食时间、数量、质量及速度等方面。

1. 提倡少油饮食

食用油尽量选择不饱和脂肪酸含量较高的植物性食物，尽量控制含饱和脂肪酸较多的动物油脂（主要指动物肥肉和动物油）。

2. 提倡少糖饮食

碳水化合物的食物原料来源要多样化，合理搭配不同种类的谷类和薯类，如大米、小麦、燕麦、小米、玉米等变换食用或搭配食用；在烹调食物的过程中，减少精制糖的使用；日常饮品多选用少糖或无糖的饮料，提倡多喝白开水。

需要指出的是，提倡少油和少糖饮食是在符合营养学基本原理的前提下适量减少，不能过

量减少，更不能禁止摄入。

3. 提倡规律、科学用餐

用餐要定时、定量；不漏餐，不暴饮暴食；不要某一餐过饱，尤其是晚餐不应过饱；三餐中各类营养物质的摄入数量和比例要适宜。

4. 进食速度不宜过快，提倡细嚼慢咽

进食过快多会导致进食过量。细嚼慢咽不但可以减轻消化系统的负担，而且有利于机体对饱腹感做出正确的反应，继而达到调节进食量的目的。

减重膳食构成的基本原则为：低能量、低脂肪、适量优质蛋白质、含复杂碳水化合物（如谷类）、增加新鲜蔬菜和水果在膳食中的比例。合理的减重膳食应在膳食营养平衡的基础上减少每日摄入的总能量。在饮食控制过程中，最好使其每日膳食中的能量比原来的日常水平减少约 1/3，这是达到每星期能降低体重 0.5 kg 目标的一个重要步骤。在平衡膳食中，蛋白质、碳水化合物和脂肪提供的能量应分别占总能量的 15%～20%、60%～65%和 25%。在蛋白质的选择上，适当选择一些富含优质蛋白质的食物。低能量减重膳食一般设计的能量摄入量为女性 1 000～1 200 kcal/d，男性 1 200～1 600 kcal/d，或比原来习惯摄入的能量低 300～500 kcal/d。

避免短时、快速减肥；避免采用极低能量膳食，即能量总摄入量低于 800 kcal/d 的膳食，如有需要，应在医护人员的严密观察下进行。

（三）提高体力活动水平

将增加体力活动与适当控制膳食总能量的摄入、减少饱和脂肪酸的摄入量相结合是公认的减重良方，即使在用药物减肥的情况下，二者仍是不可缺少的主要措施。

提高体力活动水平提倡采用中等强度的有氧活动或运动，如走路、骑车、爬山、打球、慢跑、跳舞、游泳、划船、滑冰、滑雪及舞蹈等。

需要指出的是，提高体力活动水平必须在机体能够耐受，不对机体造成伤害的前提下进行，对身体有害的过量体育运动是不提倡的。

（四）情绪稳定

情绪不稳定的人往往会因为情绪波动而出现暴饮暴食的情况，导致摄入能量过多，增加减肥的难度。情绪低落时，人们容易沉湎于消极情绪中，影响对减肥计划的积极性和执行力，难以坚持饮食控制和运动锻炼。情绪不稳定会导致体内激素水平的波动，影响新陈代谢的正常运行，降低能量燃烧的效率，导致减肥速度变慢。

保持情绪稳定对于减肥至关重要。通过调节情绪，可以更好地控制饮食，提升减肥过程中的幸福感和自我满足感，减少暴饮暴食的行为，提高坚持减肥计划的意愿和能力。同时，保持良好的情绪状态也有助于促进身体的新陈代谢，让减肥更加有效、持久。因此，要想减肥成功，除科学的饮食和运动计划外，保持情绪稳定也是非常重要的一环。

七、肥胖的治疗

（一）微生物治疗法

慢性病的“肠源性学说”认为，肥胖和肠道菌群有密切的关系。通过调节肠道菌群环境，改善肠道菌群的数量和种类，对治疗肥胖症状有一定的效果。

(二)手术治疗法

重度肥胖患者可通过胃减容手术达到治疗肥胖的目的,该方法越来越得到重视。它通过腹腔镜微创手术,将一个软的球囊(可调节胃束带)环绕在胃的上端,在胃中形成一个小的胃囊及一个可调节的出口,使患者吃很少的食物即可获得饱腹感,从而限制食物摄入量,达到减肥的目的。

思考练习

一、判断题

1. 原发性肥胖的发病率高于继发性肥胖。 (　　)

2. 体质性肥胖多数有家族遗传史。 (　　)

3. 身高标准体重法和 BMI 法用于评价肥胖程度时有一定的缺陷,如肌肉组织和(或)骨骼特别发达者,也可能超过标准体重或肥胖标准。 (　　)

4. 心理因素不会造成肥胖。 (　　)

5. 肥胖是引发多种慢性病的危险因素之一。 (　　)

二、选择题

1. 导致肥胖的原因有很多,不包括(　　)。

A. 遗传因素　B. 膳食结构　C. 饮食习惯　D. 学历水平

2. 下列表述错误的是(　　)。

A. 进食速度和肥胖没有关系

B. 不规律进餐有可能导致肥胖

C. 碳水化合物摄入过多会导致肥胖

D. 发达国家的肥胖症患病率远远高于不发达国家

3. 和肥胖相关的疾病不包括(　　)。

A. 高血糖　B. 高血脂

C. 呼吸系统疾病　D. 感染性疾病

4. 肥胖的合理预防不包括(　　)。

A. 提高体力活动水平　B. 规律作息

C. 科学进餐　D. 不吃主食

5. 下列不属于引起肥胖的原因的是(　　)。

A. 膳食因素　B. 糖尿病

C. 遗传因素　D. 社会环境因素

三、填空题

1. ____________是指人体脂肪的过量储存,表现为脂肪细胞增多和(或)细胞体积增大,即全身脂肪组织增大。

2. ____________ =体重(kg)/[身高(m)]^2。

3. 肥胖按发病机制及病因主要分为 2 大类,包括____________和____________。

4. ____________又称获得性(外源性)肥胖或膳食性肥胖,多由饮食摄入相对或绝对过量引起。

5. 肥胖患者最普遍引起的就是____________，当胰岛素抵抗发生时，食物没有完全代谢，血糖升高。

四、思考题

1. 简述肥胖的原因。
2. 与肥胖密切相关的疾病有哪些？

扫码查看答案

任务三　营养、膳食与成人糖尿病

◈ **知识目标：**

1. 了解糖尿病患者的营养需要；
2. 熟悉糖尿病的分类；
3. 掌握糖尿病的含义和患者的膳食指导。

◈ **技能目标：**

1. 能够判定糖尿病的类型；
2. 能够分析糖尿病患者的营养需要；
3. 能够为糖尿病患者提供膳食指导。

◈ **素质目标：**

1. 树立正确的营养与健康意识；
2. 提高对营养、膳食和糖尿病的认知水平；
3. 牢固树立珍惜生命、珍爱健康的观念。

一、糖尿病的含义

糖尿病是受遗传因素、内分泌功能紊乱等各种致病因子作用，导致胰岛功能减退、胰岛素抵抗等，从而引发糖、蛋白质、脂肪、水和矿物质等一系列代谢紊乱的综合征，临床上以高血糖为主要特点。糖尿病患者的典型临床表现为“三多一少”，即多饮、多食、多尿及体重减少。如果不及时治疗和有效控制血糖，糖尿病患者会合并心血管、眼、肾、神经系统、皮肤等多组织损伤或疾病。

二、糖尿病的分类

糖尿病分为 1 型糖尿病、2 型糖尿病、妊娠糖尿病及其他特殊类型糖尿病 4 大类。

（一）1 型糖尿病

该类型糖尿病可能是由于自身免疫反应导致胰岛素产生细胞受损，无法产生足够的胰岛素，患者需要依赖外源胰岛素注射或使用胰岛素泵来管理血糖。

（二）2 型糖尿病

2 型糖尿病是最常见的糖尿病类型，其发病通常与生活方式和遗传因素有关。在 2 型糖尿病患者中，身体无法充分利用胰岛素（胰岛素抵抗）或无法产生足够的胰岛素来维持血糖水平。初期可以通过改变生活方式和饮食习惯来管理，但在疾病进展后，有可能需要口服药物或胰岛素来治疗。

(三)妊娠糖尿病

妊娠糖尿病是在妊娠期间出现的一种暂时性糖尿病形式。许多妇女在妊娠期间会出现对胰岛素的抵抗,导致血糖升高。大多数妊娠糖尿病患者在分娩后会恢复正常的血糖水平,但有一部分患者会在未来发展成2型糖尿病患者。

(四)其他特殊类型糖尿病

其他特殊类型糖尿病由某些内分泌疾病、胰腺疾病、感染或药物及化学制剂引起。

三、糖尿病患者的营养需要

根据糖尿病患者的身高、体重、性别、年龄、体力活动水平、应激情况等因素,综合确定糖尿病患者的能量需要。

在轻体力活动水平情况下(如坐式工作),正常体重患者应摄入25～30 kcal/(kg·d)的能量,体重过低者应摄入35 kcal/(kg·d)的能量,超重或肥胖患者应摄入20～25 kcal/(kg·d)的能量;在中体力活动水平情况下(如电工安装),正常体重患者应摄入30～35 kcal/(kg·d)的能量,体重过低者应摄入40 kcal/(kg·d)的能量,超重或肥胖患者应摄入30 kcal/(kg·d)的能量;在重体力活动水平情况下(搬运工),正常体重患者应摄入40 kcal/(kg·d)的能量,体重过低者应摄入45～50 kcal/(kg·d)的能量,超重或肥胖患者应摄入35 kcal/(kg·d)的能量;在休息状态(如卧床)下,正常体重患者应摄入20～25 kcal/(kg·d)的能量,体重过低者应摄入25～30 kcal/(kg·d)的能量,超重或肥胖患者应摄入15～20 kcal/(kg·d)的能量。

(一)碳水化合物

糖尿病代谢紊乱的主要标志是高血糖,并可引起全身性代谢紊乱。长期摄入高碳水化合物的膳食,会使血糖长期处于较高水平,促使胰岛素的分泌持续增加。

根据《成人糖尿病食养指南》(2022年版),糖尿病患者碳水化合物提供的能量应占总能量的45%～60%,多选择低血糖指数(GI)/血糖负荷(GL)的食物,限制精制糖的摄入量。

(二)蛋白质

目前还没有确定的证据表明膳食蛋白质的含量与糖尿病的发病有直接的关系,但蛋白质与碳水化合物及脂肪的代谢密切相关。当碳水化合物和脂肪代谢出现紊乱时,蛋白质的代谢也必然处于不平衡状态,同样可以引起胰岛素分泌量的变化,促进糖尿病的发生。为维持肌肉的体积和能量消耗的需要,应保证蛋白质的摄入量,尤其是优质蛋白质的摄入量。

根据《成人糖尿病食养指南》(2023年版),糖尿病患者蛋白质提供的能量应占总能量的15%～20%,成人患者推荐蛋白质摄入量为0.8～1.0 g/(kg·d),其中,动物性食物和(或)大豆制品的优质蛋白质不应少于1/3。

(三)脂肪

长期摄入高脂肪膳食可降低糖耐量,促进肥胖、高血脂和心血管疾病的发生。为防止或延缓糖尿病患者的心脑血管并发症,必须限制膳食脂肪的摄入量,尤其是饱和脂肪酸的摄入量。

根据《成人糖尿病食养指南》(2023年版),糖尿病患者总脂肪提供的能量不应超过总能量的20%～35%;对于超重和肥胖患者,总脂肪提供的能量不应超过总能量的25%。

关于饱和脂肪酸、不饱和脂肪酸及反式脂肪酸对糖尿病的影响及机制是近年来医学界及营养学界关注的热点之一。饱和脂肪酸和反式脂肪酸是引发糖尿病的危险因素。糖尿病患者饱和脂肪酸提供的能量不应超过总能量的 7%,反式脂肪酸提供的能量不应超过总能量的 1%。适当提高多不饱和脂肪酸的摄入量,但多不饱和脂肪酸提供的能量不宜超过总能量的 10%。单不饱和脂肪酸提供的能量以占总能量的 10%~20%为宜。限制胆固醇的摄入量,不超过 300 mg/d,血胆固醇高的患者不应超过 200 mg/d。

(四)膳食纤维

膳食纤维分为可溶性和不溶性 2 种。

可溶性膳食纤维能吸水膨胀,吸附并延缓碳水化合物在消化道内的吸收,使餐后血糖和胰岛素水平降低,还有降低胆固醇的作用。

不溶性膳食纤维能促进肠道蠕动,加快食物通过肠道,减少吸收,具有间接缓解餐后血糖升高和减肥的作用。

建议成人膳食纤维摄入量为 25~30 g/d。

(五)维生素

糖尿病患者容易缺乏水溶性维生素,应多注意蔬菜及含糖量低的水果的补充,不建议大量补充抗氧化维生素制剂。

(六)矿物质

糖尿病患者要重视铁、锌、镁、硒、铬、锰等矿物质的摄入。其中,铬作为葡萄糖耐量因子的主要组成成分,膳食补充三价铬对糖尿病有积极的预防和辅助治疗作用;硒最重要的生物学功能是抗氧化、消除自由基,适当补充硒可以改善胰岛素自由基防御系统和内分泌细胞的代谢功能,缓解糖尿病的病情,预防糖尿病并发症。

四、成人糖尿病患者的膳食指导

糖尿病的防治应采取综合措施,主要包括健康教育、营养治疗、合理运动、药物治疗及自我检测等,其中营养治疗是控制血糖最基本、最有效的治疗措施之一。

(一)平衡膳食

提倡食物多样化,选择营养合理的食物,做到主食粗细搭配。全谷类食物有助于降低或延缓血糖应答,与 2 型糖尿病的发病率呈负相关。与很少使用全谷类的人群相比,每日摄入48~80 g 的全谷类可使 2 型糖尿病的发病率降低 26%。建议糖尿病患者的全谷类食物摄入量占谷类的 50%,副食要荤素搭配。

(二)合理安排餐次及分配能量

根据血糖升高时间、用药时间和病情是否稳定等情况,并结合患者的饮食习惯合理分配餐次,至少一日三餐。提倡定时、定量进餐,不暴饮暴食,不漏餐。早餐应提供一日所需能量的 20%~30%,午餐应提供一日所需能量的 30%~35%,晚餐应提供一日所需能量的 30%~35%,分餐能量应占总能量的 10%,以防止低血糖的发生。服用降糖药或注射胰岛素后易出现低血糖的患者,可在 3 次正餐之间加餐 2~3 次。加餐量应从正餐的总量中扣除,做到加餐不加量。在总能量范围内适当增加餐次有利于改善糖耐量,并可预防低血糖的发生。成人糖尿病患者提倡优先选择低脂肪、高膳食纤维、低 GI/GL 的食物。

(三)蔬菜与水果

研究发现,绿色叶菜的摄入量与糖尿病的发病率之间关系密切,摄入绿色叶菜可降低糖尿病的发病率;增加水果的摄入量对许多慢性病有第一级预防的作用。综合目前的研究结果来看,水果的摄入量与 2 型糖尿病的发生并无明显的相关性。

(四)酸乳

酸乳不仅保留了牛乳的健康功效,还可以改善乳糖不耐症、便秘等。每日摄入 200 g 酸乳可使糖尿病的发病率降低 22%。

(五)限制饮酒

酒精吸收和代谢的速率较快,但不能较长时间维持血糖水平。饮酒可使糖负荷后的胰岛素分泌增加,对接受胰岛素降糖药治疗的患者而言容易发生低血糖。所以,糖尿病患者应限制饮酒,尤其避免空腹饮酒。喝酒的同时往往会摄入高油脂的食物,可导致能量摄入过多。长期饮酒会引起肝功能受损,还可降低脂肪在体内的消耗速率。因此,血糖控制不佳的糖尿病患者更不应饮酒。对血糖控制良好的患者可适量饮酒,但需严格制订饮食计划。如果饮酒,建议每星期不超过 2 次。其中,女性饮酒的酒精量不超过 15 g/d,男性饮酒的酒精量不超过 25 g/d。

(六)糖醇和甜味剂

糖尿病患者摄入糖醇类和非营养性甜味剂是安全的,但应注意由甜味剂制作的高脂肪食品,如冰激凌、点心等对血糖仍有不良影响。

(七)烹调方法

控制烹调用油和烹调用盐的摄入量,不建议选择煎、炒、炸等多油烹调方式。烹调用盐不超过 5 g/d,合并高血压或肾脏疾病患者应限制在 3 g/d 以内。

(八)适量运动

适量运动可促进肌肉组织对葡萄糖的摄取和利用,提高胰岛素与受体的结合力,从而使血糖降低。另外,运动可降低血脂、减轻体重、改善血液循环,有助于防治糖尿病的血管并发症。糖尿病患者可根据自己的身体状况,选择合适的运动方式、运动强度,以接近靶心率(能获得较好运动效果并能保证安全的运动心率)为准,靶心率=170−年龄(岁)。每日运动时间以达到靶心率的累计时间 20~30 min 为佳。运动应遵循循序渐进的原则,运动量由小到大,时间由短到长,动作由易到难。

思考练习

一、判断题

1. 对糖尿病患者来说,在谷类食品中应尽量选择低 GI/GL 的品种。 (　　)
2. 糖尿病患者不能吃甜食。 (　　)
3. 麦芽糖醇可作为糖尿病患者的甜味剂。 (　　)
4. 血糖控制良好的患者可适量饮酒。 (　　)
5. 适量运动可促进肌肉组织对葡萄糖的摄取和利用,降低胰岛素与受体的结合力,从而使

血糖降低。　　　　(　　)

二、选择题

1. 糖尿病的类型包括(　　)。(多选)

A. 1 型糖尿病　　B. 2 型糖尿病

C. 妊娠糖尿病　　D. 其他特殊类型糖尿病

2. 以下食物中，糖尿病患者应当忌食的是(　　)。

A. 黄豆　　B. 魔芋　　C. 燕麦　　D. 蜜饯

3. 糖尿病治疗中最基本的措施是(　　)。

A. 药物治疗　　B. 运动治疗　　C. 血糖监测　　D. 营养治疗

4. 以下有关糖尿病患者饮食的叙述正确的是(　　)。

A. 不能吃蛋类　　B. 应控制总能量的摄入量

C. 不能吃水果　　D. 不能吃含淀粉多的食物

5. 下列哪项不是糖尿病患者的典型症状？(　　)

A. 肥胖　　B. 多尿　　C. 多食　　D. 多饮

三、填空题

1. 最常见的糖尿病类型是__________，发病通常与生活方式和遗传因素有关。

2. 碳水化合物提供的能量应占总能量的 50%～60%，多选择低__________食物，限制__________的摄入量。

3. 糖尿病代谢紊乱的主要标志是__________，并可引起全身性代谢紊乱。

4. 糖尿病患者每日烹调用盐不超过__________。

5. 糖尿病的防治应采取综合措施，主要包括健康教育、__________、__________药物治疗及自我检测等。

四、思考题

简述糖尿病患者的膳食指导原则。

扫码查看答案

任务四　营养、膳食与高血压

◆ 知识目标：

1. 了解高血压的危害和高血压患者的营养需要；
2. 熟悉高血压的分类和判定标准；
3. 掌握高血压的含义和高血压患者的膳食指导。

◆ 技能目标：

1. 能够判定高血压；
2. 能够分析高血压患者的营养需要；
3. 能够为高血压患者进行膳食指导。

◆ 素质目标：

1. 树立正确的营养与健康意识；
2. 提高对营养、膳食和高血压的认知水平；
3. 牢固树立珍惜生命、珍爱健康的观念。

一、高血压的含义

正常情况下，心脏每次收缩后会将血液泵送到全身，血液流经动脉，对动脉壁产生的压力即为血压。血压由舒张压和收缩压组成，通常用毫米汞柱表示。

高血压是一种以动脉血压升高为主要特征，并可伴有心、脑、肾等器官的功能性或器质性损害的临床综合征。

二、高血压的分类

高血压可分为原发性高血压和继发性高血压。原发性高血压是一种以血压升高为主要临床表现而病因尚未明确的独立疾病，占所有高血压患者的90%以上。继发性高血压又称为症状性高血压，其病因明确，血压升高只是某些疾病的一种表现，在这些疾病中，肾脏疾病又占70%以上。

三、高血压的判定标准

WHO将高血压的标准定为：在未服用抗高血压药的情况下，收缩压≥140 mmHg和(或)舒张压≥90 mmHg。

需要指出的是，无论国内还是国外，专家们早已关注到收缩压在120～140 mmHg、舒张压在80～90 mmHg的人群，称其为“正常高值”。在这一范围内的人群也应注意及时调整生活方式，否则很容易跨入高血压的行列，受到心梗、脑卒中等疾病的威胁。

四、高血压的危害

在世界各国，无论是发达国家还是发展中国家，高血压都是一种常见的慢性病。高血压除本身的直接危害外，常造成心、脑、肾和视网膜等器官功能性或器质性改变，也是引发心脑血管疾病的最主要的危险因素。

(一)心血管疾病

长期高血压会导致心脏负荷过重，增加心脏病、心脏衰竭、冠心病、心律失常等心血管疾病的发生风险。

(二)脑血管意外

高血压容易造成脑动脉硬化，增加脑血栓、脑出血等脑血管意外的发生风险，严重时可引发脑卒中，严重影响患者的生活质量。

(三)肾脏损伤

高血压会导致肾小球受损或肾脏血管收缩，从而影响肾脏的滤泡功能，引起肾脏疾病的发生，并可能导致慢性肾功能衰竭。

(四)视网膜病变

高血压容易引起视网膜的微血管病变，导致视力模糊、眼底出血，严重时可产生眼底病变，严重威胁视力。

(五)全身血管病变

高血压会引起全身血管内皮细胞损伤，导致血管硬化、动脉粥样硬化等，增加心脑血管疾病、外周血管疾病等的发生风险。

据统计，全国每年有 200 万人死于与高血压有关的疾病，而且约 60%的冠心病患者、80%的脑梗患者以及 90%的脑出血患者都有高血压史。近 10 年来，我国虽然在高血压人群防治上做了大量积极的工作，但人群的高血压患病率依然呈上升趋势。

五、高血压患者的营养需要

体重正常的高血压患者能量的摄入量可按每千克体重 105～126 kJ/d 计算；超重和肥胖患者除适当增加体力活动外，应当适当减少每日能量的摄入量。减少能量摄入的方法是比原来摄入的能量少 1 260～2 100 kJ/d，或者女性患者能量摄入量为 4 200～5 040 kJ/d，男性患者能量摄入量为 5 040～6 720 kJ/d。

(一)碳水化合物

在动物实验研究中发现，葡萄糖、蔗糖和果糖等简单的碳水化合物可升高血压，但尚缺乏在人群中不同碳水化合物对血压调节作用的资料。高血压患者碳水化合物提供的能量应占总能量的 50%～65%。

(二)蛋白质

体重正常的高血压患者蛋白质提供的能量应占总能量的 12%～15%，超重及肥胖高血压患者蛋白质提供的能量应占总能量的 15%～20%。

(三)脂肪

增加多不饱和脂肪酸的摄入量和减少饱和脂肪酸的摄入量都有利于降低血压。临床研究发现，每日摄入鱼油 4.8 g 可降低血压 3.0～1.5 mmHg。近年来，ω-3 多不饱和脂肪酸的降压作用受到较多关注，而 ω-6 多不饱和脂肪酸是否具有降压作用尚有较多的争议。

脂肪提供的能量不应超过总能量的 30%。其中，饱和脂肪酸提供的能量不应超过总能量的 7%，单不饱和脂肪酸提供的能量约占总能量的 10%，多不饱和脂肪酸提供的能量应少于总能量的 10%，反式脂肪酸提供的能量应限制在总能量的 2%以内。

(四)膳食纤维

膳食纤维具有重要的生理作用，建议每 1 000 kcal 的能量中膳食纤维的摄入量不少于 14 g/d。

(五)胆固醇

胆固醇摄入量不超过 300 g/d，合并高胆固醇血症患者的胆固醇摄入量应少于 200 mg/d。

(六)维生素

高血压患者需要保证各类维生素的充足摄入。其中，高血压患者维生素 C 的摄入量为 100～150 mg/d，维生素 D 的摄入量为 5～10 μg/d，烟酸的摄入量为 10～20 mg/d。

(七)矿物质

高血压患者应特别注意减少钠的摄入量和增加钾的摄入量。

食盐摄入量与高血压呈显著正相关。食盐摄入量高的地区，高血压发病率也高。限制食盐的摄入量可降低高血压的发病率。食盐摄入量与高血压的正相关不仅体现在成人，而且也体现在儿童和青少年人群。我国人群流行病学研究表明，人群膳食中如果平均每人每日摄入的食盐量增加 2 g，则收缩压和舒张压均值分别增加 2.0 和 1.2 mmHg。我国“第四次居民营养与健康调查”数据显示，平均每人钠盐的摄入量为 12 g/d，其中 80%来自调味品和腌制品，远超 WHO 建议的每人低于 6 g/d 的水平。高血压患者钠的摄入量不应超过 2 000 mg/d(相当于食盐 5 g/d)。

膳食钾的摄入量与高血压呈显著负相关，有降低血压的作用。高血压患者宜多进食含钾丰富的食物。高血压患者钾的摄入量要大于 2 500 mg/d，相当于氯化钾 4.74 g/d。

钠和钾与高血压关系密切，除此之外，钙和镁也和高血压有一定的关系。

提倡多摄入富含钙的食品，如乳和乳制品等。一般认为，膳食中钙的摄入量少于 600 mg/d 就有可能导致血压升高。钙能促进钠从尿液中排泄，可能是其降血压作用的机制之一。高血压患者钙的摄入量应维持在 800～1 000 mg/d。

一般认为，低镁与血压升高有关，而摄入含镁高的膳食可以降低血压。镁能降低血压的机制可能包括降低血管的紧张性和收缩性，减少细胞对钙的摄取而导致细胞质内的钙减少，促进血管舒张。高血压患者镁的摄入量应维持在 350～500 mg/d。

六、高血压患者的膳食指导

高血压患者的膳食指导原则为：高血压患者每日的进食量要适当，以保持适宜的体重。食盐摄入量不超过 5 g/d，推荐低盐膳食和高钾膳食，适当增加钙和镁的摄入量，戒酒，每日摄入充足的膳食纤维和维生素。在食物的选择上，遵循食物多样化及平衡膳食的原则，尽量减少摄入富含油脂和精制糖的食物，限量食用烹调用油。在饮食习惯上，进食应有规律，不宜进食过饱，也不宜漏餐。

高血压患者的具体膳食指导如下：

(一)谷类和薯类

增加全谷类和薯类食物的摄入量，粗细搭配。

根据患者体力活动水平的不同，每日谷类和薯类的摄入量也有所不同。轻、中度体力活动水平的高血压患者，推荐谷类摄入量为 150～400 g/d，其中 1/3～1/2 为粗粮和杂粮。

需要注意的是，部分谷类制品在加工过程中添加了钠盐，如各种类型的方便面、挂面、咸面包等，要注意控制含钠盐制品的摄入总量。

(二)蔬菜和水果

蔬菜摄入量约为 500 g/d，每日至少 3 个品种，最好在 5 个品种以上，并且每日摄入的蔬菜中要有深色蔬菜、叶菜类蔬菜，推荐食用富含钾的蔬菜，如菠菜、莴笋叶、空心菜等。水果摄入量不少于 200 g/d，每日至少 1 个品种，最好在 2 个品种以上。

(三)豆制品

每日适量摄入豆制品，如豆腐、豆浆等。

(四)坚果

可适量摄入坚果，每星期 50 g 左右，合并肥胖和超重者应注意避免摄入过多脂肪。

(五)动物性食物

分别摄入 25～50 g/d 的鱼虾类、禽类、蛋类和瘦肉类食物。少食用或不食用高钠盐、高脂肪、高胆固醇的动物性食物，如肥肉、动物油等。优先选择脱脂或低脂牛乳、酸乳，推荐摄入乳类 200～300 g/d。

（六）脂肪

烹调用油控制在 20～30 g/d，尽量避免食用动物油，少食用或不食用油炸和富含油脂的食品及含有反式脂肪酸的食品，如奶油蛋糕、人造黄油等。推荐优先选择植物油，尤其是富含多不饱和脂肪酸的大豆油、玉米油、花生油，以及富含单不饱和脂肪酸的橄榄油、菜籽油和茶籽油等。推荐交替食用不同种类的植物油。

（七）酒

不宜饮酒，尽量戒酒。流行病学研究发现，限制饮酒量可显著降低高血压的发病风险。我国男性长期饮酒者较多，所有饮酒者都应控制酒精的摄入量。我国男性持续饮酒者比不饮酒者在 4 年内发生高血压的风险增加 40%。如不能戒酒，需要严格控制饮酒量，酒精摄入量男性不应超过 25 g/d，女性不应超过 15 g/d。

（八）水

保证摄入充足的水分。提倡适量饮用白开水、矿泉水、低糖或无糖的水果汁或蔬菜汁，不宜饮用含糖量高的饮料和碳酸饮料。

除上述膳食指导外，还建议少食用或不食用特别辛辣和刺激性的食物，也不推荐饮用浓茶和浓咖啡，适当控制酱油等高盐调味料的摄入量，限制腌制品和酱制品的摄入量。高血压合并水肿、肾功能不全等患者适用无盐膳食；高血压合并心衰等患者适用低钠膳食，且应适当注意限制水分的摄入量。无盐膳食和低钠膳食及水的限制量需要遵循临床医师的指导。

低盐膳食、无盐膳食、低钠膳食、高钾膳食的相关摄入标准如下：

（1）低盐膳食：摄入钠在 1 500 mg/d 以内；

（2）无盐膳食：摄入钠在 1 000 mg/d 以内；

（3）低钠膳食：摄入钠在 500 mg/d 以内；

（4）高钾膳食：膳食中钾的摄入量至少应达到 3 100 mg/d。

高血压的第一级预防在于广泛的健康宣传教育和科普，使大众对高血压有明确的认识，对与其密切相关的生活习惯、膳食行为等有充分的了解。生活方式改变包括减重，低盐、低饱和脂肪酸、低胆固醇饮食，有氧运动及戒烟、限酒等。

思考练习

一、判断题

1. 高血压患者在膳食中应摄入充足的钾和钙。（　　）

2. 低盐膳食是指摄入钠在 1 000 mg/d 以内的膳食。（　　）

3. 限制饮酒量可显著降低高血压的发病风险。（　　）

4. 膳食钾的摄入量与高血压呈显著负相关，有降低血压的作用，高血压患者宜多进食含钾丰富的食物。（　　）

5. 原发性高血压是一种以血压升高为主要临床表现而病因尚未明确的独立疾病，占所有高血压患者的 70%以上。（　　）

二、选择题

1. 高血压发病的危险因素之一是摄入过多的(　　)。

A. 钙　　B. 钠　　C. 钾　　D. 磷

2. 关于安排高血压患者饮食的说法，正确的是(　　)。(多选)

A. 限制食盐，适当补钾

B. 限制能量

C. 限制钙的摄入量

D. 限酒

E. 限制精制糖的摄入量

3. 从合理膳食入手，防治高血压的方式主要包括(　　)。(多选)

A. 限制食盐的用量　　B. 多吃蔬菜和水果

C. 少饮酒、禁酗酒　　D. 控制体重

4. 为预防高血压，建议成人食盐的摄入量不超过(　　)。

A. 3 g/d　　B. 5 g/d

C. 10 g/d　　D. 6 g/d

5. 低钠膳食是指控制摄入钠在(　　)以内。

A. 500 mg/d　　B. 600 mg/d

C. 700 mg/d　　D. 800 mg/d

三、填空题

1. 高血压可分为______和______。

2. 高血压患者应特别注意减少______的摄入量和增加______的摄入量。

3. 高血压是一种以______为主要特征，并可伴有心、脑、肾等器官的功能性或器质性损害的临床综合征。

4. 高血压患者应增加全谷类和薯类食物的摄入，______。

5. 高血压的第一级预防在于广泛的______。

四、思考题

1. 简述高血压患者的具体膳食指导原则。

2. 简述高血压的判定标准和危害。

扫码查看答案

任务五　营养、膳食与高尿酸血症和痛风

◈ 知识目标：

1. 了解高尿酸血症和痛风患者的营养需要；

2. 熟悉高尿酸血症和痛风的判定标准；

3. 掌握高尿酸血症和痛风的含义及其患者的膳食指导。

◈ 技能目标：

1. 能够判定高尿酸血症和痛风；

2. 能够分析高尿酸血症和痛风患者的营养需要；

3. 能够为高尿酸血症和痛风患者提供膳食指导。

◈ **素质目标：**

1. 树立正确的营养与健康意识；
2. 提高对营养、膳食与高尿酸血症和痛风的认知水平；
3. 牢固树立珍惜生命、珍爱健康的观念。

一、高尿酸血症和痛风的含义

高尿酸血症是由嘌呤代谢障碍引起的代谢性疾病，与痛风密切相关，并且是糖尿病、代谢综合征、血脂异常、慢性肾脏病和脑卒中等疾病发生的独立危险因素。

痛风是一种由单钠尿酸盐沉积所导致的晶体相关性关节病，与嘌呤代谢紊乱及(或)尿酸排泄减少所导致的高尿酸血症直接相关，也属于代谢性疾病范畴。

二、高尿酸血症和痛风的判定标准

高尿酸血症的判定标准为：成人在正常嘌呤饮食情况下，非同日 2 次空腹血尿酸水平超过 420 μmol/L，可判定为高尿酸血症。痛风常表现为急性痛风性关节炎、痛风石、慢性痛风性关节炎、尿酸盐肾病和尿酸性尿路结石等，痛风严重者可出现关节破坏、肾功能受损，也常伴发代谢综合征的其他表现，如中心性肥胖、血脂异常、2 型糖尿病及心血管疾病等。

痛风的发生、发展过程可分为 4 个阶段：

(1)无症状期：可无痛风的临床症状，仅表现为血尿酸值持续性或波动性升高，但也可转变成急性痛风性关节炎或肾结石发作，有 10%～40%的患者可能会先出现肾结石症状。

(2)急性关节炎期：表现为急性痛风性关节炎的发作，还可能是痛风的首发症状。

(3)间歇期：痛风的 2 次急性发作之间有一个静止期，患者无任何症状，多数患者在 1 年内复发，少数患者终身仅发生 1 次。复发次数越频繁，受累关节就越多，极少数初次发病的患者可直接发展为痛风石及慢性痛风性关节炎。

(4)慢性期：以痛风石、慢性痛风性关节炎、肾脏病变等为主要表现。

高尿酸血症或痛风的病因可归纳为遗传、疾病、饮食营养等因素。

三、高尿酸血症和痛风患者的营养需要

在痛风患者中，约有 50%的患者超重或肥胖，应适当减轻体重，控制总能量的摄入量。应根据患者的性别、身高、年龄、体重和体力活动水平等因素综合确定痛风患者的能量需求。在轻体力活动水平情况下(如坐式工作)，正常体重患者应摄入 25～30 kcal/(kg・d)的能量，体重过低者应摄入 35 kcal/(kg・d)的能量，超重或肥胖患者应摄入 20～25 kcal/(kg・d)的能量；在中体力活动水平情况下(如电工安装)，正常体重患者应摄入 30～35 kcal/(kg・d)的能量，体重过低者应摄入 40 kcal/(kg・d)的能量，超重或肥胖患者应摄入 30 kcal/(kg・d)的能量；在重体力活动水平情况下(搬运工)，正常体重患者应摄入 40 kcal/(kg・d)的能量，体重过低者应摄入45～50 kcal/(kg・d)的能量，超重或肥胖患者应摄入 35 kcal/(kg・d)的能量。

(一)碳水化合物

高尿酸血症和痛风患者碳水化合物提供的能量占总能量的 50%～60%；应限制碳水化合物的摄入量，宜选择低 GI 食物；鼓励全谷类食物占一日主食量的 30%以上；膳食纤维摄入

量达到 25～30 g/d。

(二)蛋白质

高尿酸血症和痛风患者的蛋白质摄入量为 1 g/(kg·d)，提供的能量占总能量的 10%～20%。食物来源推荐乳制品和蛋类。

(三)脂肪

痛风患者中约 70%伴有高脂血症。高脂饮食同样可使尿酸排泄减少，导致血尿酸升高，所以应适当控制脂肪的摄入量。脂肪提供的能量占一日总能量的 20%～30%。合并肥胖或代谢综合征患者应严格限制每日脂肪的摄入总量(不超过一日总能量的 25%)，且饱和脂肪酸的摄入量不超过总能量的 10%。对于合并血浆低密度脂蛋白胆固醇升高(≥2.59 mmol/L)者，饱和脂肪酸的摄入量应小于一日总能量的 7%，反式脂肪酸应小于一日总能量的 1%。

四、高尿酸血症和痛风患者的膳食指导

高尿酸血症和痛风患者的膳食指导原则为：应基于个体化原则，建立合理的饮食习惯及良好的生活方式，限制高嘌呤动物性食物(肝脏、鸡胸肉、扇贝、基围虾等)的摄入量，控制能量及营养素的供能比例，保持健康体重，配合规律的降尿酸药物治疗，并定期检查。

高尿酸血症和痛风患者的具体膳食指导如下：

(一)建议选择的食物

(1)脱脂或低脂牛乳及其制品，300 mL/d。

(2)鸡蛋 1 个/d。

(3)足量的新鲜蔬菜可使机体增加多种微量元素，B 族维生素、维生素 C、膳食纤维的摄入可以促进尿酸盐的溶解和排泄，新鲜蔬菜的摄入量应高于 500 g/d 或更多。

(4)鼓励摄入低 GI 的谷类食物。

(5)高尿酸血症和痛风患者应多饮水，以利于尿酸的排出，这是饮食中较为重要的环节。因尿酸的水溶性较低，肾脏排泄尿酸时必须保证充足的饮水，不应低于 2 000 mL/d。为防止尿液浓缩，患者可在睡前或半夜适量饮水，确保尿量，有利于预防尿路结石的形成。

(二)建议限制食用的食物

(1)高尿酸血症和痛风患者应限制高嘌呤含量的动物性食物，如畜肉等。

(2)鱼类食品。

(3)含较多果糖和蔗糖的食品。

(4)各种含酒精的饮料，尤其是啤酒和蒸馏酒(白酒)。

(5)痛风患者多伴有高血压，宜采用少盐饮食。

(三)建议避免食用的食物

应避免食用肝脏、肾脏等动物内脏和贝类、牡蛎、龙虾等带甲壳的海产品。酒精代谢可使乳酸浓度升高，抑制肾脏对尿酸的排泄，同时酒精可促进嘌呤的分解，使尿酸升高，所以酗酒常为急性痛风发作的诱因，应严格限酒。药物控制不佳或慢性痛风性关节炎患者也应禁止含酒精饮料的摄入。

除上述膳食指导外，良好的饮食习惯对于高尿酸血症和痛风患者至关重要。进食要定时、定量或少食多餐，不要暴饮暴食或一餐中进食大量的肉类；海产品、肉类及高嘌呤植物性食物煮后去汤，可在一定程度上减少嘌呤含量；少食用刺激性调味品。

思考练习

一、判断题

1. 高脂饮食同样可使尿酸排泄减少，导致血尿酸升高，所以应适当控制脂肪的摄入量。（　　）
2. 痛风发病的无症状期一般无痛风的临床症状。（　　）
3. 酗酒常为急性痛风发作的诱因，应严格限酒。（　　）
4. 高尿酸血症是由嘌呤代谢障碍引起的代谢性疾病，与痛风的相关性不大。（　　）
5. 药物控制不佳或慢性痛风性关节炎患者应禁止含酒精饮料的摄入。（　　）

二、选择题

1. 下列不属于高尿酸血症患者限制食用的食物是（　　）。
   A. 肝脏、畜肉　　B. 鱼类食品
   C. 各种含酒精的饮料　　D. 水果
2. 在痛风的发生、发展过程中，（　　）表现为急性痛风性关节炎的发作，可能是痛风的首发症状。
   A. 无症状期　　B. 急性关节炎期
   C. 间歇期　　D. 慢性期
3. 以痛风石、慢性痛风性关节炎、肾脏病变等为主要表现的是痛风的（　　）。
   A. 无症状期　　B. 急性关节炎期
   C. 间歇期　　D. 慢性期
4. 高尿酸血症和痛风患者的蛋白质摄入量为（　　），提供的能量占总能量的10%～20%。
   A. 1.0 g/(kg·d)　　B. 1.5 g/(kg·d)
   C. 2.0 g/(kg·d)　　D. 3.0 g/(kg·d)
5. 痛风患者常常伴发代谢综合征的其他表现，包括（　　）。（多选）
   A. 高血脂　　B. 肥胖
   C. 2 型糖尿病　　D. 心血管疾病

三、填空题

1. 高尿酸血症的诊断标准为：成人在正常嘌呤饮食情况下，非同日 2 次空腹血尿酸水平超过______________。
2. 高尿酸血症或痛风的病因有______________、疾病、______________等因素。
3. 痛风的发生、发展过程可分为______________个阶段。
4. 高尿酸血症和痛风患者应多饮水，以有利于______________的排出。

四、思考题

简述高尿酸血症和痛风患者的膳食指导原则。

扫码查看答案

任务六 营养、膳食与脑卒中

◈ **知识目标：**

1. 了解脑卒中患者的营养需要；
2. 熟悉脑卒中的分类和危害；
3. 掌握脑卒中的含义和患者的膳食指导。

◈ **技能目标：**

1. 能够判定脑卒中的类型；
2. 能够分析脑卒中患者的营养需要；
3. 能够为脑卒中患者提供膳食指导。

◈ **素质目标：**

1. 树立正确的营养与健康意识；
2. 提高对营养、膳食与脑卒中的认知水平；
3. 牢固树立珍惜生命、珍爱健康的观念。

一、脑卒中的含义

脑卒中又称“中风”，是指由脑血管阻塞或破裂引起的脑血液循环障碍和脑组织功能或结构损害的疾病。

脑卒中的主要症状有突然出现面部、手臂或腿的无力或麻木，失语或言语不清，视力丧失或视觉模糊，剧烈头痛，平衡失调或眩晕，意识丧失或昏迷。这些症状通常是突然发生的，可以是短暂或持续的，并且可能会重复出现。

二、脑卒中的分类

脑卒中可分为 2 大类，即缺血性脑卒中和出血性脑卒中。缺血性脑卒中的发病率高于出血性脑卒中，占脑卒中患者总数的 60%～70%。

(一)缺血性脑卒中

缺血性脑卒中是指脑部的血管发生阻塞或狭窄，导致脑组织缺血、缺氧，最终导致脑细胞死亡和功能障碍的情况，其主要类型包括大动脉闭塞和小动脉闭塞 2 种。常见的症状包括突然出现面瘫、言语困难、肢体无力、感觉丧失、视力模糊、头晕、头痛等。

(二)出血性脑卒中

出血性脑卒中是指脑部的血管破裂出血，导致脑部组织受损和压迫的情况。这种类型的脑卒中通常比缺血性脑卒中更为严重。常见的症状包括突然剧烈头痛、意识障碍、呕吐、抽搐、偏瘫等。

三、脑卒中的危害

脑卒中的危害很大。宏观上，我们国家每年会为脑卒中及其相应的并发症、后遗症的治疗投入很多人力、物力和财力；微观上，脑卒中具有发病率、死亡率和致残率高等特点。脑卒中的病死率为10%～30%，致残率为60%～70%，可反复多次发病，可能导致严重的后果，如永久性的偏瘫或死亡，给个人和家庭带来巨大伤害。

四、脑卒中患者的营养需要

脑卒中患者的基础能量消耗比正常人高约30%。建议能量摄入量为83.68～146.44 kJ/(kg·d)。在这个范围内，需要再根据患者的身高、体重、性别、年龄、体力活动水平、应激状况等因素，综合确定患者的EER。需要指出的是，稳定期患者的能量供给量可与正常人相同，体重超重者应适当减少能量供给。

(一)碳水化合物

在合理控制总能量的基础上，脑卒中患者膳食中碳水化合物所提供的能量应占每日摄入总能量的50%～65%。提倡碳水化合物食物来源多样化，注意粗细搭配。

(二)蛋白质

脑卒中患者应当保证充足的优质蛋白质的摄入。蛋白质摄入量为不低于1 g/(kg·d)；当存在分解代谢过度的情况(如有压疮时)时，应适当提高蛋白质的摄入量，建议增加至1.2～1.5 g/(kg·d)。蛋白质食物的选择要注意搭配和互补，建议动物蛋白与植物蛋白的比例为1∶1。

(三)脂肪

总脂肪能量占一日摄入总能量的比例不超过30%，对于血脂异常的患者，不宜超过一日摄入总能量的25%。不同类型的脂肪对脑卒中患者的影响有较大的差异。建议饱和脂肪酸所提供的能量占一日摄入总能量的比例不超过7%；ω-3多不饱和脂肪酸所提供的能量可占一日摄入总能量的0.5%～2.0%，ω-6多不饱和脂肪酸所提供的能量可占一日摄入总能量的2.5%～9.0%；反式脂肪酸所提供的能量不超过一日摄入总能量的1%。

(四)维生素、矿物质

调节维生素和矿物质的平衡，有利于纠正脑卒中患者的代谢紊乱和防治并发症。供给足够的维生素是脑卒中患者营养治疗的原则之一，尤其是富含维生素C、维生素B_6、维生素B_{12}和叶酸等维生素的食品。

(五)膳食纤维

膳食纤维具有重要的生理功能。脑卒中患者膳食纤维的摄入量可为25～30 g/d，卧床或合并便秘的患者应酌情增加膳食纤维的摄入量。

(六)胆固醇

脑卒中患者应限制胆固醇的摄入量，不超过300 mg/d，血脂异常者不超过200 mg/d。

(七)水

当不限制液体摄入时，在温和的气候条件下，脑卒中患者至少饮水1 200 mL/d；对于昏迷的脑卒中患者，可经营养管少量多次地补充，保持水电解质的平衡。

五、脑卒中患者的膳食指导

(一)平衡膳食

脑卒中患者需要通过平衡膳食来保持适宜的体重以及获得充足的能量和营养。日常饮食要做到食物多样化,并做到主食粗细搭配、各类营养素摄入比例合适。

(二)合理运动

合理的运动对于脑卒中的预防、治疗和康复都有重要的辅助作用。运动的方式要根据患者的具体情况而定,既要达到运动的效果,又不能对患者造成二次伤害。

(三)个体化膳食指导

不同患者的性别、年龄、体力活动水平、整体健康状况和脑卒中严重程度存在差异,因此需要针对不同个体的具体情况,进行相应的膳食指导,以满足他们在特定时期的个体营养需求。

(四)食物烹调

少用煎、炒、炸、烤等长时间且高温加热的烹调方式,多用蒸、煮、炖、拌、汆、水溜、煨、烩等少盐、少油的烹调方式。针对有吞咽障碍等摄食困难的患者,还要注意食物的细、软、烂,以减少咀嚼,降低吞咽难度且易于消化和吸收。患脑卒中后,大部分吞咽障碍患者最容易误吸的是稀液体,在稀液体内加入增稠剂,以增加黏度,减少误吸,增加摄入量。食物的烹调和加工会改变食物性状,也会在一定程度上降低食物原料的营养价值,膳食指导时需要充分考虑食物营养状况的变化。

(五)动物性食物

建议禽畜肉类的摄入量为 50～75 g/d,优选低脂肪、高优质蛋白质的种类,如鸽肉、火鸡腿、鸡胸肉、牛里脊、猪里脊等;严格控制高脂肪动物性食物的摄入,如红烧肉、回锅肉等;建议鱼虾类食物的摄入量为 75～100 g/d,优选低脂肪、高优质蛋白质且富含多不饱和脂肪酸的食物,如海参、鲢鱼、青鱼、鲤鱼、带鱼、鳗鱼、鳕鱼等;建议蛋类的摄入量为 25～50 g/d,对伴有高血压、血脂异常、糖尿病的脑卒中患者,应少吃蛋黄,可 2～3 d 吃 1 个;建议饮乳或相当量的乳制品 300 g/d,优选低脂、脱脂乳及其制品。

(六)植物性食物

保证粮谷类和薯类食物的摄入量在 200～300 g/d,优选低糖、高膳食纤维的种类,如燕麦、莜麦、荞麦、玉米面、小米、麦麸等;脑卒中患者的蔬菜摄入量在 500 g/d 以上,以新鲜绿叶类蔬菜为主,如生菜、菠菜、空心菜、莴笋叶等;没有高血糖的脑卒中患者的水果摄入量为 150 g/d 左右,可优选猕猴桃、西瓜、橙子、柚子、柠檬、桃子、杏、枇杷、火龙果、菠萝、草莓、樱桃等;建议脑卒中患者摄入 30～50 g/d 的大豆或相当量的豆制品,优选黑豆、红小豆、黄豆、绿豆、豆浆、豆腐、豆汁等;坚果含丰富的蛋白质、脂肪、维生素、矿物质,建议每星期可摄入 50 g 左右,优选核桃、开心果、大杏仁、白瓜子等。

(七)食用油

脑卒中患者要注意食用油的选择。建议以植物油为主,减少动物油脂如猪油、牛油等的摄入,不宜吃油脂过高及油炸类的食物,如肥肉或红烧肉等。

(八)调味品

不宜吃含盐量高的菜品或腌制品,如咸肉、咸菜、熏肉、酱肉等食物。食盐摄入量应不超过 5 g/d,脑卒中合并高血压患者应不超过 3 g/d;不宜吃辛辣调味品及咖啡、浓茶等刺激性食物。

（九）无添加糖食物

避免选择添加糖的食物，如用阿斯巴甜、食用糖精等制作的食物。

除上述膳食指导外，脑卒中合并糖尿病患者应适量补充维生素 B_6、叶酸和维生素 B_{12}，以降低患者同型半胱氨酸的水平，将随机血糖控制在 10 mmol/L 以下；脑卒中合并高血压患者应选择低盐、低钠饮食，营养管理措施同普通脑卒中患者一样；脑卒中合并脂代谢紊乱患者，建议食用富含ω-3 多不饱和脂肪酸的食物。

（十）禁烟、限酒

脑卒中患者应当禁烟、限酒。酒精摄入的数量及类型对脑卒中危险性的影响有一定的差异。康复后如果要饮酒，推荐女性饮酒的酒精量不超过 15 g/d，男性不超过 25 g/d。15 g 酒精相当于 450 mL 啤酒、150 mL 葡萄酒或 50 mL 低度白酒。

另外，除上述膳食和运动等因素外，气候环境与脑卒中的发病率也有一定的关系，尤其是气温的高低与诱发脑卒中有较为密切的关系。脑卒中患者或脑卒中高危人群应尽量避免温度过低的环境，尤其要注意避免温度骤升或骤降的环境。

思考练习

一、判断题

1. 脑卒中的病死率为 30%～40%，致残率为 60%～70%。（　　）
2. 缺血性脑卒中是指脑部的血管破裂出血，导致脑部组织受损和压迫的情况。（　　）
3. 脑卒中患者的基础能量消耗比正常人高约 30%。（　　）
4. 合理的运动对于脑卒中的预防和康复治疗都有重要的辅助作用。（　　）
5. 除膳食和运动等因素外，气候环境与脑卒中的发病率也有一定的关系。（　　）

二、选择题

1. 供给足够的维生素是脑卒中营养治疗的原则之一，尤其是富含（　　）等维生素的食品。（多选）

A. 维生素 C　　B. 维生素 B_6
C. 维生素 B_{12}　　D. 叶酸

2. 脑卒中的主要症状有（　　）。（多选）

A. 手脚麻木　　B. 失语
C. 视力丧失或视觉模糊　　D. 平衡失调

3. 脑卒中具有（　　）等特点。（多选）

A. 发病率高　　B. 死亡率高
C. 致残率高　　D. 致死率低

4. 对伴有高血压、血脂异常、糖尿病的脑卒中患者，应少吃蛋黄，可（　　）吃 1 个。

A. 1 d　　B. 2～3 d
C. 4～5 d　　D. 1 星期

5. 脑卒中合并高血压患者，食盐摄入量应不超过（　　）。

A. 3 g/d　　B. 4 g/d
C. 5 g/d　　D. 6 g/d

三、填空题

1. 脑卒中又称“______”,是指由脑血管阻塞或破裂引起的脑血流循环障碍和脑组织功能或结构损害的疾病。

2. 脑卒中可分为 2 大类,即______和______。

3. 脑卒中患者或脑卒中高危人群应尽量避免温度______的环境。

4. ______是指脑部的血管发生阻塞或狭窄,导致脑组织缺血缺氧,最终导致脑细胞死亡和功能障碍的情况。

5. 缺血性脑卒中的______高于出血性脑卒中。

四、思考题

简述脑卒中患者的膳食指导原则。

扫码查看答案

任务七 营养、膳食与恶性肿瘤

◈ **知识目标:**

1. 了解恶性肿瘤患者的营养需要;
2. 熟悉恶性肿瘤的危害;
3. 掌握恶性肿瘤的含义和患者的膳食指导。

◈ **技能目标:**

1. 能够分析恶性肿瘤患者的营养需要;
2. 能够为恶性肿瘤患者提供膳食指导。

◈ **素质目标:**

1. 树立正确的营养与健康意识;
2. 提高对营养、膳食与恶性肿瘤的认知水平;
3. 牢固树立珍惜生命、珍爱健康的观念。

一、恶性肿瘤的含义

恶性肿瘤是指恶性细胞不受控制地进行增长和扩散,浸润和破坏周围正常组织,并可以经血管、淋巴管和体腔扩散转移到身体其他部位的疾病。

自 21 世纪以来,恶性肿瘤依然是危害人类健康和生命的重大问题。根据相关统计,我国城乡居民的恶性肿瘤死亡率在过去 30 年中增长了 80%以上。无论是从我国还是从全球范围来看,恶性肿瘤的发病率都在持续上升。

二、恶性肿瘤的危害

恶性肿瘤的危害主要包括以下几方面:

(1)局部侵袭:恶性肿瘤细胞具有强大的侵袭性,可以破坏周围正常的组织器官,如肺癌侵犯胸膜、肝癌侵犯肝外组织等,严重影响器官的功能。

(2)远处转移:恶性肿瘤细胞通过血液或淋巴系统扩散到身体的其他部位,在新的部位继续生长,形成转移瘤,严重影响器官的功能。

(3)压迫症状:恶性肿瘤在生长过程中可压迫周围的正常组织,导致器官功能障碍,如肺癌压迫气管影响呼吸、脑瘤压迫脑组织影响神经功能等。

(4)引起代谢异常:某些肿瘤可释放代谢产物,引起全身性的代谢、内分泌异常,如神经内分泌肿瘤可引起特殊综合征。

(5)浸润破坏:恶性肿瘤细胞可通过内皮细胞破坏血管,导致出血、溃疡;也可浸润破坏骨骼,出现疼痛和骨折。

(6)免疫抑制:肿瘤及其治疗措施可降低机体的免疫功能,增加感染风险。

三、恶性肿瘤患者的营养需要

流行病学资料显示,能量摄入过多者的多种恶性肿瘤的发病率高于能量正常摄入者。动物实验发现,限制20%进食的大鼠比自由进食的大鼠自发性恶性肿瘤的发病率低且发生肿瘤的潜伏期延长。建议按照20～25 kcal/(kg・d)(非肥胖患者的实际体重)来估算卧床患者的能量,按照30～35 kcal/(kg・d)(非肥胖患者的实际体重)来估算能下床活动患者的能量,再根据患者的性别、年龄、患病时间、体力活动水平、应激状况等调整个体化能量值。

(一)碳水化合物

高淀粉摄入人群胃癌和食管癌的发病率较高,建议碳水化合物供能占总能量的35%～50%。膳食纤维在防癌方面有重要的作用,可以降低结肠癌、直肠癌的发病风险。

(二)蛋白质

蛋白质摄入过低或过高,均会促进恶性肿瘤的生长。一般可按1.0～1.2 g/(kg・d)(非肥胖患者的实际体重)供给蛋白质,严重营养消耗者可按1.2～2.0 g/(kg・d)(非肥胖患者的实际体重)供给蛋白质。

(三)脂肪

膳食脂肪的种类与恶性肿瘤的发生也有关系。建议脂肪供能占总能量的35%～50%,推荐适当增加富含ω-3脂肪酸及ω-9脂肪酸食物的摄入量。流行病学资料表明,脂肪的摄入量与结肠癌、直肠癌、乳腺癌、肺癌、前列腺癌等多种癌症的患病风险呈正相关。

(四)维生素

部分研究结果显示,某些维生素在预防癌症方面具有积极的意义。对具有抗氧化活性的类胡萝卜素、维生素A、维生素C和维生素E等的研究比较多。

1. 类胡萝卜素和维生素A

大量流行病学资料、动物实验及实验室研究表明,维生素A与肿瘤的关系密切。大量摄入类胡萝卜素可降低肺癌的发病风险,增加β-胡萝卜素的摄入量对肺癌、食管癌、子宫颈癌、乳腺癌、喉癌、卵巢癌、膀胱癌等的患者有保护作用。动物实验显示,维生素A或β-胡萝卜素对小鼠或大鼠的肺癌、胃癌、口腔癌、结直肠癌、乳腺癌和膀胱癌有抑制作用。

2. 维生素C

流行病学资料显示,维生素C摄入量与多种癌症的死亡率呈负相关,高维生素C摄入量可降低胃癌、食管癌、肺癌、子宫颈癌、胰腺癌等的发病风险。

3. 维生素E

流行病学资料显示,维生素E有可能降低肺癌、子宫颈癌、肠癌、乳腺癌等的发病风险。动物实验表明,维生素E可减少体内脂类过氧化物的量,降低食管癌的发病率,减小肿瘤的体积。维生素 E 与硒联合,有抑制大鼠乳腺癌的作用。

维生素 E 预防癌症的可能机制有:

①清除自由基致癌因子,保护正常细胞;

②抑制癌细胞增殖;

③诱导癌细胞向正常细胞分化;

④增强机体的免疫功能。

4. B 族维生素

人群资料及动物实验表明,维生素 B_2 的缺乏与食管癌、胃癌、肝癌等疾病的发病率有关,叶酸缺乏会增加食管癌的发病风险。

5. 维生素 D

人群干预结果显示,维生素 D 和钙的摄入量与大肠癌的发病率呈负相关,结肠癌死亡率与接受日光照射的量呈负相关。

维生素 D 抑癌作用的可能机制有:

①抑制肿瘤细胞增殖;

②通过钙的作用,抑制肠道胆汁酸及其衍生物的促癌作用。

(五)矿物质

1. 硒

硒的防癌作用比较明确。流行病学资料显示,土壤和植物中的硒含量、人群中硒的摄入量、血清中硒的水平与人类多种癌症,如肺癌、食管癌、胃癌、肝癌、肠癌、乳腺癌等的死亡率呈负相关。动物实验发现,硒有抑制诱癌的作用。细胞培养显示,亚硒酸钠有抑制食管癌、胃癌、肝癌细胞生长的作用。硒是谷胱甘肽过氧化物酶的重要组成成分,能清除氧自由基,增强免疫功能。

2. 钙

流行病学资料报道,高钙、高维生素 D 膳食与肠癌的发病率呈负相关。

3. 锌

锌缺乏和(或)过多均与癌症的发生有关。锌过低可导致机体免疫功能减退,过多会影响硒的吸收。

4. 铁

流行病学资料显示,高铁膳食可能增加肠癌和肝癌的发病风险。

5. 钠

长期摄入高钠(盐)导致胃黏膜细胞及细胞外渗透压升高,损伤胃黏膜,发生弥漫性充血、水肿、糜烂、溃疡等病变,增加癌变的风险。

(六)水

水(饮水和食物中所含的水)一般按 30～40 mL/(kg·d)给予,使尿量维持在 1 000～2 000 mL/d。有心、肺、肾等脏器功能障碍的患者需特别注意,要防止液体过多。

四、恶性肿瘤患者的膳食指导

目前认为,膳食结构不合理、体力活动水平低下是导致恶性肿瘤发病的主要原因。我国居民膳食结构正在发生一系列的变化，食物越来越精细，饮食不科学、不合理的问题越来越突出。恶性肿瘤患者的膳食指导如下：

（一）谷类和薯类

全谷类中富含膳食纤维，可促进胃肠蠕动，降低直肠癌等的发病风险。建议保持每日摄入适量的谷类食物，成人以摄入 200～400 g/d 为宜。在胃肠道功能正常的情况下，注意粗细搭配。

（二）蔬菜和水果

研究表明，蔬菜和水果长期、稳定、适量的摄入可以在一定程度上预防食管癌的发生，但与胃癌、肺癌、乳腺癌的发病及死亡风险关系不大。建议蔬菜的摄入量为 300～500 g/d，建议包含各种颜色、叶类的蔬菜；建议水果的摄入量为 200～300 g/d。

（三）动物性食物

建议适当多吃鱼、禽肉、蛋类，减少红肉的摄入量。对于经放疗、化疗等胃肠道损伤的患者，推荐制作软烂、细碎的动物性食物。

（四）豆类及豆制品

研究表明，大豆及其制品可在一定程度上降低乳腺癌、胃癌的发病风险。建议每日适量食用大豆及豆制品，推荐摄入约 50 g/d 等量大豆。

（五）食用油

建议使用多种植物油作为烹调用油，摄入量为 25～40 g/d。

除上述膳食指导外，还建议恶性肿瘤患者避免酒精摄入，限制烧烤、腌制和煎炸等动物性食物的摄入量。肿瘤患者出现明确的矿物质或维生素等营养缺乏时，在寻求医学治疗的同时，可考虑通过膳食强化来补充部分营养素。

世界卫生组织指出，1/3 甚至约 1/2 以上的癌症都是可以预防的。癌症的预防措施包括控烟、养成健康的饮食习惯、提高体力活动水平、减少职业危害和环境污染等。在癌症的发生和发展过程中，营养与膳食因素起着非常重要的作用。

思考练习

一、判断题

1. 我国城乡居民的恶性肿瘤死亡率在过去 30 年中增长了 80%以上。 （ ）
2. 蛋白质摄入过低或过高，均会促进恶性肿瘤的生长。 （ ）
3. 硒不具有防癌作用。 （ ）
4. 恶性肿瘤患者应避免酒精摄入，禁止食用烧烤、腌制和煎炸的动物性食物。 （ ）
5. 癌症的预防措施包括控烟、养成健康的饮食习惯、提高体力活动水平、减少职业危害和环境污染等。 （ ）

二、选择题

1. 蔬菜和水果长期、稳定、适量的摄入可以在一定程度上预防（ ）的发生。

A. 食管癌　　B. 胃癌

C. 肺癌　　D. 乳腺癌

2. 下列矿物质元素对防癌有积极作用的有(　　)。

A. 硒　　B. 锌　　C. 铁　　D. 钙

3. 与能量摄入过多者相比，能量正常摄入者的多种恶性肿瘤的发病率(　　)。

A. 不相关　　B. 持平　　C. 更高　　D. 更低

4. 恶性肿瘤的发生与(　　)有关系。(多选)

A. 膳食中的维生素　　B. 膳食中的矿物质

C. 饮食习惯　　D. 健康方式

5. 维生素 E 预防癌症的可能机制有(　　)。(多选)

A. 清除自由基致癌因子，保护正常细胞

B. 抑制癌细胞增殖

C. 诱导癌细胞向正常细胞分化

D. 提高机体的免疫功能

三、填空题

1. 流行病学资料显示，__________可能增加肠癌和肝癌的发病风险。

2. 建议恶性肿瘤患者的膳食使用多种植物油作为烹调用油，每日为__________。

3. 对于恶性肿瘤患者摄食的动物性食物，建议适当多吃鱼、禽肉、蛋类，减少__________的摄入量。

4. 目前认为__________、__________是导致恶性肿瘤发病的主要原因。

5. 在癌症的发生和发展过程中，__________起着非常重要的作用。

扫码查看答案

四、思考题

简述恶性肿瘤的危害。

实训　成人体征判别及营养指导

一、实训目的

(1)了解成人体格测量的指标参数；

(2)熟练掌握常用的体格测量器械；

(3)能够根据体格测量情况进行初步体征评价；

(4)对人体的营养状况做出评价。

二、实训步骤

身高测量⟶体重测量⟶体格围度测量⟶体征判别。

三、实训结果记录

体格测量调查见表 7-1，体征判别结果见表 7-2。

表 7-1　体格测量调查

姓名	性别	年龄	身高/cm	体重/kg	胸围/cm	腰围/cm	臀围/cm	备注
测量者			记录者			日期		

表 7-2　体征判别结果

	计算结果	体征判别	评判依据
标准体重/kg			肥胖度在－10%～10%为正常； 肥胖度在 10%～20%为超重； 肥胖度在 20%～30%为轻度肥胖； 肥胖度在 30%～50%为中度肥胖； 肥胖度在 50%以上为重度肥胖； 肥胖度 100%为病态肥胖； 肥胖度在－20%～－10%为偏瘦
肥胖度/%			
BMI/(kg/m^2)			18.5～23.9 为正常； 24.0～27.9 为超重； ≥28.0 为肥胖； 17.0～18.5 为偏瘦； 16.0～16.9 为较瘦； ≤16.0 为过瘦
腰臀比			男性>1.0、女性>0.9 时，为中心性肥胖； 其他情况为正常

四、提供膳食指导建议

根据测量数据和体征判别结果，给出膳食指导建议。

资源拓展

脂肪肝与膳食营养的相关性

脂肪肝作为当前社会常见的慢性病，其发病率呈上升趋势。脂肪肝是指肝内脂类蓄积的一种病理状态，可分为单纯性脂肪肝、脂肪性肝炎、脂肪性肝纤维化等类型。随着人们生活水平的提高和饮食结构的改变，脂肪肝已成为危害人们健康的重要疾病之一。

一、膳食营养对脂肪肝形成的影响

(一)高糖膳食

高糖膳食可导致血糖水平升高,刺激胰岛素分泌,进而促进脂肪合成和肝内脂肪堆积。长期摄入高糖食品,如糖果、糕点等,会加重脂肪肝的程度。

(二)高脂膳食

高脂膳食,特别是富含饱和脂肪酸和反式脂肪酸的食物,如肥肉、油炸食品等,可导致血脂水平升高,增加脂肪在肝脏中的沉积。此外,过量摄入脂肪还可导致胰岛素抵抗和代谢综合征,进一步促进脂肪肝的形成。

(三)高胆固醇膳食

高胆固醇膳食,如动物内脏、蛋黄等,可导致血清胆固醇水平升高,促进脂肪在肝脏中的沉积。长期摄入高胆固醇食物可能加重脂肪肝患者肝脏的炎症反应,加速纤维化进程。

(四)营养不足

营养不足,特别是蛋白质摄入不足,可导致甘油三酯积存在肝内引起营养缺乏性脂肪肝。长期厌食、吃素或偏食等不良饮食习惯也可能导致脂肪肝的发生。

二、针对脂肪肝患者的膳食建议

(一)适当的能量摄入,控制体重

脂肪肝患者应控制总能量的摄入,避免能量过剩导致脂肪合成增多。同时,通过适量运动和控制饮食相结合的方式,逐步减轻体重,有利于脂肪肝的改善。

(二)调整膳食结构,优化营养配比

脂肪肝患者应增加膳食纤维的摄入量,多吃蔬菜、水果等富含膳食纤维的食物。同时,适当摄入优质蛋白质,如瘦肉、鱼类、乳类等,有助于肝细胞的修复和再生。减少高糖、高脂、高胆固醇食物的摄入量,避免不良饮食习惯对肝脏造成的损害。

(三)适量补充营养素

脂肪肝患者应注意补充维生素和矿物质等营养素,如维生素 E、B 族维生素、钙、镁等。这些营养素对肝脏的健康具有重要的作用,有助于促进脂肪代谢和减轻肝脏负担。

除膳食因素外,饮酒、药物使用等因素也可能对脂肪肝的发生产生影响。因此,在预防和治疗脂肪肝时,应综合考虑多种因素,采取综合性干预措施。

“双创”小课堂

常见慢性病患病人群膳食管理应用研究

一、项目背景

随着现代生活节奏的加快和饮食结构的变化，慢性病的发病率逐年上升，如糖尿病、高血压、高血脂、肥胖症等。这些疾病不仅严重影响了患者的生活质量，还给社会带来了沉重的医疗负担。研究表明，合理的膳食管理对于慢性病的预防、治疗和康复具有至关重要的作用。然而，目前市场上针对慢性病患者的膳食管理产品和服务尚不完善，无法满足患者多样化的需求。因此，开展“常见慢性病患病人群膳食管理应用研究”创新创业项目具有重要的现实意义和社会价值。

二、项目目的

(1)提高慢性病患者的膳食管理水平，促进患者的健康恢复和病情稳定。

(2)推广膳食管理在慢性病防治中的应用，提高公众对膳食管理重要性的认识。

(3)培育膳食管理领域的创新型人才，推动相关产业的发展和升级。

三、主要思路及步骤

(1)文献调研与需求分析：首先，通过查阅国内外的相关文献，了解慢性病患者的膳食管理现状和存在的问题。同时，通过问卷调查、访谈等方式收集慢性病患者的膳食需求和期望，为后续研究提供数据支持。

(2)膳食管理方案设计：基于文献调研和需求分析的结果，结合现代营养学和医学知识，设计出一套科学、合理、个性化的膳食管理方案。该方案应包括膳食结构、食物种类、摄入量、烹饪方式等方面的指导，并针对不同慢性病患者的具体情况进行定制化调整。

(3)膳食管理产品开发：根据膳食管理方案，开发出适合慢性病患者的膳食管理产品。这些产品可以包括膳食管理软件、膳食指南手册、膳食搭配套餐等，旨在帮助患者更好地实施膳食管理方案。

(4)临床验证与效果评估：选取一定数量的慢性病患者进行临床验证，观察膳食管理方案对患者病情的影响和效果。通过定期监测患者的生理指标、饮食习惯和生活质量等方面的变化，评估膳食管理方案的有效性和可行性。

(5)市场推广与服务优化：在验证和评估的基础上，将膳食管理方案和产品推向市场。通过线上、线下相结合的方式，开展市场推广活动，提高产品的知名度和影响力。同时，建立用户反馈机制，收集用户的意见和建议，不断优化和完善膳食管理方案和产品。

(6)持续研究与创新：持续关注慢性病膳食管理领域的最新动态和研究成果，不断开展新的研究和创新活动。通过跨学科合作和产学研相结合等方式，推动膳食管理的科技进步和产业升级。

“思政”小课堂

珍视生命，珍爱健康

珍视生命、珍爱健康是一种重要的人生观，它涵盖了个体对自己身心健康的重视、对生命的敬畏以及对健康生活方式的追求。在食品专业人才的培养中，这一理念至关重要。“食品营养与健康”作为食品专业的重要课程之一，在传授有关食品与健康的知识的同时，也传达了珍视生命、珍爱健康的重要意义。

珍视生命、珍爱健康意味着认识到生命是宝贵的礼物，健康是人生的基础。只有保持身心健康，才能充分享受生活带来的快乐和乐趣，提升生活品质。珍视生命、珍爱健康可以促使个体保持良好的身体状态和心理状态，从而更好地投入工作，提高工作效率。通过珍视生命、珍爱健康的生活方式，积极保养身体、预防疾病、建立健康的生活习惯，有助于延长寿命、享受更长久的生活。珍视生命、珍爱健康是每个人对自己和家人负责、对社会负责的表现。一个健康的社会需要每个人关注自身健康，并积极参与健康促进活动，从而促进社会的和谐、稳定。珍视生命、珍爱健康可以建立积极、健康的生活态度，培养健康的生活习惯，改善生活方式，提高整体生活质量。

总的来说，珍视生命、珍爱健康不仅是个人自身的权利和责任，更是社会的需要和发展的基石。只有珍视生命、珍爱健康，才能拥有更加丰富、快乐和有意义的生活，并为建设一个更加和谐、稳定和繁荣的社会做出贡献。希望人们始终牢记这一理念，珍惜自己的生命，关爱自己的健康，共同建设一个更加美好的世界。

项目八

公共营养与健康

【案例导入】

有些专家认为，营养和营养师比医疗和医生的作用更重要、影响更深远。为了弄清其中的奥秘，《新经济》的采编人员于 2020 年 8 月 29 日以问答的形式采访了在长沙工作的公共营养师李女士。

记者问：李女士，您对自己营养师的职业前景及规划是极其明朗的，是吗？

李女士答：当然是的。因为我们国家人口老龄化、亚健康状况以及慢性病患病人群的大幅攀升，公共营养与健康将越来越受到重视。2015 年，国家就已经把健康产业推到战略地位。2016 年 8 月，习近平总书记在全国卫生与健康大会上再次强调，没有全民健康，就没有全面小康。2016 年 10 月，中共中央政治局审议通过了《“健康中国 2030”规划纲要》。2017 年，两会专题系列《健康中国人》提出：健康中国、营养先行。2018 年，国家再一次把健康中国作为重要国策，指出要以预防为主，大力发展健康产业。因此，我热心投身此行业，通过自己的努力，用营养知识已经帮助了身边许多朋友保持健康的生活方式，而且也帮助了许多慢性病患者，因为对于慢性病患者来说，合理营养也是非常重要的，正确的营养能够延缓他们的病情发展，改善他们的疾病症状，提高他们的生活质量。所有这些通过营养干预后健康状况得到改善和提升的实例，都是我对自己从事行业的认可和希望。

记者问：那能给我们讲一讲您的工作内容吗？

李女士答：营养师的职业要求是专门专业服务于健康。营养师还因其与不同对象结合分为临床营养师、公共营养师、食品营养师、餐饮营养师等。我属于公共营养师，主要从事营养知识的传播、群体性的营养调查、各种与营养相关的社会活动策划。具体来说，我的工作比较简单，就是通过营养干预，进行一对一的营养专业指导，先收集客户日常信息（信息采集表），然后对客户进行饮食营养评估、饮食习惯评估、饮食结构评估，再对客户日常活动进行评估，即对应酬习惯、抽烟、饮酒等生活习惯进行评估，最后对客户自我管理或强化管理进行分类指导；帮助有需要进行营养干预的人群更好地去选择适合自己的食物，知晓食物量化的概念，科学搭配一日三餐及上、下午的营养加餐，改善一些日常不合理的饮食结构，同时增加一定的运动指导等。

最重要的是帮助大家在营养干预的过程中养成良好的饮食习惯，从而达到营养干预和预防慢性病的目的。

任务一　膳食结构与膳食指南

◈ **知识目标：**

1. 了解膳食结构的类型；
2. 熟悉平衡膳食模式的概念，掌握达到平衡膳食模式的基本要求；
3. 掌握《中国居民膳食指南(2022)》和"中国居民平衡膳食宝塔"中的膳食建议。

◈ **技能目标：**

1. 能够运用《中国居民膳食指南(2022)》和"中国居民平衡膳食宝塔"的知识对一般人群进行健康宣教和饮食指导；
2. 能够运用《中国居民膳食指南(2022)》和"中国居民平衡膳食宝塔"的知识在日常生活中主动实行平衡膳食模式。

◈ **素质目标：**

1. 形成科学的膳食理念，倡导健康的生活方式；
2. 关注公共营养与健康问题，增强社会责任感。

一、膳食结构

(一)膳食结构的相关概念

膳食结构又称膳食模式，是指膳食中各类食物的数量及其在膳食中所占的比例。膳食结构可以反映人们的饮食习惯和生活水平，同时也可以反映一个民族的传统文化、一个国家的经济发展和一个地区的环境、资源等多方面的情况。

平衡膳食是指膳食中所含的营养素种类齐全、数量充足、比例合适。

平衡膳食模式是根据营养科学的原理、居民 DRIs 及科学研究成果设计出的膳食模式，是指在一段时间内，膳食组成中的食物种类和比例可以最大限度地满足不同年龄、不同能量水平健康人群的营养和健康需求。

合理膳食是指在平衡膳食的基础上，考虑健康状况、地域资源、生活习惯、信仰等情况而调整的膳食，能较好地满足不同生理状况、不同信仰及不同健康状况个体的营养与健康需求。

(二)膳食结构的类型

根据膳食中动物性、植物性食物所占的比例以及能量、蛋白质、脂肪和碳水化合物供给量的不同，将世界不同地区的膳食结构分为 5 种类型。

1. 动植物性食物结合型膳食结构

膳食组成中动物性食物和植物性食物的构成比例较合适，优质蛋白质约占膳食蛋白质的 50%以上，膳食结构比较合理，有利于避免营养缺乏病和营养过剩病。这种膳食结构可满足人体对各种营养素的需要。

2. 以动物性食物为主的膳食结构

该膳食结构的代表是欧美等经济发达的国家和地区。膳食组成以动物性食物为主，属于营养过剩型的膳食结构，呈现“三高一低”的特点，即高能量、高脂肪、高蛋白、低膳食纤维。长期以动物性食物为主，其优点是膳食中富含蛋白质、矿物质、维生素等营养素，缺点是脂肪摄入量过高，会增加肥胖、高脂血症、冠心病、糖尿病等慢性病的发生风险。

3. 以植物性食物为主的膳食结构

该膳食结构常见于一些经济欠发达的亚非拉国家或地区。膳食组成以植物性食物为主，动物性食物较少。长期采用该类型的膳食结构，膳食蛋白质和脂肪的摄入量较低，而且由于蛋白质来源以植物性食物为主，导致对来自动物性食物的优质蛋白质、矿物质和维生素的摄入量不足，易增加营养缺乏病的患病风险。

4. 地中海膳食结构

该膳食结构是居住在地中海地区的居民所特有的，以希腊、意大利为代表。地中海膳食结构强调水果、蔬菜、全谷类和橄榄油的摄入，适量食用乳制品，并限制红肉的摄入。特点是高膳食纤维、高维生素、低饱和脂肪酸，有利于心血管疾病的预防。

5. 东方健康膳食模式

该膳食结构在《中国居民膳食指南(2022)》中被首次提出，以我国东南沿海(浙江、上海、江苏、福建、广东)一带的膳食结构为代表，特点是食物多样、清淡少盐、水果和蔬菜丰富、鱼虾水产多、乳类和豆制品多。长期采用这种膳食结构，有利于降低营养缺乏病和高血压、心血管疾病等相关慢性病的发生风险。

二、中国居民膳食指南及中国居民平衡膳食宝塔

膳食指南(dietary guidelines, DG)是根据营养科学、平衡膳食原则和人体营养的需要，结合当地的食物生产、供应情况及人群生活实践提出的食物选择和身体活动的指导意见。膳食指南是健康教育和公共政策的基础性文件，是国家实施《健康中国行动(2019—2030)》和推动《国民营养计划(2017—2030 年)》的重要组成部分。

我国的膳食指南是在国家卫生健康委员会的直接领导下，由中国营养学会组织编写的。我国至今已经发布了 5 版膳食指南，最新版于 2022 年发布。

《中国居民膳食指南(2022)》由一般人群膳食指南、特定人群膳食指南、平衡膳食模式和膳食指南编写说明 3 部分组成。它针对近年来我国居民膳食结构的改变和膳食营养的主要问题，根据营养学原理，提出科学的指导意见，提高大众的营养知识水平，使其主动遵循膳食指南的指导，为提高我国居民的整体健康素质发挥作用。一般人群膳食指南总结了最新的科学成果，提炼了适用于一般人群的 8 条平衡膳食准则，推荐了解决方案和建议，更加有实践指导意义。特定人群膳食指南包括孕妇及乳母膳食指南、婴幼儿喂养指南、儿童膳食指南、老年人膳食指南和素食人群膳食指南，是在一般人群膳食指南的基础上形成的建议和指导。

(一)一般人群膳食指南

一般人群膳食指南是以食物为基础的膳食指南，共有 8 项准则，适合 2 岁以上的健康人群，提供有关食物、食物类别和平衡膳食模式的建议以及健康、合理的膳食指导，以促进全民健康和慢性病预防。

1. 食物多样，合理搭配

平衡膳食模式能最大限度地保障人类的营养需要和健康，而食物多样是平衡膳食模式的基本原则。坚持谷类为主的平衡膳食模式。每日的膳食应包括谷薯类，蔬菜、水果类，畜、禽、鱼、蛋、乳类和大豆类等。

建议每日摄入 12 种以上的食物，每星期摄入 25 种以上。谷类为主是平衡膳食模式的重要特征，建议摄入谷类食物 200～300 g/d，其中全谷类和杂豆类 50～150 g/d；薯类 50～100 g/d。每日的膳食应合理组合和搭配，平衡膳食模式中碳水化合物供能占膳食总能量的 50%～65%，蛋白质占 10%～20%，脂肪占 20%～30%。

2. 吃动平衡，保持健康体重

体重是评价人体营养和健康状况的重要指标，运动和膳食平衡是保持健康体重的关键。各个年龄段的人群都应该食不过量，坚持每日运动，维持能量平衡，保持健康体重。体重过低和过高均易增加疾病的发生风险。推荐每星期应至少进行 5 d 中等强度的身体活动，累计 150 min 以上；坚持日常身体活动，主动的身体活动最好为每日 6 000 步；注意减少久坐的时间，每小时起来动一动，动则有益。鼓励适当进行高强度的有氧运动，加强抗阻运动，每星期 2～3 d。

3. 多吃蔬果、乳类、全谷、大豆

蔬菜、水果、乳类和大豆及其制品是平衡膳食的重要组成部分，坚果是膳食的有益补充。蔬菜和水果是维生素、矿物质、膳食纤维和植物化学物质的重要来源，乳类和大豆类富含钙、优质蛋白质和 B 族维生素。推荐餐餐有蔬菜，摄入不少于 300 g/d 的蔬菜，深色蔬菜应占 1/2。推荐天天吃水果，摄入 200～350 g/d 的新鲜水果，果汁不能代替鲜果。吃各种各样的乳制品，摄入量相当于 300 mL/d 以上的液态乳。经常吃全谷类、豆制品，适量吃坚果。

4. 适量吃鱼、禽、蛋、瘦肉

鱼、禽、蛋和瘦肉可提供人体所需要的优质蛋白质、维生素 A、B 族维生素等，有些也含有较高的脂肪和胆固醇。动物性食物优选鱼和禽类，鱼和禽类中的脂肪含量相对较低，鱼类还含有较多的不饱和脂肪酸。推荐成人平均摄入动物性食物的总量为 120～200 g/d，相当于每星期摄入鱼类 2 次或 300～500 g、畜禽肉 300～500 g、蛋类 300～350 g；蛋类的各种营养成分齐全，吃鸡蛋不弃蛋黄；少吃深加工肉制品、肥肉、烟熏肉和腌制肉类。

5. 少盐少油，控糖限酒

我国多数居民食盐、烹调用油和脂肪的摄入量过多，应当培养清淡饮食的习惯，少吃高盐和油炸食品。推荐成人摄入食盐不超过 5 g/d、烹调用油 25～30 g/d，避免摄入过多的动物油脂和饱和脂肪酸，反式脂肪酸的摄入量不超过 2 g/d。过多摄入添加糖可增加龋齿和超重的发生风险，应控制添加糖的摄入量。建议不喝或少喝含糖饮料，摄入糖不超过 50 g/d，最好控制在 25 g/d 以下。儿童、青少年、孕妇、乳母及慢性病患者不应饮酒，成人如果饮酒，饮酒的酒精量不超过 15 g/d。

6. 规律进餐，足量饮水

规律进餐是实现合理膳食的前提，应合理安排一日三餐，定时定量、饮食有度，不暴饮暴食。早餐提供的能量应占一日总能量的 25%～30%，午餐占 30%～40%，晚餐占 30%～35%。

水是构成人体成分的重要物质，并发挥着多种生理作用。水摄入和排出的平衡可以维持机体适宜的水合状态和健康。建议足量饮水，少量多次，低体力活动水平的成人每日饮 7～8 杯水，相当于男性喝水 1 700 mL/d，女性喝水 1 500 mL/d。每日主动、足量饮水，推荐喝白水或茶水，不喝或少喝含糖饮料。

7. 会烹会选，会看标签

食物是人类获取营养、赖以生存和发展的物质基础，在生命的每一个阶段都应该规划好膳食。了解各类食物的营养特点，挑选新鲜、营养素密度高的食物，学会阅读食品营养标签，合理选择预包装食品。

烹饪是合理膳食的重要组成部分，学习烹饪和掌握新工具，传承传统饮食，做好一日三餐，享受食物的美味。如果在外就餐，按需购买，注意适宜分量和荤素搭配。

8. 公筷分餐，杜绝浪费

日常饮食应先注意选择当地新鲜、卫生的食物，不食用野生动物。食物制备生熟分开，储存得当。多人同桌，应使用公筷、公勺，采取分餐或份餐等卫生措施。勤俭节约是中华民族的文化传统，人人都应尊重和珍惜食物，在家、在外按需备餐，不铺张、不浪费。从每个家庭做起，传承健康的生活方式。社会餐饮应多措并举，倡导文明的用餐方式，促进公众健康和食物系统的可持续发展。

（二）中国居民平衡膳食宝塔

“中国居民平衡膳食宝塔”是《中国居民膳食指南（2022）》的量化和形象化表达，也是人们在日常生活中贯彻《中国居民膳食指南（2022）》的方便工具。

如图 8-1 所示，中国居民平衡膳食宝塔共分为 5 层，包含人们每日应吃的主要食物种类。中国居民平衡膳食宝塔建议的各类食物的摄入量一般是指食物的生重。中国居民平衡膳食宝塔各层的位置和面积不同，体现了 5 大类食物和食物量的多少。谷薯类食物位居底层，比例最大；蔬菜类和水果类食物位居第二层；畜禽肉、水产品和蛋类等动物性食物位居第三层；乳及乳制品和大豆及坚果类食物合占第四层；第五层是烹调用油和烹调用盐。中国居民平衡膳食宝塔旁边的文字注释表明在 1 600～2 400 kcal EER 水平时，一段时间内成人每人每日各类食物摄入量的建议值。

身体活动和水的图示也被包含在可视化图形中，强调增加身体活动和足量饮水的重要性。轻体力活动的成人至少饮水 1 500～1 700 mL/d（7～8 杯/d）。在高温或重体力活动的条件下，应适当增加饮水量。鼓励养成天天运动的习惯，推荐成人每日进行至少相当于快步走 6 000 步的身体活动。

（三）《中国居民膳食指南（2022）》和中国居民平衡膳食宝塔的应用

《中国居民膳食指南（2022）》和中国居民平衡膳食宝塔中建议的每人每日各类食物的 AI 适用于一般健康成人，在实际应用时要根据个人的年龄、性别、身高、体重、劳动强度、季节等情况进行适当调整。从事轻体力劳动的成人男性，如办公室职员等，可以参照中等能量（2 400 kcal/d）膳食来安排自己的进食量；从事中等强度体力劳动的劳动者，如钳工、卡车司机和一般农田劳动者等，可以参照高能量（2 800 kcal/d）膳食进行安排；不参加劳动的老年人可参照低能量（1 800 kcal/d）膳食来安排。女性一般比男性的食量小，且女性体重较轻，其身体构成与男性也不同，因此女性需要的能量往往比从事同等劳动强度的男性需要的能量低 200 kcal/d 或更多。表 8-1 列出了不同能量水平下各类食物的参考摄入量。

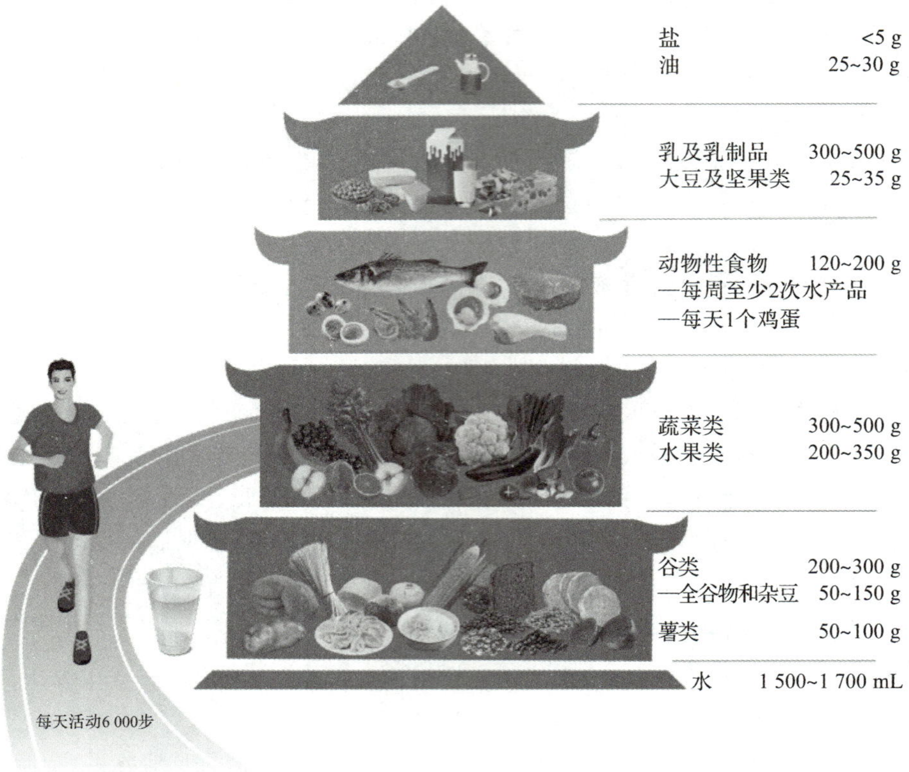

图 8-1 中国居民平衡膳食宝塔(2022)

表 8-1 中国居民平衡膳食模式——不同能量水平下的食物组成

食物种类/(g/d)	EER/(kcal/d)										
	1 000	1 200	1 400	1 600	1 800	2 000	2 200	2 400	2 600	2 800	3 000
1. 谷类	85	100	150	200	225	250	275	300	350	375	400
-全谷物		适量				50～150				125～200	
-薯类		适量		50		75		100		125	
2. 蔬菜	200	250	300	300	400	450	450	500	500	500	600
-深色蔬菜						占所有蔬菜的 1/2					
3. 水果	150	150	150	200	200	300	300	350	350	400	400
4. 畜禽肉类	15	25	40	40	50	50	75	75	75	100	100
-蛋类	20	25	25	40	40	50	50	50	50	50	50
-水产品	15	20	40	40	50	50	75	75	75	100	125
5. 乳制品	500	500	350	300	300	300	300	300	300	300	300
6. 大豆和坚果	5	15			25				35		

续表 8-1

食物种类/(g/d)	EER/(kcal/d)										
	1 000	1 200	1 400	1 600	1 800	2 000	2 200	2 400	2 600	2 800	3 000
7. 烹调用油	15～20	20～25		25	25	25	30	30	30	35	35
8. 烹调用盐	＜2	＜3	＜4	＜5	＜5	＜5	＜5	＜5	＜5	＜5	＜5

注：1. 膳食宝塔的能量范围在 1 600～2 400 kcal/d，薯类为鲜重。

2. 食物同类互换，合理搭配出丰富的膳食。应用膳食指南和平衡膳食宝塔可把营养与美味结合起来，可按照同类互换、食物多样化的原则调配一日三餐。

3. 要因地制宜地充分利用当地的资源。我国幅员辽阔，各地的饮食习惯及物产不尽相同，只有因地制宜地充分利用当地的资源，才能有效地应用膳食宝塔。

4. 要养成习惯，长期坚持。膳食对健康的影响是长期结果。应用平衡膳食宝塔需要自幼养成习惯，并坚持不懈，才能充分体现其对健康的重大促进作用。

摘自：《中国居民膳食指南(2022)》。

中国居民平衡膳食宝塔建议的各类食物的摄入量是一个平均值和比例。日常生活无须每日都按照中国居民平衡膳食宝塔的推荐量吃，经常食用的各类食物的大体比例与中国居民平衡膳食宝塔一致即可。

思考练习

一、判断题

1.《中国居民膳食指南(2022)》建议成人每日的运动量相当于 5 000 步。（ ）

2. 我国居民膳食中优质蛋白质的主要来源为谷类。（ ）

3. 地中海膳食结构属于营养过剩型的膳食结构。（ ）

4. 过多摄入添加糖可增加龋齿和超重的发生风险，建议不喝或少喝含糖饮料，推荐摄入糖不超过 100 g/d。（ ）

5. 推荐餐餐有蔬菜，摄入不少于 300 g/d 的蔬菜，深色蔬菜应占 1/2。（ ）

二、选择题

1. 食物多样是平衡膳食模式的基本原则。多样的食物应包括谷薯类，蔬菜、水果类，畜、禽、鱼、蛋、乳类，大豆、坚果类等。应该如何多样化地摄入食物？（ ）

A. 每日摄入 8 种以上食物，每星期 20 种以上

B. 每日摄入 12 种以上食物，每星期 20 种以上

C. 每日摄入 10 种以上食物，每星期 20 种以上

D. 每日摄入 12 种以上食物，每星期 15 种以上

E. 每日摄入 12 种以上食物，每星期 25 种以上

2. 轻体力活动的成人至少饮水（ ）。

A. 800～1 000 mL/d　　B. 1 000～1 200 mL/d

C. 1 800～2 000 mL/d　　D. 1 500～1 700 mL/d

E. 1 900～2 200 mL/d

3.《中国居民膳食指南(2022)》要求健康成人烹调用油和烹调用盐的用量为（ ）。

A. 烹调用油 25～30 g/d，烹调用盐＜5 g/d

B. 烹调用油 15～30 g/d，烹调用盐＜5 g/d

C. 烹调用油 25～35 g/d，烹调用盐<6 g/d
D. 烹调用油 15～30 g/d，烹调用盐<6 g/d
E. 烹调用油 25～40 g/d，烹调用盐<6 g/d

4. 下列饮食习惯符合平衡膳食基本要求的是(　　)。
A. 多吃煎炸食物　　B. 食物多样，以谷类为主
C. 不吃青菜，只吃水果　　D. 常喝含糖饮料
E. 多吃肉，少吃菜

5. 某学生为自己设计了 5 份早餐，其中营养搭配最合理的是(　　)。
A. 牛乳、鸡蛋、馒头　　B. 饼干、饮料、方便面
C. 肉丝面、苹果、拌黄瓜　　D. 白粥、炸鸡腿、油条
E. 豆浆、油条、茶叶蛋

三、填空题

1. 膳食结构又称膳食模式，是指膳食中__________及其在膳食中所占的比例。

2. 膳食指南是根据__________、__________的原则和__________的需要，结合当地食物生产的供应情况及人群生活实践，提出的食物选择和身体活动的指导意见。

3. 平衡膳食是指膳食中__________、__________、__________。

4. 中国居民平衡膳食宝塔共分为__________层，__________食物位居底层，比例最大；__________位居第二层；__________食物位居第三层；乳及乳制品和大豆及坚果类食物合占第四层；第五层是烹调用油和烹调用盐。

5. 平衡膳食模式中碳水化合物的供能占膳食总能量的__________，蛋白质占__________，脂肪占__________。

四、思考题

1. 根据所学平衡膳食知识和《中国居民膳食指南(2022)》的建议，为前来咨询的单身人士张女士制订膳食营养原则。

2. 男孩明明，10 岁，从小爱吃肉、鱼、乳，不喜欢吃水果和蔬菜，于是奶奶这样安排了他星期日的饮食：早餐为牛乳、豆沙包，午餐为糖醋排骨、炸带鱼、米饭，晚餐为牛肉粥、炸鸡块。请评价明明奶奶星期日的饮食安排是否合理。如果觉得不合理，请给出合理化的建议。

扫码查看答案

任务二　营养配餐

◈ 知识目标：

1. 了解营养配餐的概念和理论依据；
2. 熟悉运用计算法和食物交换份法进行营养配餐的营养学原理，熟悉 2 种配餐方法的步骤；
3. 掌握食谱制订的原则和步骤。

◈ 技能目标：

1. 能够熟练运用计算法确定食谱中的食物种类和供给量，进行营养配餐；
2. 能够熟练运用食物交换份法确定食谱中的食物种类和供给量，进行营养配餐；
3. 能够对食谱进行初步评价。

◈ **素质目标：**

1. 培养环保意识，倡导可持续的饮食习惯和生活方式。
2. 通过对营养配餐知识的学习和实践，培养科学求实、精益求精、开拓创新的职业精神。

一、营养配餐概述

（一）营养配餐的概念

营养配餐是按照人们身体的需要、饮食习惯和食物供应情况，根据食物中各种营养物质的含量，设计一定时间内每日各餐的食谱，使人们摄入的蛋白质、脂肪、碳水化合物、维生素和矿物质等营养素的比例合理，以达到平衡膳食的目的。营养配餐是实现平衡膳食的一种措施，而平衡膳食原则通过营养配餐设计出的食谱才能得以表达，体现其实际意义。

（二）营养配餐的理论依据

营养配餐是一项实践性很强的工作，要做到营养配餐科学、合理，需要一系列营养理论的指导。常用的理论依据如下：

1. 膳食营养素参考摄入量

膳食营养素参考摄入量是保证正常个体或人群的良好营养状态和健康的日常摄入量，可以用于计划和评价健康个体或群体的膳食。它是一系列评价膳食质量的参考值。没有制定 RNI 的营养素有时可以用 AI 代替，但 AI 的准确性低于 RNI。

营养配餐时，先以营养素的 RNI 为依据确定各营养素的需要量。一般以 ERR 为基础，制订出食谱后，再以各营养素的 RNI 为参考评价食谱的制订是否合理，如果与营养素的 RNI 相差不超过 10%，说明编制的食谱合理可用，否则需要加以调整。

2. 中国居民膳食指南和中国居民平衡膳食宝塔

中国居民膳食指南本身就是平衡膳食的基本规范，其目的就是合理营养、平衡膳食、促进健康，所以膳食指南的原则就是营养配餐的原则。营养食谱的制订需要根据膳食指南进行食物种类、数量的合理搭配。

此外，中国居民平衡膳食宝塔是《中国居民膳食指南（2022）》的量化和形象化表达。中国居民平衡膳食宝塔建议的各类食物的摄入量具有实际指导意义，可以作为实际应用时的基本建议，如同类食物互换的方法，可以帮助我们制订出营养合理、搭配适宜的食谱。

3. 食物成分表

食物成分表是营养配餐工作必不可少的工具，要开展好营养配餐工作，必须了解和掌握食物的营养成分。食物成分表所列的食物以原料为主，各项食物都列出产地和可食部。其中，可食部是指按照当地的烹调和饮食习惯，去掉食物不可食用的部分之后，剩余的可食部分所占的比例。通过食物成分表，在编制食谱时才能将营养素的需要量转换为食物的需要量，从而确定食物的品种和数量。此外，食谱设计好后，同样需要参考食物成分表中各种食物的营养成分数据，才能详细地计算出食谱所提供的各种营养素的摄入量，从而评价食谱中所含营养素的摄入量是否能满足人体的需要。

4. 营养平衡理论

（1）膳食中的三大产能营养素需要保持一定的比例：膳食中的蛋白质、脂肪和碳水化合物是人体的三大产能营养素，除各具特殊的生理功能外，人体所需的能量都由这三大产能营养素提供。在膳食中，这三大产能营养素必须保持一定的比例，才能保证膳食平衡。《中国居民膳食指南(2022)》建议健康成人碳水化合物供能占膳食总能量的50%～65%,蛋白质占10%～20%,脂肪占20%～30%。

(2)膳食中的优质蛋白质与一般蛋白质要保持一定的比例:动物蛋白、大豆蛋白所含必需氨基酸的种类齐全、比例恰当,人体对其利用率高,是人体所需的优质蛋白质,配餐时应与一般植物蛋白进行适当的搭配,以保证优质蛋白质占蛋白质总供给量的1/3以上。

(3)饱和脂肪酸、单不饱和脂肪酸和多不饱和脂肪酸之间的平衡:饱和脂肪酸摄入过量可使血胆固醇升高;不饱和脂肪酸,特别是必需脂肪酸以及鱼、贝类中的EPA和DHA则具有多种生理功能。因此,必须保证食物中多不饱和脂肪酸的比例。一般认为,在脂肪提供的能量占总能量的比例范围内,饱和脂肪酸提供的能量占总能量的7%左右,单不饱和脂肪酸提供的能量占总能量的比例在10%以内,剩余的能量均由多不饱和脂肪酸提供。

二、食谱制订的原则和步骤

(一)食谱制订的原则

根据营养配餐的理论依据,营养食谱的编制可遵循以下原则:

1. 保证营养平衡

(1)根据《中国居民膳食指南(2022)》的要求,食谱应满足人体所需的能量、蛋白质、脂肪、碳水化合物以及各种矿物质和维生素的需求。要求食物多样、数量充足,膳食能量和营养素既能满足就餐者的需要,又要防止其过量。对于一些特殊人群,比如儿童、青少年、孕妇、乳母和老年人等,还要注意易缺乏营养素(如钙、铁、锌)的供给。

(2)各营养素之间的比例要适宜:食谱中的能量来源及其在各餐中的分配比例要合理。要保证食谱蛋白质中优质蛋白质占适宜的比例;要以植物油作为油脂的主要来源,以保证不饱和脂肪酸的摄入比例;同时,还要保证碳水化合物的摄入比例达到要求;各种矿物质之间也要配比适当。

(3)食物的搭配要合理:坚持谷类为主,合理搭配。注意主食与副食、杂粮与精粮、荤与素等食物的平衡搭配。

(4)膳食制度要合理:一般应定时、定量进餐,成人一日三餐,学龄前儿童可安排3次正餐和2次加餐,老年人也可在三餐之外加点心。

2. 注意饮食习惯和饭菜口味

在条件允许的情况下,既要膳食多样化,又要照顾就餐者的饮食习惯。

3. 考虑季节和市场供应情况

熟悉市场可供选择的原料,并了解其营养特点。

4. 兼顾经济条件

既要使食谱符合营养要求,又要使进餐者在经济上有承受能力,才会使食谱有实际意义。

(二)食谱制订的步骤

1. 确定用餐对象一日的EER和营养素目标

制订食谱时,应先确定EER。在此基础上,确定宏量(产能)营养素的比例和需要量。在食谱制订的计算过程中,一般不考虑微量营养素。在选择食物品种时,可以根据食谱应用个体的需要,选择富含某种微量营养素的食物。

根据用餐对象的劳动强度、年龄、性别、身体健康状况和其他有关因素确定其一日的

EER，可直接引用中国居民膳食能量的 RNI 数值，也可查阅 DRIs 或使用公式计算 EER。

（1）通过查阅 DRIs 确定一日 EER：通过查阅《中国居民膳食营养素参考摄入量（2023 版）》，即可得到一日需要的能量、碳水化合物、脂肪和蛋白质的 RNI。《中国居民膳食营养素参考摄入量（2023 版）》的部分内容见表 8-2。

表 8-2　《中国居民膳食营养素参考摄入量（2023 版）》的部分内容

人群	EER/kcal/d		AMDR				RNI	
	男	女	总碳水化合物/%E	添加糖/%E	总脂肪/%E	饱和脂肪酸 U-/%E	蛋白质/(g/d) 男	女
11 岁	2 050	1 800	50～65	<10	20～30	<8	55	55
12～14 岁	2 300	1 950	50～65	<10	20～30	<8	70	60
15～17 岁	2 600	2 100	50～65	<10	20～30	<8	75	60
18～29 岁	2 150	1 700	50～65	<10	20～30	<10	65	55
30～49 岁	2 050	1 700	50～65	<10	20～30	<10	65	55
50～64 岁	1 950	1 600	50～65	<10	20～30	<10	65	55
65～74 岁	1 900	1 550	50～65	<10	20～30	<10	72	62
75 岁～	1 800	1 500	50～65	<10	20～30	<10	72	62

注：%E 为占能量的百分比，EER 为轻体力劳动者的能量需要量（11 岁除外），ADMR 为可接受的宏量营养素范围，RNI 为推荐摄入量。

（2）通过计算得到一日 EER：

①确定标准体重：根据身高计算标准体重，可用 Broca 改良公式和平田公式进行计算，我国多采用 Broca 改良公式。

Broca 改良公式：标准体重（kg）＝身高（cm）－105

平田公式：标准体重（kg）＝［身高（cm）－100］×0.9

②确定 BMI：BMI 用于判断体型属于正常、肥胖还是消瘦。

（3）确定能量供给量：根据体力活动水平、BMI 及成人每日单位标准体重的 EER（表 8-3）确定能量供给量，公式为：

一日能量供给量（kcal）＝标准体重（kg）×单位标准体重的 EER（kcal/kg）

表 8-3　成人每日单位标准体重的 EER　　kcal

体型	体力活动量			
	极轻体力活动	轻体力活动	中等体力活动	重体力活动
偏瘦	35	40	45	45～55
正常	25～30	35	40	45
超重	20～25	30	35	40
肥胖	15～20	20～25	30	35

注：1. 年龄超过 50 岁者，每增加 10 岁，比规定值酌减 10%左右；

2. 1 kcal＝4.184 kJ。

2. 选择食物

根据各类食物的营养学特点，可以先确定富含碳水化合物的谷类的需要量，然后确定以提供蛋白质为主的肉类、蛋类、乳及乳制品、大豆及其制品等食物的需要量，最后确定以提供脂肪为主的油脂类食物的需要量，蔬菜、水果的需要量根据荤素搭配、微量营养素需要及个体饮食喜好等因素来确定。

3. 计算和调整食谱

食谱内容确定后，需要计算该食谱中能量和宏量（产能）营养素的供给量。不同状态下的个体对矿物质和维生素的需求不同，因此必要时还应计算特定微量营养素的供给量，如钙、钠、维生素 A、维生素 D 等。

根据《中国居民膳食营养素参考摄入量（2023 版）》，比较营养素需要量与实际供给量之间的差距，对食谱进行调整，以使其尽量接近能量和各种营养素的目标。调整食谱时，应考虑以下因素：食物的质量、食物的种类、加工方法、烹饪方法、地域、季节、宗教、经济等。

4. 评价食谱

初步设计好食谱后，根据食谱的制订原则，可以从以下几方面进行评价：

（1）将食谱中能量和营养素的实际供给量与目标需要量进行比较：在计算食谱时，不要求实际供给量与目标需要量完全吻合。一般认为，能量和营养素的实际供给量在目标需要量的 ±10% 范围内即为合格。如果超出该范围，则需要对食谱进行调整。

（2）将食谱内容与《中国居民膳食指南（2022）》和中国居民平衡膳食宝塔进行比较：主要评价食物的种类是否齐全、膳食结构是否合理。评价时，需要先将食谱中的所有食物根据《中国居民膳食指南（2022）》和中国居民平衡膳食宝塔的要求进行分类、合计，再分别进行评价。

（3）对能量来源进行评价：评价宏量营养素的供能比例是否恰当。按照《中国居民膳食指南（2022）》的建议进行评价，健康成人碳水化合物的供能占膳食总能量的 50%～65%，蛋白质占 10%～20%，脂肪占 20%～30%。

（4）对蛋白质进行评价：主要评价优质蛋白质的比例、优质蛋白质中动物蛋白与大豆蛋白的比例，保证优质蛋白质占蛋白质总供给量的 1/3 以上。

（5）对脂类进行评价：一般来说，按照《中国居民膳食指南（2022）》的建议，减少动物脂肪的用量，烹调用油使用植物油，烹调用油的摄入量为 25～30 g/d 即基本满足需求。如果有特殊需求，还要评价饱和脂肪酸、单不饱和脂肪酸与多不饱和脂肪酸的比例，以及 ω-3 脂肪酸与 ω-6 脂肪酸的比例。

（6）对微量营养素进行评价：对微量营养素有特殊需求时，还应对相应的矿物质和维生素的供给量和来源进行评价。

（7）对餐制进行评价：主要评价餐次制订得是否合理、各餐的供能比例是否合理。根据《中国居民膳食指南（2022）》的建议，应规律进餐，每日吃早餐，合理安排一日三餐，早餐提供的能量应占一日总能量的 25%～30%，午餐占 30%～40%，晚餐占 30%～35%。

对食谱进行评价后，针对不足之处做进一步微调，之后即可交付使用。一份营养配餐提供的一日食谱应包括就餐时间、餐次、食物名称、原料名称、原料用量、能量与宏量（产能）营养素的供给量及比例、特定微量营养素的供给量等基本内容。

（三）确定食谱中食物种类和供给量的方法

1. 计算法

（1）计算宏量营养素每日所提供的能量：宏量营养素需要量包括蛋白质、脂肪、碳水化合物的需要量，计算时要考虑每种宏量营养素提供的能量占总 EER 的比例及每种产能营养素的供能系数。具体计算公式为：

碳水化合物需要量(g)＝总能量(kcal)×碳水化合物占总能量的比例÷4(kcal/g)

蛋白质需要量(g)＝总能量(kcal)×蛋白质占总能量的比例÷4(kcal/g)

脂肪需要量(g)＝总能量(kcal)×脂肪占总能量的比例÷9(kcal/g)

例：已知李某每日的 EER 为 2 700 kcal，确定其蛋白质、脂肪与碳水化合物的供能比例分别为 15%、25%、60%，分别计算 3 种宏量营养素每日所提供的能量：

蛋白质供能量＝2 700×15%＝405 (kcal)

脂肪供能量＝2 700×25%＝675 (kcal)

碳水化合物供能量＝2 700×60%＝1 620 (kcal)

(2)计算宏量营养素的每日需要量：根据供能系数计算宏量营养素的需要量。结合上例的计算结果，可得：

蛋白质的每日需要量＝405÷4≈101 (g)

脂肪的每日需要量＝675÷9＝75 (g)

碳水化合物的每日需要量＝1 620÷4＝405 (g)

(3)计算宏量营养素每餐的需要量：确定餐次及每餐的供能比例后，即可计算宏量营养素每餐的需要量。结合上例的计算结果，如果按照 30%、40%、30%的三餐供能比例，则早餐和晚餐的宏量营养素需要量计算如下：

蛋白质需要量＝101×30%≈30 (g)

脂肪需要量＝75×30%≈23 (g)

碳水化合物需要量＝405×30%≈122(g)

(4)确定主、副食的品种和数量，方法如下：

1)主食品种、数量的确定：主食的品种可以根据用餐者的饮食习惯和营养需要来确定，其数量主要根据各类主食原料中碳水化合物的含量来确定。

结合上例，若早餐以小米粥和馒头为主食，并假设 2 种食物分别提供 20%和 80%的碳水化合物，查食物成分表得知，每 100 g 小米粥中含碳水化合物 8.4 g，每 100 g 馒头中含碳水化合物 44.2 g，则主食需要量计算如下：

小米粥需要量＝122×20%÷(8.4/100)≈290(g)

馒头需要量＝122×80%÷(44.2/100)≈221(g)

2)副食品种、数量的确定：根据 3 种产能营养素的需要量，先确定主食的品种和数量，然后就需要考虑蛋白质的食物来源。除了谷类提供的植物蛋白，优质蛋白质主要来源于动物性食物和大豆及其制品，即副食的蛋白质。计算步骤如下：

①计算主食中含有的蛋白质量。

②用蛋白质总量减去主食已提供的蛋白质量，即为副食应提供的蛋白质量。

③设定副食蛋白质中 2/3 由动物性食物供给，1/3 由大豆制品供给，分别计算蛋白质供给量。也可全部由同一类蛋白质类食物供给。

④查看食物成分表并计算各类食物的供给量。

⑤设计蔬菜的品种和数量。

以李某的午餐为例，计算后得知需要蛋白质 40 g、碳水化合物 162 g，假设以馒头(富强粉)、米饭(大米)为主食，并分别提供 50%的碳水化合物，由食物成分表得知，每 100 g 馒头和米饭中含碳水化合物分别为 44.2 g 和 25.9 g，按上述方法可算得馒头和米饭的需要量分别为 183 g 和 313 g。

由食物成分表得知，100 g 馒头(富强粉)中含蛋白质 6.2 g，100 g 米饭中含蛋白质 2.6 g，则：

$$\text{主食中蛋白质的供给量}=183\times(6.2/100)+313\times(2.6/100)\approx 19(\text{g})$$

$$\text{副食中蛋白质的供给量}=40-19=21(\text{g})$$

设定副食中蛋白质的 2/3 由动物性食物供给，1/3 由豆制品供给，因此：

$$\text{动物性食物的蛋白质供给量}=21\times 2/3=14(\text{g})$$

$$\text{豆制品的蛋白质供给量}=21\times 1/3=7(\text{g})$$

若选择的动物性食物和豆制品分别为猪肉(脊背)和豆腐干(熏)，由食物成分表可知，每 100 g 猪肉(脊背)中蛋白质的含量为 20.2 g，每 100 g 豆腐干(熏)中蛋白质的含量为 15.8 g，则：

$$\text{猪肉(脊背)供给量}=14\div(20.2/100)\approx 69(\text{g})$$

$$\text{豆腐干供给量}=7\div(15.8/100)\approx 44(\text{g})$$

确定了动物性食物和豆制品的量，就可以保证蛋白质的摄入量。最后是选择蔬菜的品种和数量。蔬菜的品种和数量可根据不同季节市场的蔬菜供应情况，以及考虑与动物性食物和豆制品配菜的需要来确定。

(5)确定油脂的供给量：每日膳食中脂肪的来源以植物油和动物性食物为主，其中植物油是纯能量食物，查食物成分表可知已经确定的各种食物中的脂肪含量。由脂肪总量中减去已确定食物中的脂肪含量，即为植物油的供应量。

2. 食物交换份法

食物交换份法简单易行，该方法是将常用食物按其所含营养素含量的近似值归类，计算出每类食物每份所含有的营养素量和食物质量，然后将每类食物的内容列出供交换使用，最后根据不同能量需要，按蛋白质、脂肪和碳水化合物供能占总能量的合理比例，计算出各类食物的交换份数和实际质量。

食物交换份法关注的焦点是能量及宏量营养素的含量。同类食物在一定质量内所含有的蛋白质、脂肪、碳水化合物和能量值相近，不同类食物间所提供的能量也是相近的。所有食物均指可食部分，即去除皮、子、核、骨头等后的净重。

一般来说，食物交换份法将食物分成 4 大组(8 小类)。

(1)第一组：谷薯组。谷类包括米、面、杂粮，薯类包括马铃薯、甘薯、木薯等。此外，杂豆也属于主食。谷薯类主要提供碳水化合物、蛋白质、膳食纤维、B 族维生素等。

(2)第二组：蔬菜水果组。蔬菜水果组包括各种蔬菜和水果，主要提供膳食纤维、矿物质、维生素 C 和胡萝卜素。

(3)第三组：肉蛋组。肉蛋组包括肉、禽、鱼、乳、蛋等动物性食物，主要提供蛋白质、脂肪、矿物质、维生素 A 和 B 族维生素；还包括豆类及其制品，如大豆、黑豆、青豆及其制品，主要提供蛋白质、脂肪、膳食纤维、矿物质和 B 族维生素。

(4)第四组：油脂组。油脂组包括动植物油和坚果类，主要提供能量，还可提供维生素 E 和一些必需脂肪酸。

表 8-4 中列出的每个食物交换份均可产生约 90 kcal 的能量，依照一日所需总能量将各类食物所需份数确定下来，在每一类食物中可用不同种的食物依照一定数量互相交换。列出各类食物的单位数，可以随意将其组成食谱。

表 8-4　食物交换份表

组别	类别	每份质量/g	能量/kcal	蛋白质/g	脂肪/g	碳水化合物/g	主要营养素
谷薯组	谷薯类	25	90	2	—	20	碳水化合物、膳食纤维
蔬菜水果组	蔬菜类	500	90	5	—	17	矿物质、维生素、膳食纤维
	水果类	200	90	1	—	21	
肉蛋组	大豆类	25	90	9	4	4	蛋白质、脂肪
	奶制品	160	90	5	5	6	
	肉蛋类	50	90	9	6		
油脂组	硬果类	15	90	4	7	2	蛋白质、脂肪
	油脂类	10	90	—	10	—	

注：1. 食物交换份将食物分为 4 大组(8 小类)，表中列出了有关名称和三大产能营养素；

2. 每份食物提供能量 90 kcal。

摘自：《成人糖尿病患者膳食指导》(WS/T 429—2013)。

等值谷薯类食物交换份见表 8-5。

表 8-5　等值谷薯类食物交换份　　g

食物名称	质量	食物名称	质量
大米、小米、糯米、薏米	25	绿豆、红豆、芸豆、干豌豆	25
高粱米、玉米碴	25	干粉条、干莲子	25
面粉、米粉、玉米粉	25	油条、油饼、苏打饼干	35
混合面	25	烧饼、烙饼、馒头	35
燕麦片、莜麦面	25	咸面包、窝窝头、生面条、魔芋条	35
荞麦面、苦荞面	25	茨菇	35
各种挂面、龙须面	25	马铃薯、山药、藕、芋艿	75
通心粉	25	凉粉	300
荸荠	150	米饭	130

注：根茎类一律以净食部分计算。

摘自：《成人糖尿病患者膳食指导》(WS/T 429—2013)。

等值蔬菜类食物交换份见表 8-6。

表 8-6 等值蔬菜类食物交换份 g

食物名称	质量	食物名称	质量
大白菜、圆白菜、菠菜、油菜	500	白萝卜、青椒、茭白	400
韭菜、茴香、茼蒿、鸡毛菜	500	冬笋、南瓜、花菜	350
芹菜、苤蓝、莴苣笋、油菜苔	500	鲜豇豆、扁豆、四季豆	250
西葫芦、番茄、冬瓜、苦瓜	500	胡萝卜、洋葱、蒜苗	200
黄瓜、茄子、丝瓜、莴笋	500	山药、荸荠、凉薯	150
芥蓝菜、瓢儿菜、塌棵菜	500	芋头	100
空心菜、苋菜、龙须菜	500	毛豆、鲜豌豆	70
绿豆芽、鲜蘑、水浸海带	500	百合	50

注：每份蔬菜一律以净食部分计算。

摘自：《成人糖尿病患者膳食指导》(WS/T 429—2013)。

肉蛋类食物交换份见表 8-7。

表 8-7 肉蛋类食物交换份 g

食物名称	质量	食物名称	质量
热火腿、瘦香肠、肉松	20	鸡蛋(1 枚，带壳)	60
肥瘦猪肉	25	鸭蛋、松花蛋(1 枚，带壳)	60
熟叉烧肉(无糖)、午餐肉	35	鹌鹑蛋(6 枚，带壳)	60
熟酱牛肉、酱鸭、肉肠	35	鸡蛋清	150
瘦猪、牛、羊肉	50	带鱼	80
带骨排骨	70	草鱼、鲤鱼、甲鱼、比目鱼	80
鸭肉、鸡肉	50	大黄鱼、鳝鱼、黑鲢、鲫鱼	80
鹅肉	50	对虾、青虾、鲜贝、蛤蜊肉	100
兔肉	100	蟹肉、水浸鱿鱼、老豆腐	100
河蚌、蚬子、豆腐、豆腐脑	200	水浸海参	350

注：除蛋类为市品质量，其余一律以净食部分计算。

摘自：《成人糖尿病患者膳食指导》(WS/T 429—2013)。

等值大豆类食物交换份见表 8-8。

表 8-8 等值大豆类食物交换份 g

食物名称	质量	食物名称	质量
腐竹	20	北豆腐	100
干黄豆	25	南豆腐(嫩豆腐)	150
豆浆粉	25	豆浆	400
豆腐丝、豆腐干	50	油豆腐	30

摘自：《成人糖尿病患者膳食指导》(WS/T 429—2013)。

等值乳类食物交换份见表 8-9。

表 8-9　等值乳类食物交换份　g

食物名称	质量	食物名称	质量
全脂乳粉	20	淡全脂牛乳	150
脱脂乳粉	25	酸牛乳	150

摘自:《成人糖尿病患者膳食指导》(WS/T 429—2013)。

等值水果类食物交换份见表 8-10。

表 8-10　等值水果类食物交换份　g

食物名称	质量	食物名称	质量
柿子、香蕉、鲜荔枝	150	李子、杏	200
梨、桃、苹果	200	葡萄、樱桃	200
橘子、橙子	200	草莓、杨桃	300
猕猴桃、菠萝	200	西瓜	750

注:每份水果一律以毛重计算。
摘自:《成人糖尿病患者膳食指导》(WS/T 429—2013)。

等值油脂类食物交换份见表 8-11。

表 8-11　等值油脂类食物交换份　g

食物名称	质量	食物名称	质量
花生油、香油(1 汤匙)	10	猪油、牛油、羊油	10
玉米油、菜籽油(1 汤匙)	10	黄油	10
豆油、红花油(1 汤匙)	10	核桃仁、杏仁、松子仁	15
芝麻酱	15	花生米	15
葵花籽(带壳)	25	西瓜籽(带壳)	40

摘自:《成人糖尿病患者膳食指导》(WS/T 429—2013)。

根据食物交换份的原理,只需到表 8-12 中查找能量水平就可获得一日各类食物的交换份数,然后按照同类等值互换原则即可编制食谱。

表 8-12　不同能量膳食食物份数分配表

能量/kcal	交换单位/份	谷薯类/份	蔬果类/份	肉蛋类/份	豆乳类/份	油脂类/份
1 200	14	7	1	3	2	2
1 400	16	8	1	3	2	2
1 600	18	10	1	3	2	2
1 800	20	12	1	3	2	2
2 000	22	14	1	3	2	2

注:表中所列饮食并非固定模式,可根据就餐者的饮食习惯,参照各类食物能量等值交换表,做出具体安排。

食物交换份法是一个比较粗略的方法，在实际应用中，可将计算法与食物交换份法结合使用。

三、计算法与食物交换份法结合设计食谱实例

下面将计算法与食物交换份法相结合，举例说明食谱编制的步骤和方法。

例：成人男性张某，30 岁，身高 172 cm，体重 70 kg，公司职员，身体健康，要求为其设计一日食谱。

（一）计算一日需要的能量

根据体重和体力活动情况计算一日能量供给量。

1. 体重评价

张某的标准体重＝172－105＝67(kg)，实际体重(70 kg)在标准体重的±10%范围内。

张某的 BMI＝70/1.72^2＝23.67(kg/m^2)，在正常范围内。

由以上两式可知，张某的体重和体形均正常，能量及营养素可按正常人膳食 RNI 供给。

2. 体力活动分级

张某为公司职员，属轻体力劳动者，按《中国居民膳食营养素参考摄入量(2023 版)》中的能量，确定其能量供给量为 2 250 kcal/d。或者根据标准体重，参照轻体力劳动者的一日 EER 计算出张某的一日 EER。

（二）确定各类食物的交换份数

1. 确定一日产能营养素的供给量

由于张某是一位体重正常的健康成人男性，蛋白质、脂肪及碳水化合物可设定为按总能量的 15%、25%及 60%供给，则产能营养素的一日供给量分别为：

$$蛋白质=2\ 250\times15\%\div4\approx84(g)$$

$$脂肪=2\ 250\times25\%\div9=62.5(g)$$

$$碳水化合物=2\ 250\times60\%\div4=337.5(g)$$

2. 计算一日各类食物的份数

根据上述计算结果，参考食物交换份表，计算张某一日各类食物的份数，具体步骤如下：

(1)可以先设定张某每日饮用豆浆 400 g(1 份)、苹果或橘子 200 g(1 份)、青菜 500 g(1 份)，查表 8-4，计算上述 3 类食物提供的能量和产能营养素：

$$能量=1\times90+1\times90+1\times90=270(kcal)$$

$$蛋白质=1\times9+1\times1+1\times5=15(g)$$

$$脂肪=1\times4+1\times0+1\times0=4(g)$$

$$碳水化合物=1\times4+1\times21+1\times17=42(g)$$

(2)计算除去上述 3 类食物提供的能量和产能营养素后剩余的能量及产能营养素的需要量：

$$能量=2\ 250-270=1\ 980(kcal)$$

$$蛋白质=84-15=69(g)$$

$$脂肪=62.5-4=58.5(g)$$

$$碳水化合物=337.5-42=295.5(g)$$

(3)分别计算其他几类食物所需的份数：先计算以提供碳水化合物和蛋白质为主的主食类，然后计算以提供蛋白质和脂肪为主的肉蛋类，最后计算油脂类。

主食类＝295.5÷20≈15(份)

肉蛋类＝(69－15×2)÷9≈4(份)

油脂类＝(58.5－15×0－4×6)÷10≈3(份)

(4)根据计算结果，可结合饮食习惯和口味在食物交换份表中选择适当的食物，如主食类可选择大米7份、面粉7份、山药1份；肉蛋类可选择排骨2份、带鱼2份；油脂类可选择豆油2份、花生米1份；蔬菜类可选择海带丝(水浸)0.2份、菠菜0.3份、油菜0.4份、灯笼椒0.1份；大豆类可选择豆浆1份；水果类可选择橘子1份。一日的食物合计约25份。

(三)分配每餐交换份数

根据三餐分配比例确定每餐各类食物的交换份数，假设早、午、晚餐各占20%、40%、40%，则张某每餐各类食物的份数见表8-13(按计算法所得分配)。通过食物同类互换，可以以一日食谱为模本，设计出一星期、一个月的食谱。

表8-13　张某每餐各类食物的份数　　份

食物	早餐	午餐	晚餐	合计
主食	3.0	6.0	6.0	15.0
肉蛋类	0.8	1.6	1.6	4.0
油脂类	0.6	1.2	1.2	3.0
蔬菜	0.2	0.4	0.4	1.0
水果	0.2	0.4	0.4	1.0
豆浆	0.2	0.4	0.4	1.0
合计	5.0	10.0	10.0	25.0

(四)制订食谱并评价食谱

根据上述计算结果就可以确定张某的参考食谱，然后对该食谱进行评价，评价其是否符合营养科学和实际情况。评价过程如下：

(1)按类别将食物归类，列出每种食物的数量。

(2)从食物成分表中查出每100 g食物中所含营养素的量，算出每种食物中所含营养素的量，计算公式为：食物中某营养素的含量＝食物量(g)×可食部分比例×100 g食物中该种营养素的含量/100。

(3)将所有食物中的各种营养素分别累加，计算出一日食谱中三大产能营养素和其他营养素的供给量。

(4)将计算结果与各种营养素的RNI相比较，进行评价。

(5)计算食谱中的能量供给量以及宏量营养素占总能量的比例是否在RNI的±10%范围内，判断该食谱制订得是否合理。

(6)计算出动物蛋白和大豆蛋白占总蛋白质的比例，进行评价。

(7)计算三餐提供能量的比例。

思考练习

一、判断题

1. 膳食中的蛋白质、脂肪和碳水化合物是人体的三大产能营养素，其中蛋白质最为重要，其供能比例是三大产能营养素中最大的。 （　　）

2. 营养配餐制订出食谱后，需要评价制订的食谱是否合理，如果与 RNI 相差不超过 30%，说明制订的食谱合理可用，否则需要调整。 （　　）

3. "可食部"是指按照当地的烹调和饮食习惯，去掉食物不可食用的部分之后，剩余的可食部分所占的比例。 （　　）

4. 膳食中优质蛋白质应占蛋白质总供给量的 1/5 以上。 （　　）

5. 不饱和脂肪酸摄入过量可使血胆固醇升高，饱和脂肪酸则具有多种生理功能。因此，必须保证食物中饱和脂肪酸的比例。 （　　）

二、选择题

1. 为单位食堂编制食谱时，应考虑脂肪提供的能量占总能量的（　　）。

A. 20%～30%　　B. 25%～50%　　C. 50%～75%　　D. 10%～40%

2. 膳食制度要合理。一般应该定时、定量进餐，成人一日三餐，学龄前儿童要安排（　　）。

A. 一日三餐　　B. 三餐两点　　C. 一日五餐　　D. 两餐两点

3. 制订食谱时应先确定（　　）。

A. 蛋白质的需要量　　B. 碳水化合物的需要量

C. 脂肪的需要量　　D. EER

4. 妈妈为女儿设计了一份午餐食谱：米饭、清炖排骨、拌豆腐。营养师认为这一食谱营养不够均衡，你认为加上（　　）后这份食谱会变得更为合理。

A. 香菇油菜　　B. 牛乳　　C. 孜然羊肉　　D. 红烧鱼块

E. 炒鸡蛋

5. 一位大学生早上在食堂就餐时选择的菜品是 1 根黄瓜、1 个茶叶蛋、1 袋牛乳，请问补充（　　）会使她早餐食谱的营养更加合理。

A. 五香牛肉　　B. 白粥　　C. 炒青菜　　D. 煎鸡蛋

E. 油炸糕

三、填空题

1. 营养配餐是按人们身体的需要、饮食习惯和食物供应情况，根据食物中各种营养物质的含量，设计一定时间内每日各餐的食谱，使人们摄入的__________等营养素比例合理，以达到平衡膳食的目的。

2. 营养配餐是一项实践性很强的工作，要做到营养配餐科学、合理，需要以一系列营养理论为指导，那么营养配餐的理论依据包括__________、__________、__________、__________。

3. 制订食谱时，食物的搭配要合理。注意__________、__________、__________等食物的平衡搭配。

4. 制订好食谱后，要根据__________，比较营养素需要量与实际供给量之间的差距，对食谱进行调整，以使其尽量接近能量和营养素目标。

5. 食物交换份法是将常用食物按其所含营养素量的近似值归类，计算出每类食物每份所含的营养素量和食物质量，然后将每类食物内容列出供交换使用，每个食物交换份可产生能量____________。

四、思考题

1. 制订好食谱后怎样对其进行评价？

2. 某女性，34 岁，身高 160 cm，体重 76 kg，血压正常，血脂正常，目前从事轻体力劳动，下面是她的一日食谱。

早餐：面包、牛乳、鸡蛋、巧克力。

午餐：红烧肉、糖醋藕、凉拌黄瓜、大米饭。

晚餐：炸带鱼、豆腐豆苗汤、花卷。

(1)计算该女性的 BMI 值并评价其营养状况。

(2)指出食谱的不合理之处。

(3)请为其制订膳食改善原则。

扫码查看答案

任务三　营养调查及评价

◈ 知识目标：

1. 了解营养调查的目的、内容与步骤；

2. 了解常见的营养缺乏病的临床体征以及常用的反映营养水平的生化检验参考指标；

3. 熟悉营养调查的方法和体格测量指标，掌握 24 h 膳食回顾法以及常用的体格测量指标的评价方法。

◈ 技能目标：

1. 能够运用 24 h 膳食回顾法进行膳食摄入量的调查，并根据调查结果对调查对象的膳食结构进行初步分析和评价；

2. 能够运用体格测量指标对人体进行初步的营养状况评价；

3. 能够根据营养调查的结果，结合体格测量的数据，提出合理有效的膳食建议。

◈ 素质目标：

1. 培养团队协作和沟通能力，提高团队合作意识和组织能力；

2. 具备自主学习的能力，可以通过持续的学习，不断更新营养学知识，投身到“健康中国”的建设中去。

营养调查是运用各种科学手段来全面了解某一人群或特定个体的膳食情况和各种营养指标的水平，以判断其营养和健康状况。营养调查数据不仅为研究和评价人群膳食结构和营养状况提供了基础资料，也为引导食物生产、食物加工、人群食物消费、制定营养干预政策和评价干预效果提供了科学依据。

一、营养调查的目的、内容与步骤

(一)营养调查的目的

营养调查的目的包括：了解不同地区、年龄和性别人群的能量和营养素摄入状况，了解与能量或营养素摄入不足、过剩有关的营养问题的分布和严重程度，分析营养相关疾病的病因、影响因素，了解人群膳食结构的变迁及其变化趋势，为某些营养相关的工作或研究提供居民营养与健康状况数据，为国家或地区制定营养政策、法规、标准、干预策略及发展规划提供科学依据。

(二)营养调查的内容

全面的营养调查由 5 部分组成：一般情况调查、膳食调查、体格测量、营养相关疾病的临床检查、人体营养水平的实验室检测。这 5 部分内容相互联系、相互验证，一般应同时进行。

(三)营养调查的步骤

营养调查一般包括下列步骤：确定营养调查的目的；根据调查目的确定调查对象和人群；确定抽样方法；制订调查工作内容、方法和质量控制措施；调查前人员准备，包括组织动员被调查对象以及调查员的培训；现场调查、体格检查、样本采集及指标检测；数据管理、统计分析及结果反馈；形成调查报告。

二、营养调查的方法

(一)一般情况调查

由于社区、家庭和个体层面有很多因素会影响个体或群体的膳食结构和营养状况，在营养调查中常根据研究需要，收集与膳食营养相关的一般情况信息，用于了解被调查对象的背景资料。

(二)膳食调查方法

收集被调查对象在一定时间内通过膳食摄取的能量和各种营养素的数量及质量，以此来评价被调查对象能量和营养素需求得到满足的程度。膳食调查通常采用的方法有称重法、记账法、回顾法、食物频率法、化学分析法等。这些方法既可以单独使用，也可以联合使用。

1. 称重法

称重法可用于个人、家庭或集体单位，该方法细致、准确，但比较耗费人力、物力。调查期间需要记录每餐所吃主、副食物的生重、熟重及所剩食物重，并根据实际用餐人数，计算出平均每人用餐的食物生重。将一日各餐的结果加在一起，得出每人每日摄入的各种食物生重，再参照食物成分表来计算出能量和各种营养素的摄入量。称重法膳食调查一般可调查 3～7 d。如果被调查对象在年龄、性别、劳动强度上差别较大，则必须折算成相应“标准人(指从事轻体力劳动、体重为 60 kg 的成人男性)”每人每日各种食物的摄入量。

2. 记账法

记账法适用于有详细账目的集体单位，过程相对简便，节省人力、物力。该方法通过查账本或记录本，掌握一定时间内各种食物的消耗总量和用餐人日数，计算出平均每人每日的食物消耗量。一般可统计 1 个月，一年四季各进行 1 次。如果被调查对象在年龄、性别、劳动强度上差别较大，与称重法一样，也要用折算成“标准人”每人每日各种食物的摄入量。

3. 回顾法

回顾法又称询问法，即对被调查对象连续 3 d 各种主、副食物的摄入情况(包括在外就餐)进行回顾调查，获得个人每日各种食物的摄入量，根据食物成分表计算出能量和营养素的摄入量。成人在 24 h 内对所摄入的食物有较好的记忆，一般认为，进行 24 h 膳食的回顾调查时最易取得可靠的资料，该方法简称“24 h 膳食回顾法”。这种方法简便易行，但所得资料比较粗略，有时需要借助食物模具或食物图谱来提高其准确性。

4. 食物频率法

该方法收集被调查对象在过去一段时间（数周、数月或数年）内各种食物的消费频率及消费量，从而获得个人长期食物和营养素的平均摄入量。食物频率法可快速得到平时各种食物摄入的种类和数量，反映长期的膳食行为，其结果可作为研究慢性病与膳食结构关系的依据，也可供膳食咨询指导之用。

5. 化学分析法

该方法收集被调查对象一日膳食中所摄入的全部主、副食物，通过实验室化学分析方法来测定其营养素含量。根据样品收集方法的不同，化学分析法分为双份饭法和双份原料法 2 种。

（三）体格测量指标

体格的大小和生长速度是评价营养状况的灵敏指标，身体形态和人体测量资料可以较好地反映机体的营养状况。常用的指标包括身高（身长）、体重、上臂围、腰围及皮褶厚度等。在专题调查中，还可以选用胸围、头围、体成分、骨密度等指标。体格测量数据可用于评价群体或个体的营养状况，特别是学龄前儿童的测量结果，因其敏感性及代表性好、测量方法规范，常被用于评价一个地区人群的营养状况。

1. 身高（身长）

身长是指平卧位头顶到足跟的长度，适用于 2 岁及以下的婴幼儿，在室温 25 ℃左右下进行测量。身高是指站立位足底到头部最高点的垂直距离，适合于 2 岁以上的人群，用立柱式身高计测量，测量时被测量者应免冠、赤足、解开发髻。

2. 体重

体重是指人体总质量（裸重），对于 2 岁以上的人群，测量应在清晨、空腹、排泄完毕的状态下进行。

3. 上臂围

上臂围可反映机体的营养状况，且与体重密切相关。上臂紧张围与上臂松弛围之差表示肌肉的发育状况。一般差值越大，说明肌肉发育的状况越好；反之，差值越小，说明脂肪发育的状况越好。

4. 皮褶厚度

皮褶厚度是指皮肤和皮下组织的厚度，是衡量个体营养状况和肥胖程度较好的指标。

5. 腰围

腰围是指腋中线肋弓下缘和髂嵴连线中点水平位置处的体围周长。

6. 臀围

臀围是指经臀峰点水平位置处的体围周长。

（四）营养相关疾病的临床检查方法

临床检查是检查者运用自己的感官或借助相关的检查器具来了解被检查者的营养与健康状况，根据被检查者的症状和体征判断其是否存在营养不足或过剩所致的营养相关的疾病，明确疾病的严重程度，从而做出营养相关疾病的临床诊断。常见的营养缺乏病的临床体征见表 8-14。

表 8-14 常见的营养缺乏病的临床体征

营养缺乏病	临床体征
蛋白质-能量营养不良症	幼儿:消瘦,生长发育迟缓或停止,皮下脂肪少,皮肤干燥、无弹性、色素沉着,水肿,肝、脾大,头发稀少等 儿童和成人:皮下脂肪减少或消失、体重降低、颧骨凸起、水肿等
维生素 A 缺乏病	结膜、角膜干燥,夜盲症,毕脱斑,皮肤干燥,毛囊角化等
维生素 B_1 缺乏病	外周神经炎、皮肤感觉异常或迟钝、体弱、疲倦、失眠、胃肠症状、心动过速,甚至出现心衰和水肿等
维生素 B_2 缺乏病	口腔-生殖系统综合征:口角炎、唇炎、舌炎、口腔黏膜溃疡、脂溢性皮炎、阴囊皮炎及会阴皮炎等
烟酸缺乏症	皮肤炎、腹泻、痴呆等"3D"症状,皮炎,舌炎,舌裂,胃肠症状,失眠,头痛,精神不集中,肌肉震颤,有些患者甚至精神失常
维生素 C 缺乏病	齿龈炎,齿龈肿痛、出血;全身点状出血,皮下、黏膜出血,重者皮下、肌肉和关节出血,出现血肿等
维生素 D 缺乏病	幼儿佝偻病:骨骺肿大、串珠肋、前囟未闭合、颅骨软化、肌张力过低等 儿童:前额凸出、O 形或 X 形腿、胸骨变形(哈氏沟、鸡胸) 成人:骨质软化、骨痛、肌无力、骨压痛、骨质疏松等
碘缺乏病	地方性甲状腺肿:甲状腺增生肥大,巨大肿块压迫气管可伴有呼吸困难 克汀病:智力低下和精神发育不全
锌缺乏病	生长迟缓、食欲缺乏、皮肤创伤不易愈合;性成熟延迟、第二性征发育障碍、性功能减退、精子产生过少等
硒缺乏病	心脏扩大、急性心源性休克及严重的心律失常,常可引起死亡

(五)人体营养水平的实验室检测方法

营养水平的实验室检测是指借助生化、生理实验手段,检测人体生物样本中营养素或其代谢产物的水平来发现可能的营养素缺乏,特别是亚临床缺乏,从而了解人群和个体的营养与健康状况,分析营养相关疾病的病因和其影响因素,以预防营养相关疾病的发生、发展。人体营养水平鉴定生化检验参考指标及其临界值见表 8-15。

表 8-15 人体营养水平鉴定生化检验参考指标及其临界值

监测项目	指标及参考值	
蛋白质	1. 血清总蛋白	60～80 g/L
	2. 血清清蛋白(ALB)	30～50 g/L
	3. 血清球蛋白	20～30 g/L
	4. 白/球(A/G)	(1.5～2.5) : 1.0

续表 8-15

监测项目	指标及参考值	
血脂	1. 总脂	4.5～7.0 g/L
	2. 甘油三酯	0.56～1.70 mmol/L
	3. α-脂蛋白	30%～40%
	4. β-脂蛋白	60%～70%
	5. 胆固醇(其中的胆固醇酯)	2.80～5.70 mmol/L(70%～75%)
	6. 游离脂肪酸	0.2～0.6 mmol/L
	7. 血酮	<20 mg/L
钙、磷、维生素 D	1. 血清钙(其中的游离钙)	90～110 mg/L(45～55 mg/L)
	2. 血清无机磷	儿童 40～60 mg/L，成人 30～50 mg/L
	3. 血清钙磷乘积	>30～40
	4. 血清碱性磷酸酶	儿童 5～15 菩氏单位，成人 1.5～4.0 菩氏单位
	5. 血浆 25-(OH)-D_3	36～150 nmol/L
	6. 1,25$(OH)_2$-D_3	62～156 pmol/L
铁	1. 全血血红蛋白浓度	成人男性>130 g/L，女性、儿童>120 g/L，6 岁以下小儿及孕妇>110 g/L
	2. 血清运铁蛋白饱和度	成人>16%，儿童>7%～10%
	3. 血清铁蛋白	>10～12 mg/L
	4. 血液血细胞比容(HCT 或 PCV)	男 40%～50%，女 37%～48%
	5. 红细胞(RBC)游离原卟啉	<70 mg/L
	6. 血清铁	500～1 840 μg/L
锌	1. 发锌	125～250 μg/mL(临界缺乏<110 μg/mL，绝对缺乏<70 mg/mL)
	2. 血浆锌	800～1 100 μg/L
	3. 红细胞锌	12～14 mg/L
维生素 A	1. 血清维生素 A	儿童>300 μg/L，成人>400 μg/L
	2. 血清 β-胡萝卜素	>800 μg/L
维生素 B_1	1. 24 h 尿	>100 μg
	2. 4 h 负荷尿	>200 μg(5 mg 负荷)
	3. 任意一次尿(/g 肌酐)	>66 μg
	4. 血肌酐	RBC 转羟乙醛酶活力 TPP 效应<16%
维生素 B_2	1. 24 h 尿	>120 μg
	2. 4 h 负荷尿	>800 μg(5 mg 负荷)
	3. 任意一次尿(/g 肌酐)	>80 μg
	4. 血肌酐	RBC 内谷胱甘肽还原酶活力系数≤1.2
烟酸	1. 24 h 尿	>1.5 mg
	2. 4 h 负荷尿	3.5～3.9 mg(5 mg 负荷)
	3. 任意一次尿(/g 肌酐)	>1.6 mg

续表 8-15

监测项目	指标及参考值	
维生素 C	1. 24 h 尿	>10 mg
	2. 4 h 负荷尿	5～13 mg(500 mg 负荷)
	3. 任意一次尿(/g 肌酐)	男性>9 mg，女性>15 mg
	4. 血肌酐	每升血浆 3 mg
叶酸	1. 血浆叶酸	3～16 μg/L
	2. 红细胞叶酸	130～628 μg/L
其他	1. 尿糖	(－)
	2. 尿蛋白	(－)
	3. 24 h 尿中尿肌酐	0.7～1.5 g
	4. 尿肌酐系数	男性 23 mg/(kg·bw)，女性 17 mg/(kg·bw)
	5. 全血丙酮酸	4.0～12.3 mg/L

三、营养调查结果的评价步骤

(一)每日食物和营养素摄入量的计算

1. 对摄入的食物进行分类整理

一般将摄入的各类食物分为谷类、薯类、肉类、水产品、蛋类、乳类、大豆类、蔬菜、水果和油脂共 10 类，在进行食物归类时，应注意有些食物要进行折算才能相加。如计算乳类摄入量时，不能将鲜乳与乳粉直接相加，可按每 100 g 鲜乳中的蛋白质含量(3.0 g)计算乳粉的折算系数，然后将乳粉摄入量乘以该系数，将乳粉折算成鲜乳量再相加。各种大豆制品也需要按食物成分表中每 100 g 大豆中的蛋白质含量(35.0 g)计算大豆制品的折算系数，将大豆制品折算成大豆量再相加。计算公式如下：

乳粉折算为鲜乳的量＝乳粉的摄入量×100 g 乳粉中的蛋白质含量÷3.0

大豆制品折算为大豆的量＝大豆制品的摄入量×100 g 大豆制品中的蛋白质含量÷35.0

计算时，还要注意调查食物是生重还是熟重，调查的食物是净重还是毛重。可按食物成分表中各种食物的“可食部”换算成净重。常用的食物分类方法见表 8-16。

表 8-16 常用的食物分类方法

食物类别	米及其制品	面及其制品	其他谷类	薯类	干豆	豆制品	干果	猪肉	其他畜肉	动物内脏	禽肉	乳及其制品	蛋及其制品	鱼虾	植物油	动物油	淀粉及糖	食盐	酱油
质量																			

2. 某种食物摄入量的计算

整理膳食调查的结果，将食物的名称、食物所用原料的名称和质量进行整理、计算和记录。下面以某女士 24 h 膳食回顾调查的结果为例，进行整理记录，填写表 8-17。

表 8-17　某女士 24 h 的进餐情况

饮食时间	食物名称	原料名称	原料质量
早餐	鸡蛋灌饼 1 张 牛乳 1 袋 桃子 1 个	小麦粉 鸡蛋 豆油 牛乳 桃子	75 g 60 g 5 g 250 mL 175 g
午餐	米饭 1 碗 油菜炒瘦肉 1 份 栗子 15 颗 西瓜 2 片	稻米 油菜 猪瘦肉 栗子 豆油 西瓜	100 g 100 g 15 g 75 g 15 g 625 g
晚餐	米饭 1 碗 芹菜瘦肉 1 份 菠菜肉末 1 份 哈密瓜 2 块	稻米 菠菜 芹菜 猪瘦肉 哈密瓜 豆油	100 g 200 g 160 g 90 g 250 g 20 g

根据采用 24 h 膳食回顾法调查的个体膳食数据，先计算某种食物中某营养素的摄入量，公式如下：

某种食物中某营养素的摄入量＝[个体某种食物的实际消费量(g)/100]×可食部比例(%)×每 100 g 食物中营养素的含量/个人人日数

公式中的人日数是代表被调查对象用餐的天数，一个人吃早、午、晚三餐为 1 个人日。将调查期间每日摄入的所有食物中某营养素的量累加，即可得到每日的某营养素的摄入量。

3. 食物平均摄入量的计算

(1)计算就餐人日数：在现场调查中，不一定能收集到整个调查期间被调查对象的全部进餐次数，应根据餐次比(早、午、晚三餐所摄入的食物量和能量占一日摄入量的百分比)来进行折算。

若规定餐次比是早餐占 20%，午餐、晚餐各占 40%，如家庭中某一成员仅询问到早、午两餐，其当日人日数为 1×20%＋1×40%＝0.2＋0.4＝0.6(人日)。

在进行集体膳食调查时，例如在某托儿所调查时，如果三餐能量比各占 1/3，早餐有 20 名儿童进餐，午餐有 30 名，晚餐有 25 名，则总人日数等于(20＋30＋25)×1/3＝25(人日)；若该托儿所三餐能量分配比例为早餐 20%、午餐 40%、晚餐 40%，则人日数计算为(20×0.2＋30×0.4＋25×0.4)＝26(人日)。

(2)计算每日的食物平均摄入量：对于称重法、记账法调查的群体膳食数据，用调查对象在调查期间所消耗的各种食物量除以人日数，所得结果就是平均每日的食物摄入量。计算步骤如下：

全家/全单位食物的实际消耗量＝食物结存量＋每日购进食物量－每日废弃食物总量－剩余总量

平均每日食物的摄入量＝全家/全单位食物的实际消耗量÷人日数

4.平均每人每日能量和营养素摄入量的计算

得到每日的食物摄入量后，根据食物成分表中各种食物的营养素含量，就可计算出每日摄入的宏量营养素和其他各种营养素的量，根据宏量营养素的量可以计算出每日能量的供给量。计算时，要注意调查食物是生重还是熟重，还要注意调查食物是净重还是毛重。如果为毛重，要先按食物成分表中各种食物的“可食部”换算成净重。食物成分表中查不到的食物可用近似食物的营养成分代替，但要注明。

(1)计算个体每日膳食中各种营养素的摄入量：采用 24 h 膳食回顾法调查群体的膳食数据，计算个体每日膳食中能量和各种营养素的摄入量。将调查期间每日所摄入的所有食物中某营养素的量累加，即可得到每日的某营养素摄入量。

(2)计算平均每人每日膳食中各种营养素的摄入量：采用 24 h 膳食回顾法调查群体的膳食数据，先将群体中所有成员每人每日某种食物中某营养素的摄入量求和，再除以群体成员总数，得出平均每人每日某种食物中某营养素的摄入量。将调查期间平均每人每日所摄入的所有食物中某营养素的量累加，即可得到平均每人每日的营养素摄入量。

5.标准人食物和营养素摄入量的计算

对于群体调查来说，由于被调查的不同人群的年龄、性别和劳动强度有很大的差别，无法用营养素的平均摄入量进行相互间的比较。因此，一般将各个人群折合成标准人进行比较。

折合的方法是以体重 60 kg、从事轻体力劳动的成人男性为标准人，以其能量供给量 2 250 kcal 作为 1，将其他各类人员的能量 RNI 与 2 250 kcal 之比作为各类人员的折合系数。将一个群体中各类人员的折合系数乘以其人日数，得到各类人员的折合标准人日数；将各类人员的折合标准人日数相加得到总标准人日数；总标准人日数再除以总人日数即得出该群体的折合标准人系数(混合系数)。该人群折合成标准人的食物和营养素的摄入量以及平均每人每日的能量摄入量的计算公式如下：

标准人每日每种食物/营养素的摄入量＝平均每人每日各种食物/营养素的摄入量÷混合系数

平均每人每日的能量摄入量＝标准人平均每日的能量摄入量×混合系数

(二)根据《中国居民膳食指南(2022)》的建议对膳食进行评价

根据上述整理计算出的食物和营养素的摄入量，参考《中国居民膳食指南(2022)》的要求，对能量和三大产能营养素的摄入情况和比例进行评价，对食物是否做到多样性进行评价，对是否坚持谷类为主、合理搭配进行评价，对是否规律进餐及餐次比是否合理进行评价。

此外，还应注意评价某些营养素的质量，如要求优质蛋白质的量占总蛋白质量的 1/3 以上，同时要注意发挥蛋白质的互补作用；维生素 A 应有 1/3 来自动物性食物；动物性铁的来源达到 1/4 以上可认为铁的供给质量较好，低于 1/10 则认为较差。

(三)膳食结构的评价

膳食结构与食物的分类有关，可根据研究目的和需要来划分食物。食物分类可参考

表 8-18。在实际应用中，常以《中国居民膳食指南(2022)》或中国居民平衡膳食宝塔为依据，对被调查人群的膳食结构进行评价，评价其是否达到平衡膳食的要求。

表 8-18 各类食物实际摄入量与中国居民平衡膳食宝塔 RNI 的对比 g

食物类别	谷类	全谷类和杂豆	薯类	蛋类	乳类	大豆类	鱼虾等水产品	肉类	水果	蔬菜	油脂
质量											

(四)比较评价

依据《中国居民膳食营养素参考摄入量(2023 版)》，将调查个体或人群的能量和各种营养素的摄入量与其推荐值进行比较，以评价能量和各种营养素的满足程度。

四、体格测量指标的评价

1. 标准体重

标准体重又称理想体重，一般用于衡量成人的实测体重是否在适宜范围内。用标准体重判定成人肥胖度的标准参见项目七的任务二“肥胖的判定”。

2. BMI

BMI 是目前评价人体营养状况最常用的方法之一。具体判定标准参见项目七的任务二“肥胖的判定”。

3. 皮褶厚度法的判定方法

皮褶厚度法一般不单独使用，而是与身高标准体重法结合起来判定肥胖的程度。具体判定标准参见项目七的任务二“肥胖的判定”。

4. 腰围

腰围(waist circumference，WC)是一个用于反映肥胖程度的指标，是衡量脂肪在腹部蓄积(即中心性肥胖)程度最简单和最实用的指标。85 cm≤成人男性腰围<90 cm，80 cm≤成人女性腰围<85 cm 可判断为中心性肥胖前期；成人男性腰围≥90 cm，成人女性腰围≥85 cm 可判断为中心性肥胖。

5. 腰臀比

腰臀比(waist-to-hip ratio，WHR)即腰围与臀围之比，是用于估算肥胖及其危险度的方法。它不能直接算出肥胖度的数值，却能反映患某些肥胖相关疾病的危险度。正常成人的腰臀比为男性<0.9，女性<0.85，超过该值为中心性肥胖，又称为腹型/内脏型肥胖。

思考练习

一、判断题

1. 在不同情况下，将能量的摄入量与膳食营养素的参考摄入量相比可以判断个体能量的摄入量是否达到要求。 ( )

2. 计算乳类摄入量时，可以将鲜乳与乳粉的消费量直接相加。 ( )

3. 将被调查对象 24 h 各类食物的消费量与相应的平衡膳食宝塔的建议量进行比较时，只

需要评价各类食物的消费量是否充足即可。 ( )

4. 家庭平均每人每日每种食物的摄入量=实际消耗量÷家庭总人数。 ( )

5. 在进行能量食物来源的计算时，常把食物分为谷类、薯类、动物性食物、植物性食物和其他5大类。 ( )

二、选择题

1. 膳食调查的目的是( )。

A. 了解体内营养素的水平，早期发现营养不足和缺乏

B. 了解有无营养缺乏症

C. 了解膳食结构及营养素的摄取状况

D. 了解集体的营养状况

2. 记账法是指被调查对象或研究者称量记录在一定时期内的食物消耗总量，通过这些记录并根据同一时期的进餐人数，就能计算出每人每日各种食物的( )。

A. 实际摄入量　　B. 平均摄入量

C. 最低摄入量　　D. 最高摄入量

3. 一个人吃( )为1个人日。

A. 三餐　　B. 早餐　　C. 晚餐　　D. 午餐

4. 早、中、晚三餐的餐次比一般为( )比较合理。

A. 20%、60%、20%　　B. 20%、50%、30%

C. 30%、50%、20%　　D. 30%、40%、30%

5. 通过调查计算得知，小张一日共摄入蛋白质50.6 g、脂肪65 g、碳水化合物220.3 g，计算小张一日的能量摄入量为( )kcal。

A. 1 597　　B. 1 669

C. 1 922　　D. 2 455

三、填空题

1. 营养调查是运用各种科学手段来全面了解某一人群或特定个体的________和________，以判断其________状况。

2. 全面的营养调查由5部分组成：________、________、________、________和________。

3. 膳食调查通常采用的方法有________、________、________、食物频率法、化学分析法等。这些方法既可以单独使用，也可以联合使用。

4. 常用的体格测量的评价指标包括________、________、________、________和________等。

5. 我国健康成人BMI的正常范围为________。

四、思考题

1. 李某，男，40岁，公司领导，身高175 cm，体重86 kg。李某平时喜欢吃牛肉、喝牛乳、吃海鲜，经常和朋友一起喝啤酒、吃烧烤，不喜欢吃青菜和谷类食物。

(1)计算李某的BMI值并评价其营养状况。

(2)指出李某的膳食结构所属的类型。

(3)计算李某的标准体重，并计算他一日需要的能量。

2. 某学生食堂 25 日就餐人数为 356 人，其中机关人员 12 人，教师 28 人，9 岁男生 115 人，9 岁女生 200 人，妊娠中期孕妇 1 人。该食堂就餐人员中，成人男性 22 人，成人女性 19 人。

(1)计算各人群的标准人系数。

(2)计算人日数及折合标准人日数。

扫码查看答案

任务四　社区营养科普与推广

◈ **知识目标：**

1. 了解社区营养的概念和目的；
2. 了解社区营养工作者需要具备的基本能力；
3. 熟悉社区营养的范围和对象；
4. 熟悉科普和推广社区营养的工作内容。

◈ **技能目标：**

1. 能够明确社区营养的范围、对象和基本工作内容；
2. 能够描述社区营养工作者应该具备的基本能力。

◈ **素质目标：**

意识到社区营养对社区人群健康的重要性，培养职业兴趣，增强使命感。

随着我国经济的快速发展，人们的生活水平不断提高，食品供应日益丰富。不合理的膳食致使居民出现营养不足与营养过剩并存的状况，导致营养相关慢性病的发病率逐年上升。因此，加强社区营养的科普与推广，提高居民对营养健康的认知水平，改变居民不健康的饮食习惯，建立平衡膳食、合理营养的健康生活方式刻不容缓。

一、社区营养的概念和目的

(一)社区营养的概念

社区营养是指以社区为范围，以家庭为单位，运用营养科学知识、技术、措施及社区资源等，对社区人群(特别是妇女、儿童、老年人、慢性病患者、贫困人群等)进行社区营养诊断，确定需优先解决的主要营养问题，并采取有针对性的营养干预措施，达到改善社区人群营养健康状况的目的。

社区营养涉及食物生产、食物供给、营养素需要量、膳食结构、饮食行为、社会经济、营养政策、营养教育及营养性疾病预防等方面的研究。

(二)社区营养的目的

社区营养旨在通过在社区内开展营养调查、营养监测、营养干预、营养教育等工作，提高社区人群的营养知识水平，改善膳食结构，增进健康，进一步提高社区人群的生命质量，同时为国家或当地政府制定食物营养政策、卫生保健政策及经济政策提供科学依据。

二、社区营养的范围和对象

社区营养工作的范围广，涵盖城市社区和农村社区，但不同社区的营养问题有所不同。城市社区经济较发达,居民的人均收入水平高于农村居民,生活条件相对优越,其主要的营养问题,如膳食结构不合理、营养过剩导致的肥胖、高血压、冠心病、糖尿病等慢性病的发病率高于农村;城市人口密度远远高于农村,人口老龄化问题比农村突出。

与城市社区相比,农村社区的人口相对分散,大部分农民的经济收入低于城市居民,容易出现营养不足和营养缺乏。但近年来随着农村经济水平的提高,农村人口与营养相关慢性病的发病率也呈上升趋势。

三、科普和推广社区营养的工作内容

(一)社区人群营养调查

开展社区人群营养调查是社区营养工作的重要内容,目的是全面了解被调查社区人群食物和营养素的摄入量,并将其与中国居民膳食指南和 DRIs 相比较,以评价膳食结构是否合理、营养是否均衡等。同时,通过社区营养调查可找出存在的营养问题,以便提出改善措施,并为修订人群 DRIs 及政府制定切实可行的食物营养政策提供科学依据。

(二)社区人群营养与疾病关系评估

利用社区营养调查数据,可以研究人群的膳食营养状况与健康之间的关系,如某些营养素长期摄入不足引起的营养缺乏病(缺铁性贫血、夜盲症、脚气病、癞皮病等)以及营养相关的慢性病(冠心病、糖尿病、肥胖、肿瘤等)。

(三)社区人群营养健康影响因素分析

开展社区人群营养调查,可以了解影响社区人群膳食营养状况及其相关疾病发生的成因;利用社区营养调查数据研究人群的膳食营养状况与健康之间的关系,为有针对性地对各种相关疾病采取防治措施提供科学依据。

(四)社区人群营养监测、干预和评价

在一定的范围内,通过对膳食营养状况相关指标的定期监测、分析和评价,可以及时发现人群中存在的营养问题及其产生的原因,采取特定的营养干预措施及时解决营养问题,并对干预效果进行评价。例如,通过监测发现人群缺铁性贫血的患病率较高,则利用强化食品(如铁酱油)对该社区人群进行干预,并通过监测进行效果评价。

社区营养监测、干预和评价不仅可以掌握社区人群营养状况的变化趋势,有助于进一步修订现行的计划或制订下一步的行动计划,而且还可以对营养状况恶化的可能性做出预警,以尽早采取预防措施。

(五)社区营养教育和咨询

营养教育和咨询服务是社区营养工作的核心内容,主要向社区人群宣传营养知识及国家的营养政策,如《中国居民膳食指南(2022)》《国民营养计划(2017—2030 年)》《中国食物与营养发展纲要(2021—2035 年)》《健康中国行动(2019—2030 年)》等。通过营养宣传教育活动,提高社区人群的营养知识水平,做到科学饮食、合理营养,从而增进健康,预防疾病的发生和发展。

四、社区营养工作者需要具备的基本能力

(一)具备多学科知识

社区营养工作者需要面向社区不同社会阶层、不同文化层次的人群,解决不同的营养问

题。因此，社区营养工作者应掌握医学、营养学、经济学、社会学、心理学、统计学等方面的知识，这样才能从不同角度去分析问题和解决问题，较为全面地执行和完成社区营养工作。

(二)具备现场工作能力

社区营养工作者应有较强的现场工作能力，善于发现问题和解决问题，做到工作目的明确、工作计划具体、可操作性强；应有较强的组织协调能力，善于交流和沟通；应善于开发、领导、争取各部门领导的支持；能够加强与横向各部门间的合作，争取社区群众的配合，以确保计划的顺利执行。

思考练习

一、判断题

1. 常见的营养教育方式包括主题研讨会、各类培训班、大众传媒交流等。(　　)

2. 营养教育并非仅仅传播营养知识，还应提供促使个体、群体和社会改变膳食行为所必需的营养知识、操作技能和服务能力。(　　)

3. 现代社会居民大多数慢性病的发生和发展与其不良的生活方式有关。(　　)

4. 社区营养干预的基本原则包括考虑营养问题的重要程度、实施干预的难易程度及其作用的大小。(　　)

5. 由于经济发展不平衡，农村区域的主要营养问题，如膳食结构不合理等导致的慢性病的发病率一般高于城市区域。(　　)

二、选择题

1. 社区是一个(　　)的区域。

A. 人口数量无限　　B. 传统性明确
C. 可统计　　D. 有代表性

2. 社区按功能可划分为(　　)。

A. 企业、事业单位、机关、学校和居民生活区
B. 企业、事业单位、派出所、学校和居民生活区
C. 执法单位、事业单位、机关、学校和居民生活区
D. 公司、服务机构、机关、学校和居民生活区

3. (　　)是社区营养工作的具体执行者。

A. 基层社区工作人员　　B. 领导部门
C. 家庭　　D. 非政府组织

4. (　　)贯穿于干预的始终，其目的是通过评价监测干预活动的进展情况和效果，进行信息反馈，以及时调整计划，实现预期目标。

A. 项目评价　　B. 制订经费预算
C. 制订营养干预策略　　D. 制订项目目标

5. 营养教育是通过改变人们的(　　)而改善其营养状况的一种有目的、有计划的活动。

A. 生活方式　　B. 饮食行为
C. 运动方式　　D. 心理状态

三、填空题

1. 社区营养是以社区为范围，以家庭为单位，运用营养科学知识、技术、措施及社区资源等，对社区人群进行____________，确定需优先解决的主要营养问题，并采取有针对性的____________，达到改善社区人群营养健康状况的目的。

2. 社区营养涉及食物生产、食物供给、营养素需要量、____________、____________、社会经济、营养政策、营养教育及营养性疾病预防等方面的研究。

3. 社区营养的目的是通过在社区内开展____________、____________、营养监测、____________等工作，提高社区人群的营养知识水平，改善膳食结构，增进健康，同时为国家或当地政府制定营养政策、保健政策及经济政策提供科学依据。

4. 社区营养工作的核心内容是____________。

5. 科普和推广社区营养的工作内容包括：____________，____________，社区人群营养健康影响因素分析，社区人群营养监测、干预和评价，社区营养教育和咨询。

扫码查看答案

四、思考题

1. 社区营养教育和咨询的工作内容有什么？

2. 社区营养工作者应该具备哪些能力？

实训 食谱评价

一、实训目的

(1)能够运用 24 h 膳食回顾法进行膳食摄入量的调查；

(2)根据调查结果对调查对象的膳食结构进行初步分析和评价。

二、实训步骤

(1)运用 24 h 膳食回顾法将自己的一日膳食填写到表 8-19 中。

表 8-19 24 h 膳食回顾法调查

姓名： 年龄： 性别：

进餐时间	食物名称	原料名称	原料质量	原料编码	进餐地点

续表 8-19

进餐时间	食物名称	原料名称	原料质量	原料编码	进餐地点

(2)结合表 8-19 中的摄入量,将食物进行归类后填写表 8-20。

表 8-20　食物分类　　g

食物类别	质量	食物类别	质量
米及其制品		植物油	
面及其制品		动物油	
其他谷类		糕点类	
薯类		糖、淀粉	
豆类及其制品		食盐	
蔬菜类及其制品		酱油	
水果类及其制品		其他	
坚果类			
畜肉类及其制品			
禽肉类及其制品			
鱼虾类			
乳类及其制品			
蛋类及其制品			

(3)计算能量摄入量:根据食物成分表,分别计算各类食物提供的三大产能营养素的摄入量,再计算出三大产能营养素提供的能量。

蛋白质提供的能量=

脂肪提供的能量=

碳水化合物提供的能量=

将三大产能营养素提供的能量摄入量相加,计算出能量总和。

一日总能量=

(4)计算三大产能营养素提供的能量占总能量的比例:分别计算出蛋白质、脂肪、碳水化合物提供的能量占总能量的比例。

各类营养素提供能量的百分比＝各类营养素提供的能量÷能量总和×100％

来源于蛋白质的能量比例＝

来源于脂肪的能量比例＝

来源于碳水化合物的能量比例＝

（5）调查结果分析与评价：根据 DRIs 推荐的膳食能量来源比例，对上述结果进行评价。

资源拓展

公共营养与健康推广的探讨

随着生活水平的提高，公共营养与健康问题日益受到关注。分析当前社会的营养与健康问题，阐述公共营养在预防疾病、促进身体健康方面的重要作用，并提出在社区、学校、企事业单位等场所的推广措施和策略，结合政府、学校、医疗机构等多部门在推广中的角色和责任，为全民营养与健康提供保障。

1. 开展公共营养与健康推广的意义

随着现代化进程的加快，公共营养与健康问题已成为全球性的挑战。不合理的饮食习惯、缺乏运动、生活压力大等因素导致慢性病的发病率逐年上升，给个人、家庭和社会带来沉重的负担。因此，加强公共营养与健康推广、提高国民身体素质已成为当务之急。

当前，我国面临着多种营养与健康问题，如肥胖、高血压、糖尿病等慢性病高发，以及存在营养不良、微量元素缺乏等问题。这些问题不仅影响人们的健康，还对社会经济发展造成制约。

公共营养在预防疾病、促进身体健康方面具有重要的作用。科学合理的饮食结构和营养摄入可以降低慢性病的发病率，提高人们的身体素质。同时，公共营养还能够改善营养不良状况，保障人们的基本健康需求。

2. 公共营养与健康推广的方式

在社区、学校、企事业单位等场所中，可以采取多种措施和策略来推广公共营养与健康。如开展营养健康讲座、宣传栏、微信公众号等形式的宣传教育活动，提高人们的营养健康意识；开展营养健康检查、咨询服务等实际工作，帮助人们制订科学合理的饮食计划和运动计划；加强政策引导和资金投入，为公共营养与健康的推广提供有力保障。

为了提高国民的身体素质，需要在饮食、运动、生活习惯等方面进行科学合理的调整。如保持饮食均衡、多样化，增加蔬菜、水果、全谷类等富含营养素食物的摄入量；适当增加运动量，坚持有氧运动和力量训练；养成良好的生活习惯，如规律作息、充足睡眠、减少压力等。

在公共营养与健康推广中，政府、学校、医疗机构等多部门应承担相应的角色和责任。政府应制定相关政策法规，加大资金投入和监管力度；学校应加强学生的营养健康教育，培养健康的生活方式；医疗机构应提供营养健康咨询和治疗服务，帮助患者改善营养状况。

3. 未来展望

未来，我们需要进一步加强公共营养与健康推广工作，提高国民身体素质，降低慢性病的发病率。我们需要不断探索新的推广方式和方法，加强多部门间的合作和协调，形成全社会共同参与的良好氛围。同时，我们还需要加强科研和人才培养工作，为公共营养与健康推广提供有力支撑。

“双创”小课堂

食品专业师生机制化开展社区健康科普推广公益创新创业计划

一、项目背景

随着生活水平的不断提高，人们的健康意识日益增强，食品安全和营养健康成为社会关注的热点。然而，仍有一部分社区居民对健康饮食知识的了解不足，缺乏科学的饮食习惯。因此，通过食品专业师生机制化开展社区健康科普推广公益活动，将专业知识传递给更多社区居民具有很高的社会实践指导意义。

二、项目目的

该项目旨在通过食品专业师生机制化开展社区健康科普推广公益活动，提高社区居民的健康饮食意识，增进他们对食品安全和营养健康的了解，促进全民健康素养的提升，推动社区整体健康水平的提高。

三、主要思路及步骤

(1)团队组建：以教师为主导，以学生为主体，授课教师根据各班的具体情况灵活分组。

(2)需求调研：对社区居民的健康饮食需求进行调研，了解目标群体的特点和关注点。

(3)科普内容制订：根据调研结果，制订适合社区居民的健康饮食科普内容，涵盖食品安全、营养知识、健康饮食原则等方面。

(4)推广活动设计：开展健康科普推广活动，如健康讲座、营养教育课程、烹饪示范等，以吸引社区居民参与。

(5)资源整合：整合食品企业、学校等资源，为推广活动提供必要的资源保障。

(6)宣传推广：利用社交媒体、宣传册、海报等方式进行宣传推广，扩大项目的知名度和影响力。

(7)效果评估：对推广活动的效果进行评估和反馈，根据反馈不断优化推广策略，持续改进项目的实施方式。

"思政"小课堂

当代大学生的公益意识培养

当代大学生的公益意识培养对于建设一个更加和谐、包容、可持续发展的社会有着重要的影响。食品行业是一个重要的公共服务行业，其产品直接关系到人们的生命健康。大学生应该明确自己的责任和使命，始终把人民群众的生命安全和身体健康放在首位。他们应该了解食品行业的发展现状和面临的挑战，明确自己在食品行业中的角色和责任，为食品安全宣传和监督做出自己的贡献。

参与社会公益活动是培养大学生公益意识的重要途径。大学生可以通过参与食品安全宣传活动、志愿者服务等方式，为社会公益做出贡献。例如，大学生可以组织食品安全知识讲座和宣传活动，向公众普及食品安全知识，提高公众的食品安全意识。同时，大学生还可以参与志愿者服务，为贫困地区提供食品安全教育和援助，帮助他们解决食品安全问题。

培养公益意识可以增强大学生对社会的责任感和使命感，激励他们积极投身到社会公益事业中。通过公益活动，大学生可以关注社会弱势群体的需求，促进社会公平与和谐，实现社会共同进步。参与公益活动可以培养大学生的奉献精神、爱心和同理心，提升他们的人格品质和社会责任感。参与公益活动需要团队合作和协作，可以提高大学生的团队合作能力和沟通能力。

通过"食品营养与健康"的学习，可以培养大学生的食品营养健康意识，促使他们积极参与食品营养相关的公益事业，为改善社会食品与营养状况出一份力。

公益意识的培育需要有正确的价值观和人生观作为支撑。大学生应该树立正确的价值观，明确自己的人生目标和追求，将个人的发展与社会的发展相结合。他们应该关注社会公共利益，主动承担社会责任，为社会的进步和发展做出贡献。

希望食品专业的大学生们能够发挥专业特长，积极参与公益事业，将公益精神传承与发展下去，为建设一个更加美好的社会做出贡献。

参 考 文 献

[1]凌强.食品营养与卫生安全[M].2版.北京:清华大学出版社,2022.
[2]李殿鑫,李咏梅.食品营养与卫生[M].武汉:华中科技大学出版社,2020.
[3]刘冬梅,邓桂兰.食品营养与卫生[M].北京:中国轻工业出版社,2015.
[4]张焕新,蒋慧兵.食品营养与卫生[M].北京:中国农业出版社,2012.
[5]贾洪信,冯尚坤.食品营养与卫生[M].北京:中国农业大学出版社,2019.
[6]周才琼,周玉林.食品营养学[M].3版.北京:中国质检出版社,中国标准出版社,2017.
[7]刘开华,王荣荣.食品营养学[M].北京:中国科学技术出版社,2013.
[8]张忠,李凤林,余蕾.食品营养学[M].北京:中国纺织出版社,2009.
[9]汪杨.保健食品安全监管实务[M].北京:中国医药科技出版社,2017.
[10]贾强,车云波.功能性食品开发与应用[M].2版.北京:中国医药科技出版社,2024.
[11]任顺成.食品营养与卫生[M].2版.北京:中国轻工业出版社,2019.
[12]中国营养学会.中国居民膳食营养素参考摄入量(2023版)[M].北京:人民卫生出版社,2023.
[13]中国营养学会.中国居民膳食指南(2022)[M].北京:人民卫生出版社,2022.
[14]沈秀华.食物营养学[M].2版.上海:上海交通大学出版社,2020.
[15]孙远明,柳春红.食品营养学[M].3版.北京:中国农业大学出版社,2019.
[16]乌玛·奈杜.饮食大脑:食物如何影响心理健康[M].陈蓉,译.北京:中信出版集团,2022.
[17]李坚,梁文俊,陈莎.人体健康与环境[M].北京:北京工业大学出版社,2015.
[18]宋永伟.环境污染与人体健康[M].武汉:武汉大学出版社,2023.
[19]杨朝晔,倪月秋.基础医学概要[M].2版.北京:人民卫生出版社,2020.
[20]赵玉沛,吕毅.消化系统疾病[M].北京:人民卫生出版社,2016.
[21]浮吟梅,邢淑婕.食品营养与健康[M].2版.北京:中国轻工业出版社,2024.
[22]薛建平,盛玮.食物营养与健康[M].3版.北京:中国科学技术大学出版社,2017.
[23]于红霞,王保珍.饮食营养与健康[M].2版.北京:中国轻工业出版社,2021.
[24]王会,黄广学.饮食营养与健康[M].北京:中国农业大学出版社,2022.
[25]李凤林.食品营养与卫生学[M].北京:中国农业大学出版社,2024.